临床护理一本通

血液科临床护理

主　审　张　鹏

主　编　丁淑贞　郝春艳

副主编　潘冬梅　黄丽红　朱旭芳　李惠敏

编　者（以姓氏笔画为序）

丁淑贞　于蕾均　马　慧　王　涛　王月珠

孙晗潇　朱旭芳　张　彤　张　茹　张端凤

李　霞　李惠敏　邵英杰　林朝虹　郝春艳

凌　峰　崔丽艳　黄丽红　谭　燕　潘冬梅

U0255465

中国协和医科大学出版社

图书在版编目（CIP）数据

血液科临床护理／丁淑贞，郝春艳主编. —北京：中国协和医科大学出版社，2016.1

（临床护理一本通）

ISBN 978-7-5679-0397-5

Ⅰ. ①血…　Ⅱ. ①丁…　②郝…　Ⅲ. ①血液病-护理　Ⅳ. ①R473.5

中国版本图书馆 CIP 数据核字（2015）第 169325 号

临床护理一本通

血液科临床护理

主　　编：丁淑贞　郝春艳
责任编辑：吴桂梅

出版发行：中国协和医科大学出版社
　　　　　（北京东单三条九号　邮编100730　电话65260431）
网　　址：www. pumcp. com
经　　销：新华书店总店北京发行所
印　　刷：北京玺诚印务有限公司

开　　本：710×1000　　1/16 开
印　　张：17.75
字　　数：270 千字
版　　次：2016 年 7 月第 1 版
印　　次：2017 年 12 月第 2 次印刷
定　　价：40.00 元

ISBN 978-7-5679-0397-5

前　言

护理学是将自然科学与社会科学紧密联系起来的为人类健康服务的综合性应用学科。随着医学科学的迅速发展和医学模式的转变，医学理论和诊疗护理不断进行更新，护理学科领域发生了很大的变化。"临床护理一本通"旨在为临床护理人员提供最新的专业理论和专业指导，帮助护理人员熟练掌握基本理论知识和临床护理技能，提高护理质量，是对各专科临床护理实践及技能给予指导的专业参考书。

近年来国内外在血液病的诊断和治疗上均取得了很大的进展，护理技术更是极速更新。由于血液科患者病情变化快，病情观察难度大，监护护理复杂，因此对护理人员责任心和技术要求都很高。血液科护理人员应具备良好的职业素养，并熟练掌握不断更新的疾病护理知识和技能，以便更好地完成临床护理工作，提升医疗护理质量。

本书编写内容涵盖了血液科常见病、多发病的护理，重点介绍疾病的临床表现、辅助检查、治疗原则，详细描述各类疾病的护理评估、护理诊断、护理措施及健康教育等内容，以及血液科常用诊疗技术的护理。本书知识全面系统、实用性较强、详略得当、通俗易懂，有利于新入科护士快速掌握疾病的护理措施，提高临床护理质量，也可作为血液科护理人员继续教育的参考用书。

由于编写时间仓促，编者实践经验有限，不足之处在所难免，恳请广大读者、同行批评指正。

编　者

2016 年 1 月

目　录

第一章　血液科临床护理概述

第一节　血液系统的结构与功能

血液系统由血液和造血器官及组织所组成。造血器官和组织包括骨髓、脾、肝、淋巴结以及分布在全身各处的淋巴组织和单核-吞噬细胞系统。胚胎早期，肝、脾为机体主要的造血器官；胚胎后期至出生后，骨髓成为主要的造血器官，但当机体需要时，如慢性溶血，已经停止造血的肝、脾可部分地恢复其造血功能，成为髓外造血的主要场所。血液组织是一种结缔组织。成人的血液约占体重的1/13，相对密度为1.050~1.060，血浆具有比较恒定的酸碱度，pH 值为 7.35~7.45，渗透压为303.7mmol/L。血液由血浆及悬浮在其中的红细胞、白细胞、血小板三种有形细胞成分组成。造血器官是能够生成并支持造血细胞分化、发育、成熟的组织器官。造血器官生成各种血细胞的过程称为造血。造血根据阶段不同可分为胚胎期造血和出生后造血。

【造血器官】

（1）胚胎期造血

①中胚叶造血期：大约在人胚发育第 2 周末开始造血，到人胚发育第 9 周时停止。卵黄囊壁上的胚外中胚层细胞是一些未分化的细胞，可以自我更新，这些细胞聚集成团，称为血岛。血岛是人类造血的初始。

②肝脏造血期：胚胎第 6 周开始，到胚胎第 7 个月渐渐退化。肝脏造血的发生是由卵黄囊血岛产生的造血干细胞随着血流转移到肝脏后种植到肝脏而引起的。3~6 个月的胎肝是胚胎时期体内主要的造血环境。

③骨髓造血期：血细胞形成的先后顺序为红细胞、粒细胞、巨核细胞、淋巴细胞和单核细胞。胚胎第 3 个月时骨髓就开始造血，随着胚胎不断发育，骨髓造血发育逐步形成。到第 8 个月时，骨髓造血发育接近成熟，髓腔中呈现密集的造血细胞灶且各系造血细胞都可见，缺乏脂肪，这时骨髓就成为重要的造血中心，而肝、脾造血功能逐步减退。

（2）出生后造血

①骨髓造血：骨髓是出生后人体最主要的造血器官，位于骨髓腔内，约占体重的 4.5%，有红骨髓和黄骨髓之分。红骨髓为造血组织，黄骨髓为脂肪组织。红骨髓造血功能非常活跃。在婴幼儿时期，全身骨髓腔内均为红骨髓。之后，随着年龄的增长，除了四肢长骨的骨骺端及躯干骨，其余骨髓腔内的红骨髓逐渐为黄骨髓所取代。但当机体需要大量血细胞时（如大出血或溶血等），黄骨髓可转变为红骨髓而参与造血。

②淋巴器官造血：造血干细胞（HSC）是各种血细胞的起始细胞，具有不断自我更新、多向分化与增殖的能力，又称多能或全能干细胞。造血干细胞分化出淋巴干细胞，淋巴干细胞再分化成 T、B 淋巴祖细胞。B 淋巴祖细胞在骨髓内发育，T 淋巴祖细胞可随血流移至胸腺、脾和淋巴结内，再发育成熟。

③髓外造血：生理情况下，出生 2 个月后，婴儿的肝、脾、淋巴结等已不再制造红细胞、粒细胞和血小板，但在病理情况下，如慢性溶血，已经停止造血的肝、脾可部分地恢复其造血功能，称为髓外造血。

④造血微环境：造血微环境是指造血器官实质细胞四周的支架细胞、组织。它包括微血管系统、末梢神经、网状细胞、基质以及基质细胞分泌的细胞因子。

【血液组成】

（1）血浆

血浆是一种淡黄色透明液体，占整个血液容积的55%。血浆成分复杂，含有多种蛋白质、凝血与抗凝血因子、补体、抗体、酶、电解质、各种激素及营养物质。

（2）红细胞

①红细胞的平均寿命为 100 ~ 120 天。

②成熟的红细胞呈双凹圆盘形，中央较薄，直径通常是 $6 \sim 8 \mu m$。这种较大的表面积有利于进行气体交换。成熟红细胞内无细胞核和细胞器，胞质内充满具有结合及运输 O_2 和 CO_2 的功能的血红蛋白（Hb）。

③正常成人血液中红细胞数的参考值，男性为 $(4.0 \sim 5.5) \times 10^{12}/L$，女性为 $(3.5 \sim 5.0) \times 10^{12}/L$。血液中血红蛋白含量，男性为 120 ~ 150g/L，女性为 105 ~ 135g/L。

④红细胞具有可塑变形性、渗透脆性与悬浮稳定性等生理特性。通过测定这些生理特性有无改变，有助于相关疾病的诊断。

⑤外周血中除了有大量成熟红细胞以外，还有少量未完全成熟的红细胞，称为网织红细胞，其胞质内有残留的核糖体，尚存一些合成血红蛋白的功能。网织红细胞的直径要略大于成熟红细胞，在常规染色的血涂片中无法与成熟红细胞区分。网织红细胞计数是反映骨髓造血功能的重要指标，对贫血等血液病的诊断和预后估计有一定的临床意义。若红细胞数目明显减少，可导致机体重要器官和组织缺氧，并引起功能障碍。

（3）白细胞

①白细胞为无色有核的球形细胞，体积比红细胞大，能作变形运动，它具有非常强的防御和免疫功能。

②成人白细胞的正常值为（4～10）×10^9/L。婴幼儿稍高于成人，男、女差异不明显。白细胞的数值也可因为各种生理因素的影响而有所不同，如运动、饮食、劳作或妇女月经期略有增多。在疾病状态下，白细胞总数及各种白细胞的百分比就会发生较大的改变。

③根据白细胞胞质有无特殊颗粒，将其分为有粒白细胞和无粒白细胞。有粒白细胞又根据颗粒的嗜色性，分为中性粒细胞、嗜酸性粒细胞和嗜碱性粒细胞。无粒白细胞有单核细胞和淋巴细胞两种。中性粒细胞的含量最多，其功能为吞噬异物尤其细菌，是机体抵御入侵细菌的第一道防线；嗜酸性粒细胞具有抗过敏和抗寄生虫作用；嗜碱性粒细胞可释放组胺及肝素；单核细胞的功能为清除死亡或不健康的细胞、微生物及其产物等，是机体抵御入侵细菌的第二道防线；T淋巴细胞约占淋巴细胞的75%，参与细胞免疫（如排斥异体移植物、抗肿瘤等），并具有调节免疫的功能；B淋巴细胞又称抗体形成细胞，受抗原刺激后增殖分化为浆细胞，产生抗体，参与体液免疫。

（4）血小板

①血小板寿命为7～14天，每天约更新总量的1/10，而衰老的血小板多在脾脏中被清除。

②血小板呈圆盘形，直径1～4μm到7～8μm，个体差异比较大。它没有细胞核结构，但有质膜，一般呈圆形，体积小于红细胞和白细胞。

③血小板主要参与机体的止血与凝血过程，其黏附、释放、聚集、收缩与吸附的生理特性，与其生理功能正常发挥密切相关。

④血小板计数的正常值为（100～300）×10^9/L。血小板减少会导致

出血时间延长，严重损伤或在应激状态可发生出血。当血小板计数小于 $50×10^9/L$ 时，轻度损伤可引起皮肤黏膜出血、淤点或者淤斑，手术后可以出血；当血小板计数小于 $20×10^9/L$ 时，常常伴有自发性出血的可能。一般认为，当血小板计数小于 $20×10^9/L$ 时，需要预防性输注血小板。

第二节　血液科患者护理分级

分级护理是根据对患者病情的轻、重、缓、急及患者自理能力的评估，给予不同级别的护理。具体可分为特级护理、一级护理、二级护理、三级护理，并根据患者的情况变化进行动态调整。

【特级护理】

（1）适用对象

①病情危重，随时可能发生病情变化需要进行抢救，进行重症监护的患者。

②造血干细胞移植的患者。

③使用呼吸机辅助呼吸，并需要严密监护病情的患者。

④其他有生命危险，需要严密监护生命体征的患者。

（2）护理要点

①设专人护理，严密观察患者病情变化，监测生命体征。备齐抢救药品、物品，便于随时抢救。

②根据医嘱，正确实施治疗、给药措施。

③根据医嘱，准确测量出入量。

④根据患者病情及造血干细胞移植过程的不同阶段，正确实施基础护理和专科护理，如口腔护理、五官无菌的护理、中心静脉导管（CVC 或 PICC）护理、预处理的护理、造血干细胞回输及骨髓空虚期的护理等，实施安全措施。

⑤保持患者的舒适和功能体位；保持良好体位摆放；功能指导与评估。

⑥做好各项记录，实施床旁交接班。

【一级护理】

（1）适用对象

①恶性血液病病情趋向稳定的重症患者。

②恶性血液病应用化疗及骨髓抑制期间的患者。

③生活完全不能自理且病情不稳定的患者。

④生活部分自理，骨髓移植后病情随时可能发生变化的患者。

（2）护理要点

①每小时巡视患者，观察患者病情变化。

②根据患者病情，测量生命体征。

③根据医嘱，正确实施治疗、给药措施。

④根据患者病情，正确实施基础护理和专科护理，如每天整理床单位；根据患者需求协助进行面部清洁、梳头和口腔护理；协助床上使用便器、更衣、洗头等；会阴护理、肛周护理、皮肤护理、压疮护理；进行中心静脉导管（CVC 或 PICC）的护理；指导翻身叩背；实施安全措施，防坠床、防跌倒有标识、有措施、有记录，危、重症患者检查时有专人护送。

⑤当恶性血液病化疗后患者中性粒细胞<$0.5×10^9$/L，患者移至千级层流病室或单间病房实行保护性隔离，做好房间的消毒隔离，向患者及家属做好感染预防的健康教育。

⑥保持患者的舒适和功能体位，为患者、陪伴人员提供正确的、个性化的康复指导、饮食指导、体位指导、心理指导等护理相关的健康指导。

【二级护理】

（1）适用对象

①各种血液病治疗后处于恢复期患者。

②病情稳定，仍需卧床的患者；生活部分自理的患者。

③生活部分自理且病情稳定的患者。

④异基因骨髓移植的健康供髓者。

（2）护理要点

①每 2 小时巡视患者，观察患者病情变化。

②遵医嘱或根据病情测量生命体征。

③根据医嘱，正确实施治疗、给药措施，观察患者反应。

④根据患者病情，正确实施基础护理、安全护理，如每天整理床单位；会阴护理、皮肤护理、压疮护理；防坠床、防跌倒有标识、有措施、有记录。

⑤为患者、陪护提供正确的、个性化的康复指导、饮食指导、体位指导、心理指导等护理相关的健康指导。

⑥针对健康供髓者的不同时期进行健康教育及饮食的指导。

【三级护理】

（1）适用对象	（2）护理要点
①生活完全自理且病情稳定的患者。②生活完全自理且处于康复期的患者。③恶性血液病骨髓完全缓解康复期患者。	①每3小时巡视患者，观察患者病情变化。②遵医嘱或根据病情测量生命体征。③根据医嘱，正确实施治疗、给药措施，观察患者反应，每天整理床单位。④为患者、陪护提供正确的、个性化的康复指导、饮食指导、体位指导、心理指导等护理相关的健康指导。

第三节　血液系统疾病的护理常规

血液系统疾病是指原发或主要累及血液、造血器官和组织的疾病，简称血液病。血液病的种类较多，包括各类红细胞疾病、白细胞疾病以及出血性疾病。其共同特点为外周血中的细胞和血浆成分的病理性改变，机体免疫功能低下以及出、凝血机制的功能紊乱，还可表现骨髓、脾、淋巴结等造血组织和器官结构及其功能的异常。

【血液系统疾病分类】

（1）红细胞疾病	（2）粒细胞疾病
如各种原因的贫血、溶血、红细胞增多症等。	如白细胞减少症、粒细胞缺乏症、白细胞增多、中性粒细胞分叶功能不全、类白血病反应和惰性白细胞综合征等。

(3) 单核细胞和巨噬细胞疾病

如单核细胞增多症、组织细胞增多症、恶性组织细胞疾病等。

(4) 淋巴细胞和浆细胞疾病

如各类淋巴瘤，急、慢性淋巴细胞白血病，浆细胞病，多发性骨髓瘤，巨球蛋白血症等。

(5) 造血干细胞疾病

如再生障碍性贫血、阵发性睡眠性血红蛋白尿、骨髓增生异常综合征、急性非淋巴细胞白血病以及骨髓增生性疾病（慢性粒细胞白血病、真性红细胞增多症、原发性血小板增多症以及骨髓纤维化）等。

(6) 脾功能亢进

指各种原因造成的伴随脾脏肿大及血细胞过度消耗的临床综合征，它并不是一种独立疾病的诊断名称。

(7) 出血性及血栓性疾病

如过敏性紫癜、血小板减少性紫癜、Wiskott-Aldrich 综合征、Trousseau 综合征、弥散性血管内凝血（DIC）、凝血功能障碍性疾病、原发性血小板增多症和血栓性疾病等。

【辅助检查】

(1) 血常规

①白细胞计数及分类：主要用于有无感染及其原因的判断，也有助于某些血液病的诊断。正常成人白细胞计数为 $(4\sim10)\times10^9/L$，白细胞计数 $>10\times10^9/L$ 称白细胞增多，常见于急性感染、白血病等。白细胞计数 $<4\times10^9/L$ 称白细胞减少，其中以中性粒细胞减少为主。当中性粒细胞绝对值 $<1.5\times10^9/L$ 称粒细胞减少症，$<0.5\times10^9/L$ 时称粒细胞缺乏症，常见于病毒感染、再生障碍性贫血、粒细胞减少症等。正常白细胞分类中不应出现或偶尔可见少许幼稚细胞，若出现大量幼稚细胞，则应警惕白血病或类白血病，应作进一步检查以明确诊断。

②红细胞计数：成年男性红细胞计数为 $(4.0\sim5.5)\times10^{12}/L$；成年女性，红细胞计数为 $(3.5\sim5.0)\times10^{12}/L$；新生儿，红细胞计数为 $(6.0\sim7.0)\times10^{12}/L$。

③血红蛋白正常值：男性 120～150g/L，女性 105～135g/L，儿童 110～160g/L，新生儿 170～200g/L。

④血小板计数：是出血性疾病首选的筛查项目之一。正常值（100～300）$\times 10^9$/L，血小板计数<100$\times 10^9$/L 称血小板减少，通常在<50$\times 10^9$/L时患者即有出血症状，见于再生障碍性贫血、急性白血病、特发性血小板减少性紫癜等；血小板计数>400$\times 10^9$/L 为血小板增多，可见于骨髓增生性疾病、慢性粒细胞白血病早期等。

⑤网织红细胞计数：正常成人的网织红细胞在外周血中占 0.2%～1.5%，绝对值为（77±23）$\times 10^9$/L。网织红细胞增多，表示骨髓红细胞增生旺盛，可见于溶血性贫血、急性失血性贫血或贫血的有效治疗后；网织红细胞减少，表示骨髓造血功能低下，常见于再生障碍性贫血。

（2）骨髓检查

①骨髓涂片（骨髓象）：主要用于了解骨髓的增生程度。按骨髓中有核细胞数量，分为增生极度活跃、明显活跃、活跃、减低和明显减低五个等级。骨髓中各系列细胞及其各发育阶段细胞的比例，有助于各系列细胞增生程度的判断，粒红比例（G/E）为最常用的评价指标。

②血细胞化学染色：血细胞化学染色以血细胞形态学为基础，结合生物化学技术观察血细胞内各种生化成分、代谢产物作定位、定性和半定量检查，是鉴别诊断白血病必不可少的手段。

③骨髓活组织检查：用骨髓活组织检查（活检）进行病理组织学检查，取骨髓组织做切片，了解骨髓造血细胞的密度、骨髓造血间质是否发生改变、骨组织结构有无变化等。对于再生障碍性贫血、骨髓增生异常综合征、骨髓纤维化、骨髓硬化症、恶性肿瘤的骨髓转移等的诊断均给予较大的帮助。因此骨髓活检与骨髓细胞学的联合检查，具有重要的临床应用价值。

④骨髓细胞电镜检查：电镜结合细胞化学、免疫学，用透射电镜和扫描电镜检查，通过对骨髓细胞超微结构的观察，为血液病的诊断提供了新的依据。

（3）溶血试验

①自身溶血及纠正试验：在体外将红细胞置于37℃环境中，48小时后红细胞能量被消耗，红细胞被破坏，即发生溶血。正常人会有轻微溶血。参考值：48 小时不加葡萄糖管溶血率小于 3.5%；加葡萄糖或加ATP 管溶血率小于 1.0%。

②蔗糖溶血试验：将红细胞置于低离子浓度的蔗糖溶液中，在37℃条件下，红细胞破坏，发生溶血，试验呈阳性。

③酸溶血试验：蔗糖溶血试验呈阳性者需做酸溶血试验。将患者红细胞与酸化后的血清一起置于37℃环境中孵育，1小时后红细胞发生溶血，即为阳性。

④冷热溶血试验：用体外试验的方法模拟患者发病，将患者的血液置于4℃冰箱一段时间，再恢复至37℃后观察有无溶血现象发生。

⑤抗人球蛋白试验：抗人球蛋白试验又称 Coombs 试验，是诊断自身免疫性溶血性贫血（AIHA）的重要依据。用肝素或 EDTA 抗凝血做直接 Coombs 试验，血清做间接 Coombs 试验。

（4）血栓与止血检测

①毛细血管脆性试验：毛细血管脆性试验正常为 0～10 个，出血点大于 10 个为阳性。此试验适用于：毛细血管有缺陷的疾病，如遗传性出血性毛细血管扩张症、坏血病、过敏性紫癜、老年性紫癜等；血小板有缺陷的疾病，如特发性血小板减少性紫癜、血小板无力症、血管性血友病（vWD）、血小板病；毛细血管造成损伤的疾病，如败血症、尿毒症、肝脏疾病、血栓性血小板减少性紫癜。

②出凝血时间：出凝血时间的参考值男女略有差异，男性为 31.5～43.5 秒，女性为 32～43 秒。

时间延长：见于较显著的因子Ⅷ、Ⅸ减少的血友病甲、乙凝血因子缺乏症；血管性血友病；抗凝物质增多见于，严重的因子Ⅴ、Ⅹ缺乏，应用肝素以及低纤维蛋白原血症等；继发性或原发性纤溶活力增强等。

时间缩短：见于血栓前状态，DIC 的高凝期等；血栓性疾病，如心肌梗死、不稳定型心绞痛、脑血管病变、糖尿病、肺梗死、深静脉血栓形成、妊娠高血压综合征、肾病综合征、高血糖、高血脂等。

③血小板表面相关抗体测定：参考值：PA-IgG，0～78.8ng/10^7血小板；PA-IgA，0～2ng/10^7血小板；PA-IgM，0～7ng/10^7血小板。血小板表面相关抗体是急慢性特发性血小板减少性紫癜的诊断标准之一，可见血小板抗体含量升高。免疫性血小板减少性紫癜通常 PA-IgG、PA-IgA、PA-IgM 三项指标均有升高。

④血小板聚集试验（PAgT）：参考值：血小板最大聚集率 50%～70%，反映血小板聚集的功能。增高见于手术后、糖尿病、急性心肌梗

死、静脉血栓形成、高 β-脂蛋白血症、口服避孕药、高脂饮食及吸烟等。减少见于血小板无力症、特发性血小板减少性紫癜、巨大血小板综合征、储存池病、May-Hegglin 异常、低（无）纤维蛋白原血症、尿毒症、感染性心内膜炎、服用抗血小板药物或放射性损伤等。

（5）影像学检查

主要包括 B 超、CT、磁共振显像（MRI）、正电子发射体层显像（PET）、放射性核素等。通过针对肝、脾、淋巴系统和骨骼系统的各种显像扫描，以利于不同血液病的临床诊断与鉴别诊断和病情判断。

【治疗原则】

（1）去除病因

使患者脱离致病因素的作用。

（2）保持正常血液成分及功能

①补充造血营养：如缺铁性贫血患者补充铁剂。

②刺激造血：如再生障碍性贫血患者用雄激素刺激造血。

③脾切除：对遗传性球形细胞增多症所致的溶血性贫血，脾切除有疗效。

④过继免疫：异基因造血干细胞移植后的供者淋巴细胞输注。

⑤成分输血和抗生素的使用：如失血或严重贫血时输注红细胞，血小板减少时有出血危险可输注血小板。

（3）去除异常血液成分和抑制异常功能

①化疗和放疗：使用各种化学合成药和电离辐射杀死白血病细胞和淋巴瘤细胞。

②诱导分化：三氧化二砷诱导早幼粒细胞凋亡并使其分化成正常成熟的粒细胞，是去除白血病细胞的新途径。

③治疗性血液成分单采：用血液细胞分离机，选择性地去除血液中某一种成分，用以治疗白血病等。用血浆置换术可治疗血栓性血小板减少紫癜、巨球蛋白血症等。

④免疫治疗：用糖皮质激素、环孢素等减少淋巴细胞数量，抑制异常功能治疗再生障碍性贫血、自身免疫性溶血性贫血等。

⑤抗凝和溶栓治疗：弥散性血管内凝血时可采用肝素抗凝；血栓形成时可用尿激酶等溶栓。

（4）造血干细胞移植

造血干细胞移植是指对患者进行全身照射、化疗和免疫抑制剂预处理后，将正常供体或自体的造血细胞，经血管输注给患者，使之重建正常的造血和免疫功能。这是一种根治血液系统恶性肿瘤和遗传性疾病的方法。

【护理评估】

（1）健康史

①患病情况及治疗经过：了解患者的患病情况及治疗经过，有助于做出疾病急缓、病情轻重及其预后的初步判断。首先要了解患者的起病方式、发病时间，有无明确的病因与诱因，主要的症状、体征及其特点。如急性白血病多为急性起病，主要表现为发热、出血、贫血与骨关节痛；慢性白血病多隐匿起病，主要表现为程度不等的贫血、乏力与腹部不适等。牙龈出血、皮下出血或淤斑，提示止血、凝血功能障碍性疾病，如血小板减少性紫癜、急性白血病、再生障碍性贫血等，其出血的范围、程度、是否伴有内脏出血，多与病情轻重有关。深部肌肉与关节腔内出血是血友病患者的特征表现之一；外伤、小手术（如拔牙）、注射和肢体碰撞等人为性损伤是血友病患者出血的常见诱因。颈部和腋下淋巴结进行性、无痛性肿大是淋巴瘤最常见的临床表现，且常可伴有发热、盗汗与消瘦等。某些药物的应用（如氯霉素、化疗药等）或化学物质苯及其衍生物（如油漆、天那水、甲醛等）的接触史，与再生障碍性贫血、白血病的发病有关。其次是要了解相关辅助检查及其结果，特别是血象和骨髓检查。此外，还需了解治疗的主要方法、疗效及药物的不良反应、患者对治疗与护理的依从性（尤其是化疗等特殊治疗）、患病后患者的体重、食欲、睡眠、排便习惯等的变化及其营养支持状况等。

②既往病史、家族史及个人史：主要了解与血液病相关的疾病史以及可能影响患者康复和治疗效果的相关疾病史，如肝脏疾病、系统性红斑狼疮、慢性肾脏疾病与胃肠道疾病等。同时还需了解家族中有无类似疾病或相关疾病史，如血友病有明显的家族遗传倾向。个人史方面，重点了解患者的工作与居住环境、工作性质，了解患者的饮食习惯，是否有挑食、偏食或素食习惯。不良的饮食习惯是导致各类营养性贫血的主

要原因之一，特别是缺铁性贫血与巨幼红细胞性贫血。女性患者的月经史和妊娠分娩史对于贫血原因的诊断也有帮助。

（2）身体状况

1）一般状态

①生命体征：观察患者有无发热、发热的程度和热型的特点。再生障碍性贫血、白血病、淋巴瘤等患者，常因继发感染或肿瘤细胞本身所产生的内源性致热因子（原）的作用，可出现反复或持续性发热。中度以上贫血的患者可出现脉搏加快与呼吸加速。出血量较大的患者，也可出现脉搏和血压的变化。

②意识状态：重症患者，特别是大量出血或颅内出血的患者，均会出现程度不同的意识障碍。

③面容与外貌：如贫血面容，地中海贫血患者特殊的面容变化，药物不良反应所引起的脱发、满月脸、女性患者男性化等。

④营养状态：包括皮下脂肪厚度、身高与体重等。较严重的缺铁性贫血或营养性贫血患者多伴有消瘦、发育迟缓等营养不良的表现；恶性血液病的患者可出现恶病质。

⑤体位：重症贫血的患者，可因并发贫血性心脏病、心力衰竭而被迫采取半坐卧位；慢性粒细胞白血病患者因脾大或出现脾栓塞而被迫采取半坐卧位、屈膝仰卧或左侧卧位。

2）皮肤黏膜：注意有无苍白、黄染、淤点、淤斑、血肿、疖疮、局部发红或溃烂、水肿等，对于观察与判断贫血与出血患者的病情、发现肿瘤细胞局部浸润和皮肤感染灶等极为重要。

3）浅表淋巴结：浅表淋巴结肿大是多种恶性血液病的常见体征。应注意检查其出现的部位、数目、大小、表面情况、质地、活动度及有无压痛等。

4）五官检查：睑结膜有无苍白，球结膜有无充血或出血；双侧瞳孔是否等大、等圆及对光反射情况，颅内出血和中枢神经系统白血病引起颅内高压，可出现瞳孔的异常变化；鼻腔有无出血；口腔黏膜有无溃疡、白斑、出血点或血疱形成，牙龈有无出血、渗血、溢脓或增生；咽后壁有无充血，双侧扁桃体有无肿大及其表面有无脓性分泌物。口腔是血液病患者继发感染最常见的部位，黏膜局部血疱形成提示患者有较严重的出血倾向。

5）胸部检查：胸骨中下段的压痛及叩击痛，是白血病的重要体征之一；肺部出现局限性湿啰音常提示并发感染；观察心尖搏动的位置、心率快慢、心律是否规则、有无心脏杂音等，均有助于贫血性心脏病或心力衰竭的临床判断。

6）腹部检查：腹部外形的变化、有无包块、肝脾大小等。腹部包块常见于淋巴瘤；白血病、慢性溶血与出血等可有程度不同的肝脾大；巨脾则是慢性粒细胞白血病。

（3）心理-社会状况

多数血液病治疗周期长，病情易复发，常需反复多次住院治疗，且不少患者治疗效果欠佳，加上化疗等药物所带来的不良反应，患者及其家属易产生各种负性情绪，如焦虑、抑郁，甚至绝望。了解患者的心理与社会支持状况，有助于提供针对性的护理措施。

①心理状况：了解患者的性格特征（外向或内向），对疾病治疗与康复的态度（乐观或悲观）及其行为表现倾向。了解患者工作或学习情况以及患病对患者日常工作与生活的影响，是否存在角色适应不良和应对无效。

②社会支持状况：了解患者的家庭成员组成、经济状况、相互关系，家庭成员对患者所患疾病的认识程度以及对患者的关心和支持程度。此外，还需了解患者的工作单位或现有条件所能提供的帮助和支持，有无基本的医疗保障；了解患者出院后继续就医的条件，居住地的初级卫生保健或社区保健设施等资源。

【内科一般护理常规】

（1）卧床休息，根据不同的级别护理给予相应的生活照顾。

（2）患者入院时测体重，以后每周测1次并记录。病情重、卧床患者可暂免测体重，记录"卧床"。

（3）新入院患者每日测体温、脉搏、呼吸4次，正常者3天后改为每日测1次。遇有病情改变，随时增加测体温、脉搏、呼吸的次数。

（4）入院后及时留取大小便标本送常规检查。

（5）饮食按医嘱执行。

（6）每日记录患者大便次数于体温单相应的栏目内。

（7）指导或协助患者做好个人卫生，按时理发、洗头、洗澡、更衣、剪指甲等。

【血液科一般护理常规】

（1）休息、活动

病情轻或缓解期患者酌情可进行适当的活动，但不可过于疲劳，注意其活动中体力的变化，必要时给予扶助；重症患者，要求绝对卧床休息，保护性隔离患者，限制活动范围在隔离病室中，不能外出。卧床患者体位应按医嘱。

（2）饮食

饮食应按医嘱。其原则为营养丰富，易消化、合口味。饮食的种类根据病种及病情程度选择。重视和掌握患者饮食情况，鼓励患者尽量保证足够的饮食量，发现患者摄入量不足时应及时报告负责医师。血液病患者忌食生、冷、硬、油腻和刺激性食物。

（3）心理

对患者做到关心爱护和体贴，给予患者及其家属心理支持，消除各种不良心态，引导其与医护合作，积极配合治疗和合理休养。对于恶性疾患、难治性疾患，注意运用保护性医疗制度减轻患者心理负担，消除可能产生的心理危机，随时警惕细微异常的情绪变化，采取防范自残自杀的有效措施。在不影响病情和治疗秩序的情况下，尽量安排病危终期患者接受探视。对于保护性隔离治疗期间的患者可用对讲机与亲友交谈，以满足患者及其家属的心理需求。安排轻症患者定时会客，看电视，听广播，读书报或进行手工小制作，以充实疗养生活。

（4）观察

随时密切观察病情变化，除生命体征的监测外，对于患者出现的不适症状应予以重视，及时报告医师并做好病情观察的交接班。病区必须常备完好齐全的急救物资及药品，对于严重病情变化的患者，及时协助医师进行抢救处置。

（5）预防感染

①血液病区一般病室每日行空气紫外线照射 1~2 次，每次 1 小时，维持环境清洁，调节适宜的温度和湿度，定时开窗通风换气，对于接受超大剂量化疗、免疫抑制治疗、干细胞移植治疗期间免疫功能低下、骨髓重建造血功能之前的患者，应采用保护性隔离护理，移居单间或空气层流洁净病房，实施全环境无菌保护。

②定时洗澡更衣及更换床上罩单，重患者行床上擦浴，保持皮肤清洁。长期卧床患者定时翻身，预防压疮发生。

③实施有效的口腔护理方法，病情较轻的患者，凝血功能、血小板正常，口腔无并发症的，坚持刷牙漱口。指导患者掌握正确的刷牙方法，用软毛牙刷、含氟牙膏，早、晚各刷牙1次。每次进食后用清水漱口至食物残渣漱净为止。重症患者或并发口腔疾患时，应给予特殊口腔护理每日2~3次，饮食后进行。指导患者随时应用漱口液漱口，对口腔出血、溃疡创面或龋齿应对症处理。

④指导或协助患者晚睡前及大便后清洗外阴、肛门及其周围，每日更换内裤。有肛裂、痔等疾患时应大便后以1:5000高锰酸钾液坐浴不少于15分钟。重症卧床者大便后可在床上行外阴、肛门冲洗。预防便秘，保持大便通畅，避免肛裂、痔等继发感染。

⑤注意饮食卫生，不吃生冷、粗硬、刺激大、不易消化及不洁的食物或饮料；水果选择易去皮的，经浸泡消毒后食用。指导患者饭前便后及接触污物后及时洗手，预防消化道感染。

⑥关注气象变化，及时调节病室的温度和湿度，天气转冷时，为患者增添被盖和衣服。治疗、护理操作时，注意不要过多裸露患者躯体，避免受凉感冒而继发呼吸道感染。

⑦嘱咐患者注意保护五官，运用合理的清洁方法清除分泌物，避免因挖鼻、掏耳或剔牙造成损伤继发感染。需要时可用抗生素滴剂点眼、滴鼻等，以预防感染。

⑧接受化疗的患者，特别注意保护静脉，防止化疗药液漏于血管外，一旦发生化疗药液渗漏血管外的征象应立即停止输注，更换部位。其局部给予相应的处理措施，防止化学性炎症继发组织坏死感染。

⑨实施各种注射、穿刺检查治疗技术应严格遵守无菌技术操作规则，皮肤消毒要彻底，操作后局部以无菌敷料保护不少于24小时。

⑩每周定时进行室内空气及患者常用器具的细菌培养，监测环境的洁净度；每周对患者躯体各部位进行拭子细菌培养，包括咽、鼻腔、腋下、外阴、肛门等处，以及时发现致病菌及其药敏情况，有利于合理应用抗生素。

（6）安全防护

①病区地面应防滑，走廊、厕所墙壁应安装扶手，带轮子的病床应有固定装置，使用期间固定牢靠。

②贫血严重的患者改变体位，如坐起或起立时要缓慢，应由人扶持

协助，防止突然体位改变发生晕厥而摔伤。

③感觉障碍、神志不清的患者，床位应加床挡；躁动不安的患者可加用约束带，以防坠床摔伤；床边桌上不要放置暖水瓶，防止被打翻而烫伤人员。

【入院后护理常规】

（1）根据病情需要准备病房床单位。

（2）迎接新患者，观察和了解患者的病情及心理状态。介绍病区环境及有关规章制度（如查房、探视、作息制度、物品放置、贵重物品的保管等），介绍主管医师和责任护士，尽量满足患者心理和生理上的需要。

（3）对患者进行入院评估，日常生活能力评估，压疮、跌倒/坠床风险评估。填写入院病历，入院登记，各种护理文件。

（4）完成各项检查，如生命体征、体重、既往病史、健康状况、药物过敏史等。

（5）通知医师查看患者，及时处理医嘱。

（6）收集检查资料。

（7）根据患者情况制定护理计划。

【出院护理常规】

（1）思想心理准备

适时将病情及出院的信息向患者及家属通报，使其了解自己的病情转归、治疗过程、疗程时间，认识到出院后的治疗、护理依然很重要，丝毫不能松懈与大意。

（2）进行疾病知识宣传教育

（3）明确治疗计划

向患者及家属交代具体病情，明确出院后的治疗护理内容及重点，定期电话随访，确定来院复查时间。必要时可建立家庭病房，定期实施查房进行治疗与护理。

（4）制定家庭护理计划

包括合理的饮食、适当的休息、药物的用法、作用以及可能发生的不良反应和停药指征等。

（5）置管宣传教育护理

带 PICC 置管回家的患者，宣传教育至少每周局部换药 1 次，每周脉冲式正压封管 1 次，并更换无针接头。对初次带管回家患者，需写明换药、封管的具体步骤和注意事项。宣传教育患者最好到当地医院换药冲管。宣传教育置管期间，日常生活中应该注意的事项：

①避免提重物。

②避免做引体向上动作。

③局部保持干燥清洁，洗澡时先用清洁的干毛巾裹住 PICC 置管部位，然后再用保鲜膜绕 3 圈以保持 PICC 管入管处干燥，如不慎弄湿，请及时换药。

④回家后应适当活动带管上肢，以免活动过少引起肌肉萎缩、静脉回流不畅。

【健康教育】

（1）除了对患者主动介绍医院一般情况及入院须知外，要根据患者的文化背景及病情程度进行针对性的健康教育。其内容可包括介绍疾病知识，住院诊疗方法及怎样配合医、护、技的工作，出院指导及预防保健常识等。

（2）以通俗易懂的语言使患者了解疾病的规律，尽快适应住院疗养生活，从而调动其主观能动作用，主动减少或避免诱发因素及并发症，促进康复。

（3）在对血液病患者的健康教育中，一定要针对患者的承受力灵活掌握，特别是恶性疾病患者的教育内容和方式应以不加重患者心理负担、避免不良精神刺激为原则。

第四节　血液系统疾病常见症状体征的护理

血液系统疾病常见的症状体征是出血、发热、贫血、组织器官浸润，应根据护理评估，提出护理问题，根据护理目标，采取相应的护理措施，最后进行效果评价。

一、出血或出血倾向

出血是血液系统疾病常见的临床表现。它是血液从血管或心脏流至组织间隙、体腔内或体外的现象。血小板数目减少及其功能异常、毛细血管脆性或通透性增加、血浆中凝血因子缺乏以及循环血液中抗凝血物质增加，均可导致出血或出血倾向。常见有出血或出血倾向的血液系统疾病有特发性血小板减少性紫癜、急性白血病、再生障碍性贫血、过敏性紫癜与血友病等。

【临床表现】

（1）患者多表现为自发性出血或轻度受伤后出血不止。出血部位可遍及全身，以皮肤、牙龈及鼻腔出血最为多见。此外，还可发生关节腔、肌肉和眼底出血。内脏出血多为重症，可表现为消化道出血（呕血、便血）、泌尿道出血（血尿）及女性生殖道出血（月经过多）等，严重者可发生颅内出血而导致死亡。

（2）血管脆性增加及血小板异常所致的出血多表现为皮肤黏膜淤点、淤斑，如过敏性紫癜、特发性血小板减少性紫癜；凝血因子缺乏引起的出血常以关节腔出血或软组织血肿为特征，如血友病。

【辅助检查】

有无血小板计数下降、凝血时间延长、束臂试验阳性、凝血因子缺乏等改变。

【护理评估】

（1）健康史

注意询问患者出血的主要表现形式，发生的急缓、主要部位与范围；有无明确的原因或诱因；有无内脏出血及其严重程度；女性患者的月经情况，有无经量过多或淋漓不尽；有无诱发颅内出血的危险因素及颅内出血的早期表现；出血的主要伴随症状与体征；个人或家族中有无相关病史或类似病史；出血后患者的心理反应等。

（2）身体评估

重点评估有无与出血相关的体征及特点。包括有无皮肤黏膜淤点、淤斑，其数目、大小及分布情况；有无鼻腔黏膜与牙龈出血；有无伤口渗血；关节有无肿胀、压痛、畸形及其功能障碍等。对于同时或突发主诉有头痛的患者，要注意检查瞳孔的形状、大小、对光反射是否存在，有无脑膜刺激征及其生命体征与意识状态的变化。

（3）心理-社会状况

由于出血或反复出血，患者常常焦虑不安，了解疾病对其工作、学习、生活造成的影响。

【护理诊断】

（1）有受伤的危险

出血与血小板减少、凝血因子缺乏、血管壁异常有关。

（2）恐惧

与出血量大或反复出血有关。

【护理措施】

（1）病情观察

①常见的出血有皮肤出血点、淤斑、牙龈渗血、口腔黏膜血疱、鼻出血、呕血、便血、咯血、尿血、颅内出血等。注意观察患者出血倾向、发生的部位、程度和吸收情况，及时报告医师，及早处理。

②警惕颅内出血的可能，重视患者主诉，观察患者有无头痛及视力改变，有无恶心、呕吐，或瞳孔、意识的改变。

（2）监测生命体征及血常规

血小板计数 $\leqslant 50 \times 10^9 / L$，采取预防出血措施；血小板计数 $\leqslant 20 \times 10^9 / L$，患者应卧床休息，并观察有无头晕、头痛、视物模糊、恶心、呕吐、心慌等症状。

（3）饮食和休息

指导患者进流质或半流质饮食，避免辛辣、刺激食物，加强营养，预防便秘。有出血倾向的患者绝对卧床休息，保证安全，保持情绪平稳。

(4) 皮肤黏膜出血的预防与护理

①避免各种可能造成皮肤出血的因素。

②保持床单平整，被褥衣着轻软。

③注意安全，避免人为碰撞或外伤。

④沐浴或清洗时避免水温过高和过于用力擦洗皮肤；勤剪指甲，以免抓伤皮肤。高热患者禁用酒精或温水拭浴降温。

⑤各项护理操作动作轻柔；尽可能减少注射次数；静脉穿刺时，应避免用力拍打及揉擦局部，扎止血带不宜过紧和时间过长；注射或穿刺部位拔针后需适当延长按压时间，必要时局部加压包扎。此外，注射或穿刺部位应交替使用，以防局部血肿形成，严禁热敷。

(5) 鼻腔出血的预防与护理

①避免鼻黏膜干燥而出血：保持室内相对湿度在 50%~60%，秋冬季节可局部使用石蜡油滴鼻剂或抗生素软膏改善鼻部干燥情况。

②避免人为诱发出血：指导患者勿挖鼻或用力擤鼻，以防止鼻腔内压力增大而导致毛细血管破裂出血或渗血。

③鼻腔少量出血者，可以用棉球或明胶海绵填塞，注意止血后取出填塞物动作应轻柔，以免再次诱发出血。无效者，加用 0.1% 肾上腺素棉球填塞及鼻部冰敷。出血严重和后鼻腔出血时，以凡士林纱条行鼻腔填塞。由于行后鼻腔填塞术后，患者常被迫张口呼吸，应加强口腔护理，保持口腔湿润，增加患者舒适感，并可避免局部感染。

(6) 口腔、牙龈出血的预防和护理

①为防止牙龈和口腔黏膜损伤而导致或加重局部出血，应加强口腔护理，正确使用漱口水，预防口腔感染，指导患者用软毛刷刷牙，忌用牙签剔牙。

②尽量避免食用煎炸、带刺或含骨头的食物、带壳的坚果类食品以及质硬的水果（如甘蔗）等；进半流质或软食，细嚼慢咽，避免坚硬食物造成口腔出血。

③牙龈出血时，加强漱口或用冰水含漱，也可用 0.1% 肾上腺素棉球局部压迫止血。

④口腔溃疡出血时，可以使用碘甘油制剂或含有刺激因子的制剂涂擦口腔黏膜，伴疼痛时，含漱利多卡因配制的漱口水缓解疼痛，再进食。

（7）关节腔、深部组织、内脏出血的预防和护理

①指导患者卧床休息，减少活动，避免碰撞，保证安全就医环境。

②关节腔或深部组织出血者注意观察血肿，局部可给予冷敷或冰敷，防止冻伤，同时局部也可采取压迫止血。出血停止以后，改为热敷，促进血肿消退。

③内脏出血，重在观察和预防。保持大小便的通畅，便秘患者酌情使用开塞露等灌肠剂，口服药物可选用便乃通或杜密克。

（8）眼底及颅内出血的预防与护理

指导患者卧床休息，保证充足休息及睡眠，保持情绪平稳，勿剧烈咳嗽或用力排便。观察患者有无视力改变，勿揉眼或过度低头。一旦出现视力下降、头痛、喷射性呕吐、意识改变、瞳孔不等大、对光反应迟钝，提示有颅内出血的可能，立即让患者平卧，保持呼吸道通畅，及时清除呕吐物，吸氧，建立静脉通路，配合医生进行抢救。①立即去枕平卧，头偏向一侧；②随时吸出呕吐物，保持呼吸道通畅；③吸氧；④迅速建立两条静脉通道，按医嘱快速静脉滴注或静脉注射20%甘露醇、50%葡萄糖液、地塞米松、呋塞米等，以降低颅内压，同时进行输血或成分输血；⑤留置尿管；⑥观察并记录患者的生命体征、意识状态以及瞳孔、尿量的变化，做好重病交接班。

（9）成分输血或输注血浆制品的护理

出血明显者，遵医嘱输注浓缩血小板悬液、新鲜血浆或抗血友病球蛋白浓缩剂等。输注前认真核对；血小板取回后，应尽快输入；新鲜血浆最好于采集后6小时内输完；抗血友病球蛋白浓缩剂用生理盐水稀释时，沿瓶壁缓缓注入生理盐水，勿剧烈冲击或震荡，以免形成泡沫而影响注射。观察有无输血反应，如溶血反应、过敏反应等。

（10）心理护理

①心理支持：加强沟通，耐心解释与疏导。要善于观察，耐心倾听，加强与患者及其家属的沟通，及时了解患者及其家属的需求与忧虑，并能给予必要的解释与疏导。如扼要解释出血的成因、如何减轻或避免加重出血、目前治疗与护理的主要措施及其配合要求等，特别要强调紧张与恐惧不利于控制病情。还可通过介绍治疗效果较好的成功例子，增强患者战胜疾病的信心，减轻恐惧感。

②增加安全感：在关心和同情患者的同时，注意营造良好的住院环境；建立良好、互信的护患关系，促进病友与家属间的相互支持与帮助；尽可能避免不良刺激的影响。当患者出血突然加重时，护士应保持镇静，迅速通知医生并配合做好止血等救治工作，及时清除血迹，以免对患者的不良刺激。

【健康教育】

（1）指导患者合理安排生活和活动，保证充足休息和睡眠。合理饮食，加强营养，提高机体抵抗力。

（2）嘱患者注意个人卫生，尽量避免去公共场合，以预防感染。

（3）做好疾病知识宣传教育，加强沟通，耐心解释，了解患者和家属的要求和顾虑，解除患者恐惧心理，提高护理依从性，使患者能积极配合治疗，促进康复。

二、发热

发热是指致热原直接作用于体温调节中枢、体温中枢功能紊乱或各种原因引起的产热过多、散热减少，导致体温升高超过正常范围的情形。发热是血液病患者的常见症状，本身不是疾病。具有持续时间长、热型不一、一般抗生素治疗效果不理想的特点。

发热常见于再生障碍性贫血、白血病和淋巴瘤等。其主要原因是由于白细胞计数减少和功能缺陷、免疫抑制剂的应用以及贫血或营养不良等，导致机体抵抗力下降、继发各种感染所致。感染一般不易控制。感染部位常见于呼吸道、泌尿道、口腔黏膜及肛周皮肤，并可发生败血症。此外，肿瘤细胞所产生的内源性致热因子，如肿瘤坏死因子（TNF）、白细胞介素-1（IL-1）和白细胞介素-6（IL-6），也是导致血液病患者，特别是恶性肿瘤患者持续发热的原因之一。

【临床表现】

正常成年人安静状态下的口腔温度36.3~37.2℃；肛门内温度36.5~37.7℃；腋窝温度36~37℃。临床上当腋温超过37.4℃即诊断发热。

按体温状况发热分为：低热，37.4～38℃；中等度热，38.1～39℃；高热，39.1～41℃；超高热，41℃以上。

发热是血液病常见的临床表现之一，多表现为中度热或高热。少数化疗药物可引起低热。

【辅助检查】

血常规、尿常规及X线检查有无异常；血培养加药物敏感试验的结果；不同感染部位分泌物、渗出物或排泄物的细菌涂片或培养加药敏试验的结果等。

【护理评估】

（1）健康史

了解患者发热出现的急缓、热度及其热型特点。有无感染的诱因，如过度疲劳、受凉、与感染性疾病患者的接触史（如感冒等）、皮肤黏膜损伤、肛裂、各种治疗与护理导管的放置（如导尿管、留置针）等；有无相关感染灶的临床表现，如咽部不适或咽痛、牙痛、咳嗽（痰）及痰液的性质、胸痛、呼吸困难、尿路刺激征、腹痛、腹泻、肛周疼痛、局部皮肤红肿与疼痛、女性患者外阴瘙痒及异常分泌物等。

（2）身体状况

观察患者的生命体征，尤其是体温；皮肤有无红肿、溃烂，局部有无脓性分泌物；口腔黏膜有无溃疡，牙龈有无出血、溢脓；咽和扁桃体有无充血、肿大及其脓性分泌物；肺部有无啰音；腹部及输尿管行程压痛点有无压痛，肾区有无叩痛；肛周皮肤有无红肿、触痛，局部有无波动感；女性患者注意观察外阴情况等。

（3）心理-社会状况

由于发热或反复发热、热程持续时间长，引起患者恐惧、担忧的心理，促使其对发热原因的探究和对预后的关注。了解患者及家属的心理反应、对发热的认识以及治疗与护理上的配合。

【护理诊断】

体温过高

与感染、肿瘤细胞的高度分化与增生有关。

【护理措施】

（1）休息

①嘱患者减少活动，卧床休息，采取舒适的体位，减少机体的消耗，必要时可吸氧。

②提供舒适的环境，维持室温在 20~24℃、湿度 55%~60%，并经常通风换气。

③患者宜穿透气、棉质衣服，若有寒战应给予保暖。

（2）补充营养及水分

①鼓励患者进食高热量、高维生素、营养丰富的半流饮食或软食，以补充机体基本需要和因发热所造成的额外消耗。

②指导患者摄取足够的水分以防止脱水，每天至少 2000ml，必要时可遵医嘱静脉补液，维持水和电解质平衡。

③若为重症贫血、并发慢性心力衰竭的患者，则需限制液体摄入量并严格控制补液速度。

（3）降温

①高热患者可先给予物理降温，如冰敷前额及大血管经过的部位，如颈部、腋窝和腹股沟。

②对于低热患者，也可采取冷敷或温水擦浴来降低体温，寒战期则需做好保暖措施。

③有出血倾向者禁用酒精或温水拭浴，以防局部血管扩张而进一步加重出血。

④必要时，遵医嘱给予药物降温。注意对有出血倾向或白细胞计数低者，不可用阿司匹林制剂。

⑤降温过程中，要密切监测患者体温与脉搏的变化，及时更换衣物，保持皮肤清洁、干燥，防受凉，并观察患者降温后的反应，避免发生虚脱。

（4）病情观察与诊治配合

①定期监测体温并记录。

②同时还应注意观察感染灶的症状、体征及其变化情况。

③协助医生做好各种检验标本的采集及送检工作。

④遵医嘱正确配制和输注抗生素等药物，并注意其疗效与不良反应的观察和预防。

⑤血液病引起的发热多由细菌、病毒、真菌感染的多重结果，配合医师进行血培养、咽拭子涂片、粪培养等检查，根据结果选择针对性抗感染药物。

⑥粒细胞缺乏时，入住空气洁净单人间，谢绝探视，患者戴口罩，做好保护性隔离。

【健康教育】

（1）指导患者发热时应卧床休息，注意观察发热的规律、特点及伴随症状。

（2）加强口腔护理，每日 2~3 次，饮食前后漱口，注意保持皮肤清洁、干燥。

（3）保持心情舒畅，处于接受治疗和护理的最佳状态。

三、贫血

贫血是指单位容积外周血液中血红蛋白浓度（Hb）、红细胞计数（RBC）和血细胞比容（HCT）低于相同年龄、性别和地区正常值低限的一种常见的临床症状。贫血不是一种独立的疾病，各系统疾病均可引起贫血。贫血是血液病最常见的症状之一，常见于缺铁性贫血、再生障碍性贫血、溶血性贫血及各种恶性血液病等。

【贫血分类】

（1）按贫血的病因与发病机制分类

①红细胞生成减少性贫血：红细胞生成主要取决于造血干细胞、造血微环境及其调节、造血原料及利用三大因素。任一因素发生异常，均可导致红细胞生成减少而发生贫血。

②红细胞破坏过多性贫血：可见于各种原因引起的溶血。主要是由于红细胞本身的缺陷（包括细胞膜、红细胞能量代谢有关酶和血红蛋白分子异常），导致红细胞寿命缩短，如遗传性球形红细胞增多症、葡萄糖-6-磷酸脱氢酶（G-6-PD）缺乏、地中海贫血；也可由于免疫、化学、物理及生物等外在因素导致红细胞大量破坏，超过骨髓的代偿功能而发生，如自身免疫性溶血、人工瓣膜术后（特别是金属瓣）、脾功能亢进等。

③失血性贫血：常见于各种原因引起的急性和慢性失血，根据失血原因可分为：出血性疾病：如原发性血小板减少性紫癜、血友病等；非出血性疾病：如外伤、肿瘤、结核、消化性溃疡出血、功能性子宫出血及黏膜下子宫肌瘤等。

（2）按血红蛋白的浓度分类

根据血红蛋白的浓度可将贫血按严重度划分为四个等级（表1-1）。

表1-1　贫血严重度的划分标准

贫血的严重度	血红蛋白浓度（g/L）	临床表现
轻度	>90	症状轻微
中度	60～90	活动后感心悸、气促
重度	35～59	静息状态下仍感心悸、气促
极重度	<30	常并发贫血性心脏病

（3）按红细胞形态特点分类

根据平均红细胞容积（MCV）、平均红细胞血红蛋白浓度（MCHC），可将贫血分成三类（表1-2）。

表1-2　贫血的细胞形态学分类

类型	MCV（fl）	MCHC（%）	临床类型
大细胞性贫血	>100	32～35	巨幼细胞性贫血
正常细胞性贫血	80～100	32～35	再生障碍性贫血、急性失血性贫血、溶血性贫血、缺铁性贫血
小细胞低色素性贫血	<80	<32	铁粒幼细胞性贫血、珠蛋白生成障碍性贫血

（4）按骨髓红系增生情况分类

按骨髓红系增生情况分增生性贫血（如缺铁性贫血、巨幼细胞贫血、溶血性贫血等）和增生低下性贫血（如再生障碍性贫血）。

【临床表现】

（1）一般表现

疲乏、困倦、软弱无力是最常见和最早出现的症状。皮肤黏膜苍白是贫血的主要体征。皮肤、黏膜可表现为粗糙、缺少光泽甚至形成溃疡，溶血性贫血的患者可出现皮肤、黏膜黄染。另外，严重贫血者，部分患者可出现低热；患者创口愈合较慢，容易并发各种感染。偶见眼底苍白及视网膜出血。

(2) 神经系统

可出现头晕、头痛、耳鸣、眼花、失眠、多梦、记忆力下降及注意力不集中等症状，严重贫血者可出现晕厥，老年患者尚可出现神志模糊及精神异常的表现。

(3) 呼吸系统

多见于中度以上贫血的患者。主要表现为呼吸加快及程度不同的呼吸困难。初期症状主要与机体对缺氧的代偿反应有关。后期若并发心力衰竭导致肺淤血，患者呼吸困难会进一步加重并可出现咳嗽、咳痰等。

(4) 心血管系统

心悸、气促，活动后明显加重，是贫血患者心血管系统的主要表现。其症状轻重与贫血的严重程度和个体的活动量有关，轻度贫血无明显表现，仅活动后引起呼吸加快加深并有心悸。贫血愈重，活动量愈大，症状愈明显。长期严重贫血，心脏超负荷工作且供氧不足，会导致贫血性心脏病，此时不仅有心率变化，还可有心律失常、心脏扩大，甚至全心衰竭，即使平静状态也可能有气短甚至端坐呼吸。

(5) 消化系统

贫血时消化腺分泌减少甚至腺体萎缩，进而导致消化功能减低、消化不良，出现腹部胀满、食欲减低、大便规律和性状的改变等。

(6) 泌尿系统

血管外溶血出现无胆红素的高尿胆原尿；血管内溶血出现血红蛋白尿和含铁血黄素尿，重者甚至可发生游离血红蛋白堵塞肾小管，进而引起少尿、无尿、急性肾衰竭。

(7) 生殖内分泌系统

由于长期的贫血影响睾酮的分泌，可减弱男性特征；对女性，因影响女性激素的分泌而导致月经异常。

【辅助检查】

(1) 血液检查

①血红蛋白及红细胞计数是确定患者有无贫血及其严重程度的基本检查项目；②MCV、MCHC 有助于贫血的形态学分类及其病因诊断；③网织红细胞计数有助于贫血的鉴别诊断及疗效的观察与评价；④外周血涂片检查可通过观察红细胞、白细胞及血小板的数量与形态的改变以及

有无异常细胞及原虫等，为贫血的病因诊断提供线索。

（2）骨髓检查

骨髓检查是贫血病因诊断的必要检查方法，可反映骨髓细胞的增生程度、造血组织的结构、细胞成分、形态变化等。包括骨髓细胞涂片分类和骨髓活检。

（3）贫血病因相关的检查

根据患者的不同情况选择病因相关的检查项目，包括原发病诊断的相关检查、各种造血原料水平测定；造血细胞质异常有关的染色体、酶及细胞调控、自身抗体检查以及造血系统肿瘤性疾病和其他继发性贫血的原发病检查。

（4）其他

长期重症贫血的患者心电图可显示 ST 段下移、T 波平坦或倒置等改变及心律失常等。

【治疗原则】

（1）病因治疗

积极寻找和去除病因是根治贫血的关键环节。如慢性失血所致的缺铁性贫血，只有在去除原发病（如功能性子宫出血、消化性溃疡出血等）的基础上有效补充铁剂，才能达到纠正贫血并彻底治愈的目的。然而由于某些贫血原发病的病因不明或机制不清，治疗效果差或易于复发，常使贫血难以得到有效纠正，特别是造血干细胞异常和造血微环境异常所致贫血。

（2）对症及支持治疗

目的是短期内改善贫血，恢复血容量，缓解组织器官的缺氧状态及恢复其功能，主要方法是输血。由于长期多次输血可产生不良反应及较多的并发症，故必须严格掌握输血的指征，并根据医院条件及患者的具体情况输注全血或选择红细胞成分输血。急性贫血 Hb<80g/L 或 Hct<0.24；慢性贫血常规治疗效果欠佳，Hb<60g/L 或 Hct<0.20 伴缺氧症状，老年或合并心肺功能不全的贫血患者均为输血的指征。多次输血并发血色病者应予去铁治疗。此外，对贫血合并的出血、感染、脏器功能不全应予对症治疗。

【护理评估】

（1）健康史

①患病及治疗经过：询问与本病相关的病因、诱因或促成因素：如年龄特征；有无饮食结构不合理导致的各种造血原料摄入不足；有无吸收不良或丢失过多（特别是铁、叶酸与维生素 B_{12} 等）的原因；有无特殊药物使用史或理化物质接触史。主要症状与体征，包括贫血的一般表现及其伴随症状与体征，如头晕、头痛、脸色苍白、心悸、气促、呼吸困难，有无神经精神症状、出血与感染的表现，尿量与尿液颜色的改变等。有关检查结果、治疗用药及其疗效等，以帮助对贫血的发生时间、进展速度、严重程度与原因的判断。

②既往病史、家族史和个人史：了解患者的既往病史、家族史和个人史有助于贫血原因的判断。

③目前状况：了解患病后患者的体重、食欲、睡眠、排便习惯等的变化及其营养支持、生活自理能力与活动耐力状况等。

（2）身体状况

重点评估与贫血严重程度相关的体征，如皮肤黏膜的苍白程度、心率与心律的变化、有无杂音及心力衰竭的表现等；还应注意有无各类型贫血的特殊体征和原发病的体征，如缺铁性贫血的反甲、营养性巨幼红细胞性贫血的末梢神经炎、溶血性贫血的黄疸、再生障碍性贫血的出血与感染、恶性血液病的肝、脾、淋巴结肿大等。

（3）心理－社会状况

了解患者及其家属的心理反应、对贫血的认识与理解程度以及治疗与护理上的配合等。

【护理诊断】

（1）活动无耐力

与贫血导致机体组织缺氧有关。

（2）营养失调：低于机体需要量

与各种原因导致造血物质摄入不足、消耗增加或丢失过多有关。

【护理措施】

（1）休息与运动

由于患者不同程度地存在活动无耐力而疲乏、无力，活动后心慌气短等，因此限制活动量以减轻患者组织耗氧而缓解临床症状。活动量依据患者贫血发生的速度和贫血严重程度有所不同。轻度贫血者，无需太多限制，但要注意休息，避免过度疲劳。中度贫血者，增加卧床休息时间，但若病情允许，应鼓励其生活自理，活动量应以不加重症状为度；并指导患者在活动中进行自我监控。若自测脉搏≥100次/分或出现明显心悸、气促时，应停止活动。必要时，在患者活动时给予协助，防止跌倒。重度贫血者多伴有贫血性心脏病，缺氧症状明显，应予舒适体位（如半坐卧位）卧床休息，以达到减少回心血量、增加肺泡通气量的目的，从而缓解患者的呼吸困难或缺氧症状。待病情好转后可逐渐增加活动量。

（2）给氧

严重贫血患者应予常规氧气吸入，以改善组织缺氧。

（3）饮食护理

进高热量、高蛋白、高维生素、营养丰富、易消化半流质或软食，如猪肝、瘦肉、奶制品、豆类、大米、苹果、绿叶蔬菜等。少量多餐，加强营养补给，增强抵抗力。

（4）输血或成分输血的护理

遵医嘱输血或浓缩红细胞以减轻贫血和缓解机体的缺氧症状。输注前必须认真做好查对工作；输血时应注意控制输注速度，严重贫血者输入速度应低于1ml/（kg·h），以防止心脏负荷过重而诱发心力衰竭。加强监测，及时发现和处理输血反应。

（5）预防感染

重症患者，尤其是伴有白细胞减少者，应注意预防感染。落实各项基础护理，注意个人卫生。女性患者经期尤其要注意加强经期卫生。

（6）病情观察

密切观察患者的神志、生命体征、贫血进展的程度，注意皮肤、黏膜、尿色、尿量的变化，倾听患者主诉，有无头痛、恶心、呕吐、四肢酸痛等表现，详细做好记录。

（7）皮肤黏膜、毛发的护理

病情稳定的慢性患者应定期理发、洗头、洗澡、更衣。重症患者定时床上洗头、擦浴和更衣，保持皮肤毛发的清洁。长期卧床者定时翻身和对受压部位涂抹赛肤润，保持卧具铺盖的清洁、干燥、平整、舒适，以预防压疮发生。皮肤干燥易裂者可涂擦维生素A软膏滋润皮肤，防止干裂破损。选用中性去污剂，忌用碱性皂类洗头、洗澡。

（8）心理护理

主动关心体贴患者，耐心指导患者及家属自我护理的方法和如何配合医护接受治疗，以及护理技术等有关知识。注意倾听患者自身感受的陈述，从而发现和掌握其心理状态，采取有效的针对方法解除患者各种不良情绪及精神负担，其中对患者家属的配合方法的指导不能忽视。

【健康教育】

（1）向患者及家属介绍疾病知识

贫血是由许多不同原因或疾病所引起的一系列共同症状。贫血患者外周血中血红蛋白、红细胞计数或红细胞压积等化验结果低于同龄和同性别正常人下限值。贫血患者临床表现系由于循环血液中血红蛋白减少而致血液携氧能力下降，使全身组织器官缺氧，呼吸系统、循环系统、中枢神经系统、消化系统等功能失调，从而出现各种不适症状，外观皮肤、黏膜苍白，毛发干枯，重症贫血者可有低热。根据病因有针对性地合理治疗和休养，贫血症状完全可以缓解或治愈。

（2）心理指导

贫血患者病程长，要使患者有"打持久战"的心理准备，克服急躁情绪，安心休养；及时发现病情变化和治疗副作用引起的不良心理状态，如疑虑、失去治疗信心以至拒绝治疗，要给予必要的解释，以安慰鼓励为主，解释要有分寸，与其负责医师沟通，保持一致，解除患者心理压力。

（3）检查治疗指导

患者在确定诊断和观察治疗效果的过程中需进行各种检查，如B超、心电图、X线拍片及各种化验等。护士要向患者讲明目的、方法和时间，使其心中有数有利于配合。有些检查一定要空腹进行，检查前不能进饮食，如肝、胆、脾等B超检查；而心脏B超检查可以进食。心电图、X线拍片一般无特殊准备，但嘱患者穿着易脱解的衣服。钡餐造影者需空腹并到放射科口服钡剂等，化验检查如静脉取血有时必须空腹取血，如肝功能检查。尿常规化验室注意女患者月经期暂不留尿化验。大便潜血检查之前，要说明饮食要求，防止化验结果有误。骨髓穿刺是贫血患者常需做的检查，护士应向患者介绍技术操作的部位、方法及检查的目的，解除患者对"抽髓"的恐惧心理，使之主动配合医护。

实施各种治疗措施之前要使患者有心理准备和明了必要的技术配合方法，同时耐心回答患者提出的问题。

（4）饮食指导

为保证营养的摄入，可协助患者制定每日食谱，其原则为增加高蛋白、高维生素和富含铁的食品的摄入量。普通或软食者，可在午、晚两餐各加全荤菜1份（约150g），这样可以每日增加蛋白质30g左右。荤菜制作可选用鸡、猪、牛肉，蛋类、鱼类、动物肝脏，佐以香菇、木耳等菌类，烹调及供应方式应针对病情和口味进行。如用半流质或流质的患者，则可加牛奶、豆浆、鸡蛋等，每日可增加蛋白质15～20g。用餐做到荤素搭配，应多选用新鲜绿叶蔬菜，餐后定时食用新鲜水果。患者做到不偏食，忌辛辣、油腻，贫血纠正前忌饮浓茶。

（5）休息活动指导

休养环境安静舒适，做到生活有规律，睡眠充足。轻型贫血者可安排适当的娱乐活动，看电视、听广播、读书看报，但要适度，不要过分疲劳。重型患者卧床休息，生活需照顾，特别注意避免因突然变体位晕厥摔伤。

第二章 贫血的护理

第一节 缺铁性贫血

缺铁性贫血（IDA）是指体内可用来制造血红蛋白的贮存铁缺乏，血红蛋白合成减少而引起的一种小细胞、低色素性贫血。机体铁的缺乏可分为三个阶段：贮存铁耗尽、缺铁性红细胞生成和缺铁性贫血。缺铁性贫血是机体铁缺乏症的最终表现，也是各类贫血中最常见的一种，以生长发育期的儿童和育龄妇女发病率较高。

【临床表现】

（1）缺铁原发病表现

如消化性溃疡、肿瘤或痔疮导致的黑便、血便或腹部不适；肠道寄生虫感染导致的腹痛或大便性状改变；妇女月经过多；肿瘤性疾病的消瘦；血管内溶血的血红蛋白尿等。

（2）贫血表现

常见症状为乏力、易倦、头晕、头痛、眼花、耳鸣、心悸、气短、纳差等；有皮肤、黏膜苍白、心率增快。

（3）缺铁性贫血的特殊表现

①组织缺铁表现：如皮肤干燥、角化、萎缩、无光泽，毛发干枯易脱落，指（趾）甲扁平、不光整、脆薄易裂甚至出现反甲或匙状甲；黏膜损害多表现为口角炎、舌炎、舌乳头萎缩，可有食欲下降，严重者可发生吞咽困难。

②神经、精神系统异常：儿童较明显，如过度兴奋、易激惹、好动、难以集中注意力、发育迟缓、体力下降等。少数患者可有异食癖，如喜吃生米、冰块、泥土、石子等。约1/3患者可发生末梢神经炎或神经痛，严重者可出现智能发育障碍等。

【辅助检查】

（1）形态学检查

①血象：典型血象呈小细胞低色素性贫血。红细胞与血红蛋白的减少不成比例，血红蛋白减少较红细胞减少更为明显。平均红细胞体积（MCV）低于80fl，平均红细胞血红蛋白量（MCH）小于27pg，平均红细胞血红蛋白浓度（MCHC）小于32%。血片中可见红细胞体积小、中央淡染区扩大。网织红细胞计数多正常或轻度增高。白细胞和血小板计数可正常或减低，也有部分患者血小板计数升高。

②骨髓象：增生活跃或明显活跃；以红系增生为主，粒系、巨核系无明显异常；红系中以中、晚幼红细胞为主，其体积小、核染色质致密、胞质少、边缘不整齐，有血红蛋白形成不良的表现，即所谓的"核老质幼"现象。

（2）生化检查

①铁代谢：血清铁低于8.95μmol/L，总铁结合力升高，大于64.44μmol/L；转铁蛋白饱和度降低，小于15%，sTfR浓度超过8mg/L。血清铁蛋白低于12μg/L。骨髓涂片用亚铁氰化钾（普鲁士蓝反应）染色后，在骨髓小粒中无深蓝色的含铁血黄素颗粒；在幼红细胞内铁小粒减少或消失，铁粒幼细胞少于15%。

②红细胞内卟啉代谢：FEP > 0.9μmol/L（全血），ZPP > 0.96μmol/L（全血），FEP/Hb>4.5μg/gHb。

③血清转铁蛋白受体测定：血清可溶性转铁蛋白受体（sTfR）测定是迄今反映缺铁性红细胞生成的最佳指标，一般sTfR浓度>26.5nmol/L（2.25μg/ml）可诊断缺铁。

【治疗原则】

（1）病因治疗

是IDA能否得以根治的关键所在。应尽可能地去除导致缺铁的病因。如婴幼儿、青少年和妊娠妇女营养不足引起的IDA，应改善饮食；月经过多引起的IDA应调理月经；寄生虫感染者应驱虫治疗；恶性肿瘤者应手术或放、化疗；消化性溃疡引起者应抑酸治疗等。补铁对症治疗虽可缓解病情，但若未去除病因，贫血难免复发且可延误原发病的治疗。因此，医师不能满足 IDA 的初步诊断，而应力争查明病因并加以有效治疗。

（2）补铁治疗

治疗性铁剂有无机铁和有机铁两类。无机铁以硫酸亚铁为代表，有机铁则包括右旋糖酐铁、葡萄糖酸亚铁、山梨醇铁、富马酸亚铁、琥珀酸亚铁和多糖铁复合物等。无机铁剂的不良反应较有机铁剂明显。首选口服铁剂。如硫酸亚铁 0.3g，每日 3 次；或右旋糖酐铁 50mg，每日 2~3 次。餐后服用胃肠道反应小且易耐受。应注意，进食谷类、乳类和茶等会抑制铁剂的吸收，鱼、肉类、维生素 C 可加强铁剂的吸收。口服铁剂有效的表现先是外周血网织红细胞增多，高峰在开始服药后 5~10 天，2 周后血红蛋白浓度上升，一般 2 个月左右恢复正常。铁剂治疗应在血红蛋白恢复正常后至少持续 4~6 个月，待铁蛋白正常后停药。若口服铁剂不能耐受或胃肠道正常解剖部位发生改变而影响铁的吸收，可用铁剂肌内注射。右旋糖酐铁是最常用的注射铁剂，首次给药需用 0.5ml 作为试验剂量，1 小时后无过敏反应可给足量治疗，注射用铁的总需量按公式计算：（需达到的血红蛋白浓度−患者的血红蛋白浓度）×0.33×患者体重（kg）。

（3）中药治疗

可作为辅助性治疗，主要药物为山楂、陈皮、半夏、甘草等配伍服用。

【护理评估】

（1）健康史

询问患者饮食习惯是否长期素食；是否患有胃肠道疾病如胃酸缺乏、胃切除术、慢性萎缩性胃炎等；是否为婴幼儿、青少年、妊娠和哺乳期妇女特定人群。婴幼儿需铁量较大，若不补充蛋类、肉类等含铁量较高的辅食，易造成缺铁。青少年偏食易缺铁。女性月经过多、妊娠或哺乳，需铁量增加，若不补充高铁食物，易造成缺铁性贫血。

（2）身体状况

评估患者是否有舌黏膜萎缩症状，是否经常发生口角炎；评估患者是否经常出现头晕、头痛、乏力、易倦、心悸、活动后气短、眼花、耳鸣、食欲减退等症状；如是老年人患者是否会经常出现心绞痛、心力衰竭或烦躁、易怒、淡漠、失眠等；如是儿童是否出现注意力下降、感觉刺激不敏感、行为和生长发育迟缓现象；评估患者是否有异食癖；查体患者是否有皮肤和黏膜苍白、毛发是否干枯断落、口唇角化、指甲呈现匙状（反甲）。

（3）心理-社会状况

由于缺铁性贫血病程较长，患者多有焦虑不安情绪。通过与患者的交流，护士应评估患者对疾病的认识程度，以及有无紧张、焦虑不安等情绪。

【护理诊断】

（1）营养失调

低于机体需要量与铁摄入不足、需要量增加、丢失过多、吸收障碍等有关。

（2）活动无耐力

与缺铁性贫血引起组织缺氧有关。

（3）知识缺乏

缺乏缺铁性贫血相关治疗和护理方面的知识。

（4）口腔黏膜受损

与缺铁性贫血引起的口角炎、舌炎有关。

（5）有感染的危险

与缺铁性贫血引起营养缺乏、机体抵抗力降低有关。

（6）有受伤的危险

与缺铁性贫血引起的头晕、乏力有关。

（7）自我形象紊乱

与贫血引起的毛发干枯脱落、反甲、灰甲及异常行为有关。

（8）潜在并发症

贫血性心脏病、心力衰竭。

【护理措施】

（1）基础疾病的治疗与护理

根治缺铁性贫血的前提是寻找病因、治疗原发病，这也是其他治疗与护理措施有效实施的基础，因此，应该加强导致缺铁性贫血的各种原发病的治疗，并配合相关的护理。

（2） 症状护理

贫血患者一般都会出现面色苍白、乏力、头晕、头痛、注意力不集中等症状，在贫血状况未得到纠正前，要指导患者加强休息，减少机体的耗氧量，与患者一起制订适合其自身的休息与活动计划，一方面要能够使患者接受，另一方面又要有逐步提高患者自理能力的意识，增加其活动的耐力。总之，活动的原则为：循序渐进，以不加重症状为限。重度贫血者应严格卧床休息，限制活动，避免跌倒受伤；取舒适体位；必要时予以吸氧，缓解患者缺氧症状。

（3） 心理指导

给患者讲解缺铁性贫血的相关知识，尤其要告诉患者原发病治疗的重要性，讲解解除病因是治愈疾病的重要环节，但是又要让患者对疾病有一个正确的认识，树立战胜疾病的信心，使其配合治疗和护理的相关工作。

（4） 饮食指导

给予高蛋白、高热量、高维生素、含铁丰富易消化的饮食，并告知患者及家属此种饮食的重要性，强调食物多样性，均衡饮食及适宜的进食方法与良好习惯。

①铁是合成血红蛋白的必要元素，食物又是补铁的主要途径，所以应该指导患者多食用含铁丰富的食物，如动物肝脏、瘦肉、大豆、紫菜、海带、木耳等。动物性食物中的铁含量高，且易被吸收，不受膳食组成成分影响；植物中的铁含量少，容易受膳食组成成分影响，吸收率低，但膳食中维生素 C 含量高及存在还原性物质，利于铁的吸收。因此，饮食中要注意荤素搭配，进食柑橘等富含维生素 C 的果汁饮料。

②进食高蛋白的食物可促进铁的吸收，同时要进食一定糖类、脂类，补充能量，保证蛋白质的有效利用，所以饮食要高蛋白、高热量，但不可高脂饮食，因其会影响胃酸分泌，不利铁的吸收。

③饮食注意：茶叶中的鞣酸能与铁结合成不溶沉淀物，使铁难以吸收，所以餐后不宜立即饮茶水；菠菜中的草酸、柿子中的鞣酸都能降低铁的吸收率，注意避免食用；多钙类食物会影响铁的吸收，如牛奶。

④饮食要减少刺激性强的食物，对于进食困难、食欲不振的患者可以少量多餐，注重食品多样化，经常变换食品种类、烹饪方法，做到色、香、味俱全，提供优质环境以利患者进餐。

⑤指导患者养成良好进食习惯：不挑食，定时、定量、细嚼慢咽。

⑥宜用铁锅炒菜，以吸收无机铁。

⑦指导家长在小儿出生后4个月添加蛋黄及含铁辅食，注意根据不同年龄段喂富含铁丰富的食物。

（5）药物护理

1）口服铁剂的护理：按医嘱给患者服用铁剂，并向患者说明服用铁剂时的注意事项：①为避免胃肠道反应，铁剂应进餐后服用，并从小剂量开始；②服用铁剂时忌饮茶，避免与牛奶同服，以免影响铁的吸收；③可同服维生素C以增加铁的吸收；④口服液体铁剂时，患者必须使用吸管，避免牙齿染黑；⑤要告诉患者对口服铁剂疗效的观察及坚持用药的重要性。治疗后网织红细胞数开始上升，1周左右达高峰，血红蛋白于2周后逐渐上升，1~2个月后可恢复正常。在血红蛋白完全正常后，仍需继续补铁3~6个月，待血清铁蛋白>50μg/L后才能停药。

2）注射铁剂的护理：注射铁剂的不良反应有注射部位疼痛、形成硬结，皮肤发黑和过敏反应。为避免不良反应，可以采取以下措施：首次用药需用0.5ml的试验剂量进行深部肌内注射，同时备用肾上腺素，做好急救的准备，若1小时后无过敏反应，即可按医嘱给予常规剂量治疗。抽取药液后，更换注射器针头；注射铁剂时，应采用"Z"形注射法或留空气注射法，行深部肌内注射，并经常更换部位，可以有效地减少或避免局部疼痛和硬结的形成。

（6）病情监测

注意倾听患者的诉说，即自觉症状；注意观察患者的症状及体征，预防并发症的发生；询问患者用药及饮食情况；定期检测血常规及生化指标，观察疗效，以改进治疗护理方案。

【健康教育】

（1）疾病预防指导

①饮食指导：提倡均衡饮食，荤素结合，以保证足够热量、蛋白质、维生素及相关营养素（尤其铁）的摄入。为增加食物铁的吸收，可

同时服用弱酸类食物，避免与抑制铁吸收的食物、饮料或药物同服。家庭烹饪建议使用铁制器皿，可得到一定量的无机铁。

②易患人群食物铁或口服铁剂的预防性补充：如婴幼儿要及时添加辅食，包括蛋黄、肝泥、肉末和菜泥等；生长发育期的青少年要注意补充含铁丰富的食物，避免挑食或偏食；妊娠与哺乳期的女性应增加食物铁的补充，必要时可考虑预防性补充铁剂，特别是妊娠期的妇女，每天可口服元素铁10~20mg。

③相关疾病的预防和治疗：慢性胃炎、消化性溃疡、肠道寄生虫感染、长期腹泻、痔疮出血或月经过多等疾病的预防和治疗，不仅是缺铁性贫血治疗的关键，也是预防缺铁性贫血的重点。

（2）疾病知识指导

提高患者及其家属对疾病的认识，如缺铁性贫血的病因、临床表现、治疗、护理等相关知识，让患者及其家属能主动参与疾病的治疗与康复。

（3）病情监测指导

监测内容主要包括自觉症状（包括原发病的症状、贫血的一般症状及缺铁性贫血的特殊表现等），静息状态下呼吸与心率变化、能否平卧、有无水肿及尿量变化等。一旦出现自觉症状加重，静息状态下呼吸、心率加快、不能平卧、下肢水肿或尿量减少，多提示病情加重、重症贫血或并发贫血性心脏病，应及时就医。

第二节　再生障碍性贫血

再生障碍性贫血（AA）简称再障，又称骨髓造血功能衰竭症，是由多种原因导致造血干细胞的数量减少、功能障碍所引起的一类贫血。其临床主要表现为骨髓造血功能低下，进行性贫血、感染、出血和全血细胞减少。再障的年发病率在我国为 7.4/100 万人口，欧美为（4.7~13.7）/100 万人口，日本为（14.7~24.0）/100 万人口，可发生于各年龄段，老年人发病率较高；男、女发病率无明显差异。

【临床表现】

（1）重型再生障碍性贫血（SAA）

起病急，进展快，病情重（国内以往称为急性再障）；少数可由非重型进展而来。

①贫血：多呈进行性加重，苍白、乏力、头昏、心悸和气短等症状明显。

②感染：多数患者有发热，体温在39℃以上，个别患者自发病到死亡均处于难以控制的高热之中。以呼吸道感染最常见，其次有消化道、泌尿生殖道及皮肤、黏膜感染等。感染菌种以革兰阴性杆菌、金黄色葡萄球菌和真菌为主，常合并败血症。

③出血：均有不同程度的皮肤、黏膜及内脏出血。皮肤表现为出血点或大片淤斑，口腔黏膜有血疱，有鼻出血、牙龈出血、眼结膜出血等。深部脏器出血时可见呕血、咯血、便血、血尿、阴道出血、眼底出血和颅内出血，后者常危及患者的生命。

（2）非重型再生障碍性贫血（NSAA）

起病和进展较缓慢，病情较重型轻（国内以往称为慢性再障），也较易控制。

①贫血：慢性过程，常见苍白、乏力、头晕、心悸、活动后气短等。输血后症状改善，但不持久。

②感染：高热比重型少见，感染相对易控制，很少持续1周以上。上呼吸道感染常见，其次为牙龈炎、支气管炎、扁桃腺炎，而肺炎、败血症等重症感染少见。常见感染菌种为革兰阴性杆菌和各类球菌。

③出血：出血倾向较轻，以皮肤、黏膜出血为主，内脏出血少见。多表现为皮肤出血点、牙龈出血，女性患者有阴道出血。出血较易控制。久治无效者可发生颅内出血。

【辅助检查】

（1）血象

其特点是全血细胞减少，多数患者就诊时呈三系细胞减少。少数患者表现为二系细胞减少，但无血小板减少时再障的诊断宜慎重。网织红细胞计数降低。贫血一般为正细胞正色素性，但大细胞性者并非少见。淋巴细胞计数无明显变化，但因髓系细胞减少，其比例相对升高。血涂片人工镜检对诊断和鉴别诊断均有所帮助。

（2）骨髓象

为确诊再障的主要依据。骨髓涂片肉眼观察有较多脂肪滴。SAA 多部位骨髓增生重度减低，粒、红系及巨核细胞明显减少且形态大致正常，淋巴细胞及非造血细胞比例明显增高，骨髓小粒皆空虚。NSAA 多部位骨髓增生减低，可见较多脂肪滴，粒、红系及巨核细胞减少，淋巴细胞及网状细胞、浆细胞比例增高，多数骨髓小粒空虚。骨髓活检显示造血组织均匀减少，脂肪组织增加。

（3）发病机制检查

$CD4^+$ 细胞：$CD8^+$ 细胞比值减低，Th1：Th2 型细胞比值增高，$CD8^+$ T 抑制细胞和 $\gamma\delta TCR^+$ T 细胞比例增高，血清 IL-2、IFN-γ、TNF 水平增高；骨髓细胞染色体核型正常，骨髓铁染色示贮铁增多，中性粒细胞碱性磷酸酶染色强阳性；溶血检查均阴性。

（4）其他检查

对疑难病例，为明确诊断和鉴别诊断，有时还需要：①细胞遗传学检查：包括染色体分析和荧光原位杂交（FISH），有助于发现异常克隆；②骨髓核素扫描：选用不同放射性核素，可直接或间接判断骨髓的整体造血功能；③流式细胞术分析：计数 $CD34^+$ 造血干/祖细胞，检测膜锚连蛋白。有助于区别 MDS 和发现血细胞膜锚连蛋白阴性细胞群体；④体外造血干祖细胞培养：细胞集落明显减少或缺如。

【治疗原则】

（1）支持治疗

适用于所有再障患者。应加强保护措施，注意饮食及个人环境卫生，减少感染机会。对有发热（>38.5℃）和感染征象者，应及时经验性应用广谱抗生素治疗，然后再根据微生物学证据加以调整，同时应注意系统性真菌感染的预防和治疗。粒细胞缺乏患者的感染危险度明显增加，对粒细胞计数<0.5×10^9/L 者可预防性采用广谱抗生素和抗真菌药物。输血或成分输血是支持治疗的重要内容，严重贫血者给予红细胞输注。提倡采用去白细胞成分血，长期输血依赖者应注意铁过载，必要时进行去铁治疗。血小板<20×10^9/L 或有明显出血倾向者应预防性输注血小板浓缩制剂，以减少致命性出血（颅内出血）的危险。排卵型月经过多可试用雄激素或炔诺酮控制。如拟行干细胞移植，则应尽可能减少术前输血，以提高植入成功率。

（2）非重型再生障碍性贫血的治疗

①雄激素：适用于全部 AA。为目前治疗非重型再障的常用药。其作用机制是刺激肾脏产生促红细胞生成素，并直接作用于骨髓，促进红细胞生成。长期应用还可促进粒细胞系统和巨核细胞系统细胞的增生。常用 4 种药物：司坦唑醇（康力龙）2mg，每日 3 次；十一酸睾酮（安雄）40～80mg，每日 3 次；达那唑 0.2g，每日 3 次；丙酸睾酮 100mg/d 肌内注射。疗程及剂量应视药物的作用效果和不良反应（如男性化、肝功能损害等）调整。

②造血生长因子：适用于全部 AA，特别是 SAA。单用无效，多作为辅助性药物，在免疫抑制治疗时或之后应用，有促进骨髓恢复的作用。常用粒 - 单系集落刺激因子（GM-CSF）或粒系集落刺激因子（G-CSF），剂量为 5μg/（kg·d）；红细胞生成素（EPO），常用 50～100U/（kg·d）。一般在免疫抑制治疗 SAA 后使用，剂量可酌减，维持 3 个月以上为宜。

（3）重型再生障碍性贫血的治疗

①造血干细胞移植：对 40 岁以下、无感染及其他并发症、有合适供体的 SAA 患者，可考虑造血干细胞移植。

②免疫抑制治疗：抗淋巴 / 胸腺细胞球蛋白（ALG/ATG）主要用于 SAA。马 ALG 10～15mg/（kg·d）连用 5 天，兔 ATG 3～5mg/（kg·d）连用 5 天；用药前需做过敏试验；用药过程中用糖皮质激素防治过敏反应；静脉滴注 ATG 不宜过快，每日剂量应维持滴注 12～16 小时；可与环孢素（CsA）组成强化免疫抑制方案。

环孢素适用于全部 AA。3～5mg/（kg·d），疗程一般长于 1 年。使用时应个体化，应参照患者造血功能和 T 细胞免疫恢复情况、药物不良反应（如肝、肾功能损害、牙龈增生及消化道反应）、血药浓度等调整用药剂量和疗程。

其他：有学者使用 CD3 单克隆抗体、麦考酚吗乙酯（MMF）、环磷酰胺、甲泼尼龙等治疗 SAA。

【护理评估】

（1）健康史

评估患者发病之前有无接触与本病相关的病因。职业暴露是继发性再障经常关联的病因。近年来苯及其相关制剂引起的再障病例有所增多，且屡有职业群体发病的情况；其他危险暴露包括除草剂和杀虫剂以及长期染发（氧化染发剂和金属染发剂）等；询问患者是否有服细胞毒化疗药物史；询问患者是否有接触γ射线和X射线等高能射线的经历；是否患有病毒性肝炎。

（2）身体状况

评估患者出现的症状、体征，如感染、出血等。绝大多数患者有发热表现，多在39℃以上。常见感染部位有口腔黏膜、皮肤、呼吸道、尿道等；以皮肤、黏膜出血为突出，常有鼻出血、牙龈渗血等，严重者可内脏出血；皮肤苍白，皮肤及浅表黏膜常有出血点或淤斑、淤点。部分患者可有便血，一般无肝、脾、淋巴结肿大。

（3）心理-社会状况

了解患者目前的身心状况及其与家人对疾病的认知以及应对能力。

【护理诊断】

| （1）活动无耐力 | （2）体温过高 | （3）组织完整性受损 |
| 与贫血有关。 | 与感染有关。 | 与血小板减少有关。 |

| （4）自我形象紊乱 | （5）知识缺乏 |
| 与女性患者应用雄激素有关。 | 缺乏疾病相关知识。 |

| （6）焦虑 | （7）潜在并发症 |
| 与担心疾病预后和自我形象紊乱有关。 | 颅内出血。 |

【护理措施】

（1）病情监测

①密切观察患者的体温变化，若出现发热，应及时报告医生，准确、及时地给予抗生素治疗，并配合医生做好血液、痰液、尿液及大便等标本的采集工作。

②密切观察患者生命体征及病情，皮肤、黏膜、消化道及内脏器官有无出血倾向。

（2）一般护理

①轻度贫血和血小板（20～50）×10^9/L时减少活动，卧床休息。重度贫血 Hb<50g/L 及血小板<20×10^9/L时应绝对卧床休息。

②病房保持空气流通，限制陪伴探视，避免交叉感染。医护人员严格无菌操作，避免医源性感染。

③由于高热状态下唾液分泌较少及长期使用抗生素等，易造成细菌在口腔内滋长，因此必须注意口腔清洁，饭前、饭后、睡前、晨起时漱口。

④保持皮肤清洁干燥，勤换衣裤，勤剪指甲，避免造成皮肤黏膜的损伤，睡前使用 1:5000 的高锰酸钾溶液坐浴，每次 15～20 分钟，保持大便的通畅，避免用力排便，咳嗽，女性患者同时要注意会阴部的清洁。

（3）饮食护理

嘱患者进食高热量、高维生素、高蛋白、易消化的饮食，避免食物过烫、过硬、刺激性强，以免引起口腔及消化道的出血。对于发热的患者应鼓励多饮水。

（4）输血的护理

重度贫血 Hb<50g/L 伴头晕、乏力、心悸时，遵医嘱输注红细胞悬液。输血前，向患者讲解输血的目的、注意事项及不良反应，经两人三查八对无误后方可输注。输血中密切观察患者有无输血反应。输血前 30 分钟，输血后 15 分钟及输血完成后分别记录患者生命体征。输血时记录脉搏和呼吸，并记录血型和输血量。

（5）发热的护理

定时测量体温，保持皮肤清洁干燥，及时更换汗湿的衣物、床单、被套。给予物理降温如温热水擦浴，冰袋放置大动脉处；一般不用乙醇溶液擦浴，以免引起皮肤出血。协助患者多饮水，遵医嘱使用降温药和抗生素。

（6）出血的预防及护理

嘱患者避免外伤及碰撞，预防皮肤损伤。使用软毛牙刷刷牙，勿剔牙，避免损伤牙龈，引起牙龈出血。勿挖鼻孔，使用清鱼肝油滴鼻，避免鼻腔干燥出血。保持排便通畅，勿用力排便，预防颅内出血的发生。护理操作时，动作轻柔，避免反复多次穿刺造成皮肤损伤，拔针后延长按压时间。血小板 $<5\times10^9/L$ 时尽量避免肌内注射。颅内出血的患者应平卧位休息，头部制动，有呕吐时及时清理呕吐物，保持呼吸道通畅。密切观察患者的生命体征、意识状态、瞳孔大小变化，准确记录24小时出入量。遵医嘱静脉输入止血药、脱水剂及血小板。

（7）药物指导及护理

向患者讲解应用雄激素、环孢素的治疗作用及不良反应（向心性肥胖、水肿、毛发增多、女性男性化等）。长期肌内注射丙酸睾酮可引起局部硬结，注射部位要交替进行，可进行局部热敷，避免硬结产生。使用 ATG/ALG 时首次要做皮试，输注速度不宜过快，输注过程中密切观察有无不良反应。

（8）心理护理

向患者及家属讲解疾病的病因，临床表现及预后，取得患者及家属的信任。增加与患者的沟通与交流，了解患者的真实想法。介绍一些治疗效果及心态良好的患者与其交谈，使患者正确面对疾病，树立战胜疾病的信心，积极配合治疗护理。

【健康教育】

（1）疾病预防指导

尽可能避免或减少接触与再障发病相关的药物和理化物质。针对危险品的职业性接触者，如油漆工/喷漆工、从事橡胶与制鞋、传统印刷与彩印、室内装修的工人等，除了要加强生产车间或工厂的室内通风之外，必须严格遵守操作规程，做好个人防护，定期体检，检查血象。使用绿色环保装修材料，新近进行室内装修的家居，要监测室内的甲醛水平，不宜即时入住或使用。使用农药或杀虫剂时，做好个人防护。加强锻炼，增强体质，预防病毒感染。

（2）疾病知识指导

简介疾病的可能原因、临床表现及目前的主要诊疗方法，增强患者及其家属的信心，以积极配合治疗和护理。饮食方面注意加强营养，增进食欲，避免对消化道黏膜有刺激性的食物，避免病从口入。避免服用对造血系统有害的药物，如氯霉素、磺胺药、保泰松、安乃近、阿司匹林等。避免感染和加重出血。

（3）休息与活动指导

充足的睡眠与休息可减少机体的耗氧量；适当的活动可调节身心状况，提高患者的活动耐力，但过度运动会增加机体耗氧量，甚至诱发心衰。睡眠不足、情绪激动则易于诱发颅内出血。因此，必须指导患者根据病情做好休息与活动的自我调节。

（4）用药指导

主要包括免疫抑制剂、雄激素类药物与抗生素的使用。为保证药物疗效的正常发挥，减少药物不良反应，需向患者及家属详细介绍药物的名称、用量、用法、疗程及其不良反应，应叮嘱其必须在医生指导下按时、按量、按疗程用药，不可自行更改或停用药物，定期复查血象。

（5）心理指导

再障患者常可出现焦虑、抑郁甚至绝望等负性情绪，这些负性情绪可影响患者康复的信心以及配合诊疗与护理的态度和行为，从而影响疾病康复、治疗效果和预后。因此，必须使患者及家属认识负性情绪的危害，指导患者学会自我调整，学会倾诉；家属要善于理解和支持患者，学会倾听；必要时应寻求专业人士的帮助，避免发生意外。

（6）病情监测指导

主要是贫血、出血、感染的症状体征和药物不良反应的自我监测。具体包括头晕、头痛、心悸、气促等症状，生命体征（特别是体温与脉搏）、皮肤黏膜（苍白与出血）、常见感染灶的症状（咽痛、咳嗽、咳痰、尿路刺激征、肛周疼痛等）、内脏出血的表现（黑便与便血、血尿、阴道出血等）。若有上述症状或体征出现或加重，提示有病情恶化的可能，应及时向医护人员汇报或及时就医。

第三节　溶血性贫血

溶血性贫血（HA）指红细胞遭到破坏、寿命缩短，超过骨髓造血代偿能力时发生的一组贫血。临床主要表现为贫血、黄疸、脾大、网织红细胞增高及骨髓红系造血细胞代偿性增生。骨髓具有正常造血能力6～8倍的代偿潜力。当红细胞破坏增加而骨髓造血能力足以代偿时，可以不出现贫血，称为溶血性疾病。我国溶血性贫血的发病率占贫血的10%～15%，个别类型的溶血性贫血具有较强的民族或区域性分布的特点。

【临床表现】

（1）急性溶血

起病急骤，寒战、高热，头痛，腰背、四肢酸痛，腹痛时伴有恶心、呕吐和腹泻，迅速出现贫血、黄疸、胸闷、气促、心悸及血红蛋白尿。这是由于短期内大量血管内溶血，其分解代谢产物对机体的毒性作用所致。重者可出现休克、心力衰竭和急性肾衰竭。

（2）慢性溶血

起病缓慢，病程长，症状较轻。

| ①贫血：多为轻、中度贫血，仅表现面色苍白。 | ②黄疸：常伴有轻微黄疸，可持续存在。 | ③脾肿大：通常有轻、中度脾肿大，可伴左上腹隐约沉重感。 |

【辅助检查】

（1）一般实验室检查

可确定是否为溶血。

| ①血象：红细胞计数和血红蛋白浓度有不同程度下降；网织红细胞比例明显增加，甚至可见有核红细胞。 | ②尿液检查：常用的检查项目包括：一般性状、尿胆原与尿胆素及隐血试验。 |
| ③血清胆红素测定：总胆红素水平增高；游离胆红素含量增高，结合胆红素/总胆红素<20%。 | ④骨髓象：骨髓增生活跃或极度活跃，以红系增生为主，可见大量幼稚红细胞，以中幼和晚幼细胞为主，形态多正常。 |

（2）溶血性贫血的筛查检测

①血浆游离血红蛋白检测：有助于血管内与血管外溶血的鉴别。前者血浆游离血红蛋白含量明显增高，后者多正常。

②含铁血黄素尿试验：阳性多见于慢性血管内溶血。若为急性血管内溶血，需经几天后含铁血黄素尿测定才阳性，并可持续一段时间。

③血清结合珠蛋白检测：血清结合珠蛋白是血液中的一组糖蛋白，在肝脏中产生。血管内溶血时，结合珠蛋白与游离血红蛋白结合，使血

清中结合珠蛋白降低。

④红细胞寿命测定：用放射性核素^{51}Cr 标记红细胞来检测其半衰期，是诊断溶血的最可靠指标。

（3）红细胞内在缺陷的检测

有助于贫血原因及类型的判断。

①红细胞脆性试验：是检测红细胞膜缺陷的常用指标。红细胞脆性与红细胞面积/体积的比值呈负相关。遗传性球形红细胞增多症的红细胞脆性增加，地中海贫血的脆性降低。

②抗人球蛋白试验（Coombs 试验）：主要用于自身免疫性溶血性贫血病的诊断与鉴别诊断。阳性可考虑为自身免疫性溶血性贫血、系统性红斑狼疮等。

③酸溶血试验（Ham 试验）：有血红蛋白尿者均应作此项检查，阳性主要见于阵发性睡眠性血红蛋白尿（PNH）。

④血红蛋白电泳：是珠蛋白生成异常的主要检测指标。常用于地中海贫血的诊断与鉴别诊断。HbA$_2$ 增高是诊断 β-轻型地中海贫血的重要依据。

⑤高铁血红蛋白还原试验：主要用于红细胞葡萄糖-6-磷酸脱氢酶（G-6-PD）缺乏症的筛查或普查。G-6-PD 缺乏者的高铁血红蛋白还原值可低于正常的 75%，但有假阳性。

⑥G-6-PD 活性测定：是诊断 G-6-PD 缺乏症最为可靠的诊断指标。

【治疗原则】

（1）病因治疗

针对 HA 发病机制的治疗。

①去除病因：获得性溶血性贫血如有病因可寻，去除病因后可望治愈。如为异型输血所致，应立即停止输血。药物诱发性溶血性贫血停用药物后，病情可能很快恢复。感染所致溶血性贫血在控制感染后，溶血即可终止。

②糖皮质激素和其他免疫抑制剂：主要用于免疫介导的溶血性贫血。糖皮质激素对温抗体型自身免疫性溶血性贫血有较好的疗效。环孢素和环磷酰胺对某些糖皮质激素治疗无效的温抗体型自身免疫性溶血性贫血或冷抗体型自身免疫性溶血性贫血可能有效。常用的糖皮质激素有

泼尼松、氢化可的松；免疫抑制剂有环磷酰胺、硫唑嘌呤、甲氨蝶呤和环孢素等。因这类药物作用局限，不良反应多，应严格掌握适应证，避免滥用。

③脾切除术：适用于红细胞破坏主要发生在脾脏的溶血性贫血，如遗传性球形红细胞增多症、对糖皮质激素反应不良的自身免疫性溶血性贫血、某些血红蛋白病以及脾功能亢进，切脾后可不同程度的缓解病情。

（2）对症治疗

针对贫血及 HA 引起的并发症等的治疗。

①成分输血：因输血在某些溶血性贫血可造成严重的反应，故其指征应从严掌握。阵发性睡眠性血红蛋白尿症输血后可能引起急性溶血发作。自身免疫性溶血性贫血有高浓度自身抗体者可造成配型困难。此外，输血后且可能加重溶血。因此，溶血性贫血的输血应视为支持或挽救生命的措施，应采用去白细胞成分输血，必要时采用洗涤红细胞。

②其他治疗：严重的急性血管内溶血可造成急性肾功能衰竭、休克及电解质紊乱等致命并发症，应予积极处理。某些慢性溶血性贫血叶酸消耗增加，宜适当补充叶酸。慢性血管内溶血增加铁丢失，证实缺铁后可用铁剂治疗。慢性长期溶血输血依赖者（如重型珠蛋白生成障碍性贫血）必须注意铁负荷过载，应在发生血色病造成器官损害前进行预防性去铁治疗。

【护理评估】

（1）健康史

评估患者有无相关遗传性疾病家族史；是否处于相关疾病的高发区。

（2）身体状况

评估患者有无寒战、高热、乏力、四肢及腰背疼痛、恶心、呕吐等。急性溶血患者多有明显贫血、黄疸，由于贫血缺氧，严重者可发生昏迷、休克，溶血产物可引起肾小管细胞缺血坏死及管道阻塞，导致急性肾衰竭，密切观察患者尿液颜色、性状及量，观察患者有无出现应用糖皮质激素所引发的不良反应。

（3）心理-社会状况

评估患者目前的身心状况及其与家人对疾病的认知以及应对能力。

【护理诊断】

（1）活动无耐力

与溶血、贫血有关。

（2）自我形象紊乱

与长期使用糖皮质激素有关。

（3）疼痛

与红细胞破坏后分解产物对机体的毒性反应有关。

（4）知识缺乏

缺乏疾病的相关知识。

【护理措施】

（1）病情观察

密切观察患者的神志、生命体征、贫血进展的程度、皮肤及黏膜有无黄染、患者的尿色、尿量，倾听患者诉说，有无头痛、恶心、呕吐、四肢酸痛等表现，及时报告医生并做详细记录。慢性贫血常处于红细胞破坏过度与加速生成的脆弱平衡状态，若此状态失衡，患者突然出现血红蛋白尿、明显贫血及黄疸，突起寒战、高热、头痛时，则发生"溶血危象"，应高度警惕。对于慢性溶血性贫血的患者仍应注意观察病情的发展，经常询问患者有无异常及不适，以便及早处理。

（2）饮食护理

避免进食一切可能加重溶血的食物或药物，不宜吃酸性食物，宜吃碱性食物，如豆腐、海带、奶类及各种蔬菜、水果等，鼓励患者多喝水，勤排尿，促进溶血后所产生的毒性物质的排泄，同时也有助于减轻药物引起的不良反应。

（3）生活护理

对于急性溶血或慢性溶血合并溶血危象的患者应绝对卧床休息，保持病室的安静及床单元的舒适，护理人员应做好生活护理。对于慢性期及中度贫血的患者应增加卧床休息的时间，减少活动，与患者共同制订活动计划，量力而行，循序渐进，患者可生活自理，提高生活质量。

（4）治疗用药的观察及护理

由于溶血性贫血的患者使用糖皮质激素的时间长，应注意观察药物的不良反应，如电解质紊乱，继发感染、上消化道出血等征象，应监测患者的血压、血糖，反复向患者讲解用药的注意事项，必须按时按量服用，在停药过程中应逐渐减量，防止因突然停药出现的反跳现象。向患者讲解激素治疗的重要性及不良反应，强调这些不良反应在治疗后可逐渐消失，鼓励患者正确对待形象的改变，必要时可给予一定的修饰。

（5）对症护理

①当患者出现急性肾衰竭时，应绝对卧床休息，每日测量体重，记好出入量，监测电解质、血象、尿素氮、肌酐等检查，在饮食上向患者讲解控制水分及钠盐摄入的重要性，给予患者高热量、高维生素、低蛋白的饮食，减轻肾脏的负担，促进血红蛋白的排泄，可使用干热疗法：将灌入 $60 \sim 70 \, ^\circ\text{C}$ 热水的热水袋用棉布包裹后置于双侧腰部，促进肾脏血管的扩张，缓解肾缺血，缺氧，延缓肾衰竭。

②当患者出现腰背疼痛时，给予患者舒适的体位，安静的环境，利于患者的休息，向患者讲解疼痛的原因，鼓励多饮水，促进代谢物的排泄，教会患者使用精神转移法，转移对疼痛的关注，必要时遵医嘱使用镇痛剂。

（6）心理护理

护士应耐心倾听患者的诉说，根据患者特定的自身需要对其进行心理上的指导，给予更多关怀，向患者讲解疾病的相关知识并明确告知患者一定会找到解决问题的方法，并且请已治愈的患者现身说法，增强患者战胜疾病的信心，在治疗结束后，适时可恢复患者的部分工作，让患者体会自身的社会价值，形成心理上的良性循环。

（7）输血的护理

①严格掌握输血适应证：急性溶血性贫血和慢性溶血性贫血明显时，输血是一种非常重要的疗法，但输血也要根据患者具体情况而定，因为对于某些溶血性贫血输血反而会加重病情，因此对于输血的患者要严格掌握输血的种类、剂量、时间、速度、方法，加强输血过程中的观察，输血的速度不宜过快，尤其在开始阶段，应警惕输血不良反应的出现，密切监测生命体征，观察黄疸、贫血、尿色，出现异常及时通知医生。在自身免疫性溶血性贫血输血过程中应用糖皮质激素，能减少溶血，使输血更加安全。

②避免发生血型不合的输血：护士在输血过程中应本着高度负责的态度，一丝不苟，严格按照操作规程进行，切实做到"三查八对"，即

认真核对患者的床号、姓名、住院号、血型、血袋号、剂量、交叉配型试验结果、血液成分，若血型不合，输血早期即可出现酱油色血红蛋白尿、血压下降、休克、急性肾衰竭，对患者诉说应高度重视，立即报告医生，同时停止输血。

【健康教育】

（1）疾病预防指导

对相关疾病的高发区或好发人群、有相关遗传性疾病家族史者，如在我国 G-6-PD 缺乏症多见于广西、海南、云南傣族和广东的客家人，地中海贫血以华南与西南地区较多见，特别是苗、瑶、黎、壮族最为多见，男女双方婚前均应进行相关筛查性检查。有遗传性溶血性贫血或发病倾向者在婚前、婚后应进行遗传学相关的婚育咨询，以避免或减少死胎及溶血性疾病患儿的出生。对蚕豆病高发区，应广泛开展健康指导，做好预防工作。加强输血管理，避免异型输血后溶血。

（2）疾病知识指导

简介疾病的有关知识，如病因、主要表现、治疗与预防的方法等。告知患者及家属，许多溶血性贫血病因未明或发病机制不清，尚无根治的方法，故预防发病很重要，使患者增强预防意识，减少或避免加重溶血的发生。适宜的体育锻炼有助于增强体质和抗病能力，但活动量以不感觉疲劳为度，保证充足的休息和睡眠。溶血发作期间应减少活动或卧床休息；注意保暖，避免受凉；多饮水、勤排尿；进食高蛋白、高维生素食物。

（3）预防溶血指导

如已明确为化学毒物或药物引起的溶血，应避免再次接触或服用。阵发性睡眠性血红蛋白尿患者忌食酸性食物和药物，如维生素 C、阿司匹林、苯巴比妥、磺胺药等，还应避免精神紧张、感染、过劳、妊娠、输血及外科手术等诱发因素。G-6-PD 缺乏者禁食蚕豆及其制品和氧化性药物，如伯氨喹、奎宁、磺胺药、呋喃类、氯霉素、维生素 K 等。对伴有脾功能亢进和白细胞减少者，应注意个人卫生，预防各种感染。

（4）病情监测指导

主要是贫血、溶血及其相关症状或体征和药物不良反应的自我监测等，包括头晕、头痛、心悸、气促等症状、生命体征，皮肤黏膜有无苍白与黄染，有无尿量减少、浓茶样或酱油样尿。上述症状或体征的出现或加重，均提示有溶血发生或加重的可能，要留取尿液标本送检，及时就诊。

第四节 巨幼细胞贫血

巨幼细胞贫血（MA）是一种全身性疾病，是指由于叶酸、维生素B_{12}缺乏或某些影响核苷酸代谢的药物的作用，导致细胞核脱氧核糖核酸（DNA）合成障碍所致的一种大细胞性贫血，其中90%为叶酸、维生素B_{12}缺乏引起的营养性巨幼细胞贫血。其共同的细胞形态学特征是骨髓中红细胞和髓细胞系出现"巨幼变"。此类贫血的幼红细胞DNA合成障碍，故又有学者称之为幼红细胞增殖异常性贫血。

【临床表现】

（1）血液系统表现

起病多缓慢，常有面色苍白、乏力、耐力下降、头晕、心悸等贫血症状。严重者可因全血细胞减少，而出现反复感染和出血。少数患者可出现轻度黄疸。

（2）消化系统表现

口腔黏膜、舌乳头萎缩，舌面光滑呈"镜面样舌"或舌质绛红呈"牛肉样舌"，可伴舌痛。早期胃肠道黏膜萎缩可引起食欲不振、恶心、腹胀、腹泻或便秘。

（3）神经系统表现和精神症状

可有末梢神经炎、对称性远端肢体麻木、深感觉障碍；共济失调或步态不稳；味觉、嗅觉降低；锥体束征阳性、肌张力增加、腱反射亢进；视力下降、黑蒙征；重者可有大、小便失禁。叶酸缺乏者有易怒、妄想等精神症状。维生素B_{12}缺乏者有抑郁、失眠、记忆力下降、谵妄、幻觉、妄想甚至精神错乱、人格变态等。

（4）其他表现

部分患者可有体重降低和低热。

【辅助检查】

（1）血象

典型血象呈大细胞性贫血，MCV、MCH 均增高，MCHC 正常。网织红细胞计数可正常。重者全血细胞减少。血涂片中可见红细胞大小不等、中央淡染区消失，有大椭圆形红细胞、点彩红细胞等；中性粒细胞核分叶过多（5 叶核占 5% 以上或出现 6 叶以上核），亦可见巨型杆状核粒细胞。

（2）骨髓象

骨髓增生活跃或明显活跃。红系增生显著、巨幼变（胞体大，胞质较胞核成熟，"核幼质老"）；贫血越严重，红系细胞与巨幼红细胞的比例越高；粒系也有巨幼变，巨杆状核粒细胞，成熟粒细胞多分叶；巨核细胞体积增大，分叶过多。骨髓铁染色常增多。

（3）血清维生素 B_{12}、叶酸及红细胞叶酸含量测定

是诊断叶酸及维生素 B_{12} 缺乏的重要指标。血清维生素 B_{12} 低于 74pmol/L（100ng/ml）（维生素 B_{12} 缺乏）。血清叶酸低于 6.8nmol/L（3ng/ml），红细胞叶酸低于 227nmol/L（100ng/ml）（叶酸缺乏）。

（4）钴胺吸收试验

又称 Schilling 试验，有助于判断维生素 B_{12} 缺乏的原因。

（5）血同型半胱氨酸和甲基丙二酸测定

用于鉴别病因，维生素 B_{12} 缺乏两者均升高，而叶酸缺乏只有同型半胱氨酸升高。

（6）脱氧尿核苷抑制试验

用于疑难病例的诊断。

（7）其他

①因无效造血，红细胞在骨髓内破坏，间接胆红素可轻度升高；②大多数患者血清乳酸脱氢酶及其他红细胞酶类的活性升高，治疗后活性降低，是判断疗效的良好指标；③如不伴有缺铁，多数患者血清铁升高，骨髓内外铁正常或轻度增多；④恶性贫血患者胃液分析呈真性胃酸缺乏，营养性叶酸和维生素 B_{12} 缺乏在有效治疗后，胃酸可恢复正常；⑤约半数恶性贫血患者可检出内因子抗体。

【治疗原则】

（1）原发病的治疗

有原发病（如胃肠道疾病、自身免疫病等）的 MA，应积极治疗原发病；用药后继发的 MA，应酌情停药。

（2）补充缺乏的营养物质

①叶酸缺乏：口服叶酸，每次 5～10mg，每日 3 次，直至血象完全恢复正常。因胃肠道功能紊乱而吸收障碍者，可用四氢叶酸钙 5～10mg，每天 1 次肌内注射。若无原发病，不需维持治疗；如同时有维生素 B_{12} 缺乏，则需同时注射维生素 B_{12}，否则可加重神经系统损伤。

②维生素 B_{12} 缺乏：肌内注射维生素 B_{12}，每次 500μg，每周 2 次，无维生素 B_{12} 吸收障碍者可口服维生素 B_{12} 片剂 500μg，每日 1 次，直至血象恢复正常。若有神经系统表现，治疗维持半年到 1 年；恶性贫血患者则需终身维持治疗。

（3）其他

若患者同时存在缺铁或治疗过程中出现缺铁的表现，应及时补充铁剂。

【护理评估】

（1）健康史

评估患者日常饮食习惯，是否偏食、膳食质量差、缺乏新鲜绿色蔬菜或肉、蛋，或烹调不当，是否有腹泻、小肠炎症、肿瘤、肠切除术等病史；是否有服用甲氨蝶呤等抗核苷酸合成药物史；是否有酗酒习惯。

（2）身体状况

评估患者是否有头晕、浑身无力、恶心、气促、耳鸣等症状；评估患者是否有食欲缺乏、上腹部不适或腹泻、味觉消失、舌痛等表现；评估患者是否有四肢无力且麻木，下肢强直行走困难；是否有膀胱、直肠功能障碍，健忘，易激动以至精神失常等症；评估患者皮肤是否苍白，有无舌质红，舌乳头萎缩、消失。

（3）心理-社会状况

了解患者目前的身心状况及其与家人对疾病的认知以及应对能力。

【护理诊断】

（1）活动无耐力

与贫血有关。

（2）营养失调——低于机体需要量

与叶酸、维生素 B_{12} 缺乏有关。

（3）有受伤的危险

跌伤与贫血有关。

（4）潜在并发症

感染。

（5）知识缺乏

缺乏正确的知识来源。

（6）焦虑

与担心疾病预后有关。

【护理措施】

（1）一般护理

评估患者贫血的程度，嘱患者适当休息，严重贫血者应绝对卧床休息。更换体位时，动作不宜过快，预防直立性低血压引起晕厥和跌伤。病情观察，观察患者皮肤、黏膜变化，有无食欲不振、腹胀、腹泻及神经系统症状。

（2）饮食护理

给予富含维生素 B_{12} 和叶酸丰富的食物，如新鲜蔬菜、水果、动物肝脏，并及时纠正偏食及挑食的习惯。可以通过多饮茶来补充叶酸、维生素 B_{12}。为了避免食物中叶酸的破坏，在烹饪时不宜温度过高或者时间过长。对于食欲降低或吸收不良的患者可以指导其少吃多餐、细嚼慢咽，以及进食清淡易消化的饮食。

（3）用药护理

治疗期间密切观察血常规变化。使用叶酸治疗之前必须了解有无维生素 B_{12} 缺乏的可能，否则会加重维生素 B_{12} 的缺乏所致神经系统病变。使用维生素 B_{12} 治疗中可出现低钾血症，需密切观察患者缺钾症状，及时补充。输血时密切观察有无输血反应。要特别关注老年患者、心血管疾病患者、进食过少者，需密切观察血钾的含量，血钾低于下限时，需及时补充。同时还应观察患者用药后的自觉症状和外周血象的变化。

（4）心理护理

向患者讲解巨幼细胞性贫血的相关知识及治疗目的。告诉患者本病如及时治疗，认真配合治疗，恢复很快，预后良好。鼓励患者表达自身感受，耐心倾听患者诉说，帮助患者建立战胜疾病的信心。鼓励患者家属和朋友给予患者关心和支持。

【健康教育】

(1) 疾病预防指导

采取科学合理的烹调方式；纠正不良饮食习惯；对高危人群或服用抗核苷酸合成药物患者（氨苯蝶啶、氨基蝶呤、乙胺嘧啶等），应预防性补充叶酸、维生素 B_{12}。

(2) 疾病知识指导

使患者及家属了解导致叶酸、维生素 B_{12} 缺乏的病因，介绍疾病的临床表现、治疗等相关方面的知识，使患者主动配合治疗和护理。主要从饮食、卫生习惯等方面加以指导。告诉患者合理饮食的重要性，加强个人卫生，注意保暖，预防损伤与感染。

(3) 用药指导

向患者解释巨幼细胞贫血的治疗措施，说明坚持正规用药的重要性，指导患者按医嘱用药，定期门诊复查血象。

(4) 疾病自我监测指导

指导患者学会自我监测，如皮肤黏膜情况和神经精神症状，贫血症状明显时要注意卧床休息，保证充足的睡眠。同时要注意口腔和皮肤的清洁。

第五节 纯红细胞再生障碍性贫血

纯红细胞再生障碍性贫血，简称纯红再障，是指骨髓单纯红细胞生成障碍的一类比较少见的贫血。主要是以贫血为主，白细胞和血小板计数正常，骨髓中红细胞极度减少。而粒细胞和巨核细胞系统增生正常。纯红再障可分为先天性和获得性。先天性病因不明，多见于婴儿，且多于 6 个月内发病。获得性可分为原发性及继发性。原发性大多数病例是自身免疫性疾病，少数病例病因不明。继发性可与胸腺瘤、感染、药物、化学性、溶血性贫血、系统性红斑狼疮、类风湿关节炎、急性肾衰竭、严重营养缺乏及其他肿瘤等有关。多见于成年人。多数为可恢复性。少数可转成全细胞减少。

【临床表现】

(1) 症状及体征

贫血是纯红再障唯一的症状和体征。

（2）常见临床表现

其临床自觉症状取决于贫血发展的速度及其程度，常表现有全身倦怠，易疲劳，颜面苍白。一般无出血倾向及发热，肝脾通常无肿大。

（3）合并胸腺瘤

如患者合并胸腺瘤，瘤体也较小，不易从物理检查时查出。

【辅助检查】

（1）血象

血红蛋白低于正常值；网织红细胞数减少，绝对值减少。

（2）骨髓象

骨髓红细胞系统各阶段显著低于正常值。

（3）其他

①红细胞存活时间正常。

②血清铁及血清铁饱和度增加，胎儿血红蛋白增加，抗原持续存在。

③血胆红素和粪胆原排泄正常。

【治疗原则】

（1）输血

急性纯红再障患者出现严重贫血，应及时酌情输血；慢性先天性纯红再障患者因长期反复输血后将不可避免地导致含铁血黄素沉积，最终引起肝脏损伤、门脉高压和脾功能亢进。严重的引起内分泌和心脏损害，临床尽量减少输血量及频度，并适当配合去铁胺等铁螯合剂的应用。输血一般以输注压积红细胞为好，原则是使血红蛋白保持在 80~100g/L 水平。随着输血次数的增加，患者发生脾功能亢进或出现抗红细胞抗体的机会将增多，使输入红细胞的有效寿命逐渐缩短，导致输血疗效的降低，要注意观察。

（2）肾上腺皮质激素

皮质激素能使症状暂时改善、完全缓解甚至治愈；最初剂量泼尼松 1mg/（kg·d），分 3 次口服。连续治疗 4~6 个月，不宜过早中止。如果出现网织红细胞反应，剂量可逐渐减少直至用维持量。

（3）雄性激素

尤其对于顽固性病例，其作用为刺激红细胞生成，与皮质激素并用增加疗效。

（4）免疫抑制剂

基于获得性纯红再障属自身免疫性疾病范畴，故临床应用环磷酰胺、6-巯基嘌呤、环孢霉素 A（CsA），抗淋巴细胞球蛋白（ALG）/抗胸腺细胞球蛋白（ATG）行免疫治疗。有报道联合应用泼尼松、CsA 及 ALG/ATG 疗效可提高。

（5）胸腺切除术

对于纯红再障患者，发现胸腺肿大的应行胸腺切除手术，目的为既可准确地诊断有无恶变，又可促进骨髓造血。按手术常规行术前准备和术后护理。

（6）血浆置换术

血浆置换术可有效清除血浆中的致病抗体及抑制物，疗效较明确，常用于难治性 PRCA。

（7）人重组 EPO

尚可应用大剂量重组人 EPO 治疗能产生一过性疗效，减少浓缩红细胞输注量。HGFs 已有红细胞生成素（rhE-PO）、rhIL-3 及 rh 莫拉司亭（GM-CSF）单用，联合或序贯治疗先天性纯红细胞再生障碍性贫血，仅 rhIL-3 对部分患者有效。

（8）其他

试验性应用大剂量静脉丙种球蛋白或异基因骨髓移植（allo-BMT）。

【护理评估】

（1）健康史

评估患者发病前是否有呼吸道或胃肠道感染。如肺炎、流感、流行性腮腺炎、传染性单核细胞增多症和传染性肝炎等病史；评估患者是否有服用药物如苯妥英钠、氯磺丙脲、头孢霉素、氯霉素、磺胺、苯巴比妥、异烟肼等；评估患者是否有叶酸、维生素 C、核黄素及蛋白质缺乏；询问患者家族是否有相关病史。

（2）身体状况

评估患者是否有全身倦怠，易疲劳，颜面苍白症状。

（3）心理-社会状况

由于本病病程长久、患者多有焦虑、情绪低落。护士应与患者多沟通，评估患者对疾病常识的了解。

【护理诊断】

(1) 心力衰竭	(2) 出血性膀胱炎
与贫血有关。	与长期应用环磷酰胺有关。

【护理措施】

(1) 一般护理措施

①休息活动：急性重症患者贫血严重，活动无耐力，动则心慌气短，故应绝对卧床休息，减轻组织耗氧。慢性患者贫血不严重者可适当做轻微活动。为患者提供整洁、安静、舒适的休养环境及生活照顾。

②皮肤毛发：病情稳定的慢性患者应定期理发、洗头、洗澡、更衣。卧床患者定时行床上洗头、擦澡、更换衣服及床单等。为卧床患者提供柔软舒适的床位并保持清洁、干燥、平整，预防压疮。

③营养：给予高蛋白、高热量、富含维生素的饮食。如鸡、猪、牛、羊肉，蛋，鱼类，动物肝脏及各种新鲜水果蔬菜。

④心理护理：注意观察掌握患者心理状态，使患者对治疗有信心，安心接受治疗。根据不同的病因，有针对性地介绍疾病及其自我护理方法，使之能主动配合医、护，坚持治疗。

(2) 重点护理措施

①面色苍白、疲乏、无力，宜卧床休息、少活动，防止体位突变而发生摔倒损伤。

②用药观察：肾上腺皮质激素易产生多毛、痤疮、向心性肥胖、水肿及高血压，给予解释安慰并注意观察血压变化，及时与医师联系处理。应用雄性激素时应告知患者该药有男性化的副作用，特别是儿童用药要十分慎重。护士有必要对其不良反应做解释，使患者能坚持接受用药治疗。环磷酰胺长期应用毒性不良反应明显（致骨髓抑制、相关性白血病、不育及出血性膀胱炎等），故年轻的纯红再障患者不宜长期应用。

(3) 治疗过程中可能出现的情况及应措施

①心力衰竭：应排除其他原因引起的心力衰竭，因为本病严重的贫血可使心肌缺氧而发生心力衰竭，所以使患者采取端坐位或倚靠坐位，双下肢下垂，以减少回心血量，并给予持续高流量氧气吸入，氧流量5~

6L/min，同时联系输注红细胞，并给予利尿、强心剂等药物，以防心力衰竭加重。

②出血性膀胱炎：因长期应用环磷酰胺可导致出血性膀胱炎。所以在应用环磷酰胺时应鼓励患者多饮水，应使每日尿量不少于 5000ml。注意观察尿量、尿色的变化。注意严密观察体温、脉搏、呼吸、血压、准确记录各项生命体征。

【健康教育】

（1）简介疾病知识

纯红再障是骨髓单纯红系造血功能衰竭而引起的贫血疾病，分为先天和后天获得性两种。先天者存在遗传因素而发病，后天致病因素为多种，可因感染、中毒、营养缺乏或自身免疫异常而引发疾病。患者以贫血为特点，颜面苍白、疲乏，一般无出血和发热。近年随着治疗手段的拓宽，免疫抑制剂的广为应用，缓解率显著提高。

（2）心理指导

本病病程长久，患者多伴焦虑、情绪低落，护士应主动体贴关心患者，耐心讲解有关疾病常识及坚持治疗的重要性使之提高对治疗的信心。对于小儿病者的家长给予指导，使之积极配合医、护。

（3）检查、治疗指导

血常规及骨髓检查是重要的检查项目，要让患者了解检查的目的、方法及注意事项从而主动配合检查，实施各种治疗前应向患者做必要的说明，使之有心理准备，有利于配合。输血治疗为常用的治疗方法，要让患者了解输血常识，记住自己的血型，了解输血可能引起的不良反应等。

（4）饮食指导

饮食原则为增加高蛋白、高维生素等营养，动物性蛋白，如瘦肉、肝、蛋、鱼类等；植物性蛋白，如豆腐及其制品。此外为促进造血可选用花生、枣、紫菜头等。患者应多食用鲜蔬菜和水果，防止便秘。

（5）休息活动指导

维持安静舒适的休养环境。患者生活有规律、睡眠要充足，慢性患者及贫血轻者可安排适当的活动，如看电视、听广播、读书看报，短距离散步等，但不要过度疲劳。重患者需卧床休息，少活动。特别注意突然改变体位，如坐起、立起时防晕厥，要由人扶持以保证安全。

第六节　温抗体型自身免疫性溶血性贫血

自身免疫性溶血性贫血（AIHA）系免疫识别功能紊乱，自身抗体吸附于红细胞表面而引起的一种 HA。根据致病抗体作用于红细胞时所需温度的不同，AIHA 分为温抗体型和冷抗体型两种。

【临床表现】

（1）常见临床表现

多为慢性血管外溶血，起病缓慢，成年女性多见，以贫血、黄疸和脾大为特征，1/3 的患者有贫血及黄疸，半数以上有轻、中度脾大，1/3 有肝大。

（2）并发症

长期高胆红素血症可并发胆石症和肝功能损害。可并发血栓栓塞性疾病，以抗磷脂抗体阳性者多见。

（3）感染

感染等诱因可使溶血加重，发生溶血危象及再障危象。

（4）Evans 综合征

10%~20%的患者可合并免疫性血小板减少，称为 Evans 综合征。继发性患者有原发病的表现。

【辅助检查】

（1）直接抗人球蛋白试验

直接抗人球蛋白试验（Coombs 试验）是测定吸附在红细胞膜上的不完全抗体和补体较敏感的方法，是诊断 AIHA 的重要依据。在生理盐水内，吸附不完全抗体或补体的致敏红细胞并无凝集，因为不完全抗体是单价的。加入完全、多价的抗人球蛋白抗体后，后者与不完全抗体 Fc 段相结合，起搭桥作用，可导致致敏红细胞相互凝集，即直接 Coombs 试验阳性。

（2）间接抗人球蛋白试验

间接抗人球蛋白试验则可测定血清中游离的 IgG 或 C3。如有溶血性贫血，Coombs 试验阳性，近 4 个月内无输血或可疑药物服用史；冷凝集素效价正常，可以考虑温抗体型 AIHA 的诊断。Coombs 试验阴性，但临床表现较符合，糖皮质激素或切脾有效，除外其他 HA（特别是遗传性球形细胞增多症），可诊断为 Coombs 试验阴性的 AIHA。排除各种继发性 AIHA 的可能，无病因者诊断为原发性 AIHA。继发性 AIHA 必须明确引起溶血的诱发疾病，可依据原发病的临床表现和有关实验室检查加以鉴别。

【治疗原则】

（1）病因治疗

积极寻找病因，治疗原发病。感染所致本病多数可以自愈。继发于卵巢囊肿、畸胎瘤等可以手术切除的病例，手术后可治愈。继发于造血系统肿瘤者，在治疗原发病的同时可加用泼尼松，多数患者需长期治疗。

（2）控制溶血发作

①糖皮质激素：首选治疗，有效率80%以上。常用泼尼松 1~1.5mg/（kg·d）口服，急性溶血者可用甲泼尼龙静脉滴注。贫血纠正后，治疗剂量维持 1 个月后缓慢减量（5~10mg/w），小剂量泼尼松（5~10mg/d）持续至少 3~6 个月。足量糖皮质激素治疗 3 周无反应则视为激素治疗无效。

②脾切除：脾脏是抗体的生成器官，又是致敏红细胞的主要破坏场所，对于肾上腺皮质激素治疗无效或需较大剂量才能维持缓解者，均可考虑脾切除手术治疗。切脾后血中致敏红细胞的寿命有所延长。脾切除为二线治疗，有效率约60%。指征为糖皮质激素无效；泼尼松维持量大于 10mg/d；有激素应用禁忌证或不能耐受。术后复发病例再用糖皮质激素治疗，仍可有效。

③其他免疫抑制剂：指征为糖皮质激素和脾切除都不缓解者；有脾切除禁忌证；泼尼松维持量大于 10mg/d。常用环磷酰胺、硫唑嘌呤或霉酚酸酯（MMF）等，可与激素同用，总疗程需半年左右。利妥昔单抗作

用机制复杂，用法 375mg/（m² · w），连续 4 周，有效率 40%～100%。

④其他：大剂量免疫球蛋白静脉注射或血浆置换术可有一定疗效，但作用不持久。

（3）输血

患者的自身抗体有时对输入的红细胞也产生致敏作用，对 Rh 抗原的红细胞有强烈反应，因而仅能输入缺乏这类抗原的红细胞以防溶血。输血前详加检查交叉配血试验、妊娠或输血而引起的同种抗体，如抗 Rh、抗 kell 及抗 kidd，以防溶血反应。贫血较重者应输洗涤红细胞，且速度应缓慢。

【护理评估】

（1）健康史

评估患者是否有病毒感染史；评估患者是否患有系统性红斑狼疮、类风湿关节炎、溃疡性结肠炎等疾病；评估患者是否患有慢性淋巴细胞白血病、淋巴瘤、骨髓瘤等疾病；评估患者是否有经常服用青霉素、头孢菌素、甲基多巴、氟达拉宾等药物史。

（2）身体状况

评估患者是否有寒战、高热、腰背痛、呕吐等症状。评估患者意识状态；评估患者皮肤黏膜是否苍白，有无黄疸；评估患者是否有软弱、乏力、头晕、体力活动时气急、心悸等症状。

（3）心理-社会状况

由于急性溶血发作使患者情绪紧张、焦虑，另外因同时存在难治性疾病，如恶性肿瘤、系统性红斑狼疮等，易产生消极心理。护士应多与患者交流，评估患者心态，给予心理支持。

【护理诊断】

（1）低血钙

进行血浆置换时，由于血浆采用枸橼酸抗凝，枸橼酸盐与血钙络合而产生低血钙反应。

（2）并发症

肾功能损害、低血压、过敏反应、感染。

【护理措施】

（1）一般护理措施（遵照血液病临床一般护理原则）

①休息活动：严重贫血、急性溶血、慢性溶血合并危象的患者，应绝对卧床休息。

②营养：给予高蛋白、高维生素、高热量易消化食物，有助于纠正贫血。溶血发作期间不吃酸性食品（各种肉类、鱼、虾等水产），选择碱性食品，如豆腐、海带、奶类及各种蔬菜水果。

③预防感染：特别是免疫抑制剂治疗期间，更加注意皮肤黏膜的清洁护理，定时洗澡或擦浴，洗头，剪指（趾）甲，更衣和被盖，早晚刷牙，饭后漱口，保持口腔清洁。口腔内有血泡或溃疡的，定时用碘甘油涂抹或紫外线探头照射治疗。保持大便通畅，大便后清洗外阴及肛周，有痔者应坐浴（用1∶5000高锰酸钾液），预防肛周感染。

④密切观察：体温、脉搏、呼吸、血压变化及用药、输血的治疗效果及不良反应。

（2）重点护理措施

①观察尿色、尿量并记录，如果尿色逐渐加深，甚至酱油样，说明溶血严重，及时报告医师。尿量少时按医嘱给予利尿，警惕肾脏损害。

②观察巩膜皮肤黄染的变化：黄疸的轻重与溶血的程度有关，黄疸的加重标志着溶血严重，结合尿色及性质的观察及时与医师联系。

③苍白、头晕、乏力、活动气急：贫血所致，如果贫血发展急剧，则有可能发生晕倒和全身出现衰竭状态，故患者需安静卧床，不要突然坐起或起立，防摔倒跌伤。必要时按医嘱给予输血治疗。

④发热：体温较高时可用物理降温法，如头部置冰袋、温水擦浴或酒精擦浴（有出血倾向的不用酒精擦浴）。注意观察体温变化，如体温持续不降，可按医嘱给予解热药物。降温过程中注意水分的补充，防虚脱。

（3）治疗过程中可能出现的情况及应急措施

①肾功能损害：密切观察尿色，出现酱油色尿、茶色尿及时留取尿标本以备送检。准确记录出入量，嘱患者多饮水，日液体入量应在1000ml

以上，防止肾功能的损害。血尿者，应卧床休息并遵医嘱输注止血药及碱化利尿液体。

②低血钙的护理：进行血浆置换时，由于血浆采用枸橼酸抗凝，枸橼酸盐与血钙络合而产生低血钙反应。因此在行血浆置换前后，应遵照医嘱适量补充钙剂。置换采用的穿刺针较粗大，应选择上臂粗大的血管，尽量做到一针穿刺成功，减少患者的痛苦。必要时可采用股静脉穿刺。并做好患者及家属的解释工作，以减少他们惧怕的心理，取得配合。

③低血压：低血压是血浆置换的主要并发症，置换过程中密切观察患者神志及血压变化，当血压低于 90/60mmHg 或患者出现心悸、胸闷等不适症状时，应遵医嘱给予吸氧及增加血容量等处理。

④过敏反应：注意观察有无过敏反应，出现皮肤瘙痒、皮疹、寒战等症状时，应积极予以抗过敏治疗。

⑤感染：严密监测体温的变化。体温高时及时通知医生予以对症处理，严格遵照医嘱准时输注抗生素等药物，保持皮肤的清洁卫生、保持床单位及衣服的清洁干燥。病室每日紫外线照射消毒两次，并注意定时通风。做好口腔护理保持口腔的清洁卫生，早晚及饭后用漱口液漱口。做好肛周护理每晚及便后用 0.5% 氯己定擦洗肛周或坐浴，以保持肛周的清洁。出现手（足）破溃者予以 1 : 2000 氯己定溶液泡手（足），4～5次/天。化疗的护理，由于输注细胞毒性药物容易引起胃肠道的不适，因此在输注药物时，应告知患者及家属可能出现的副作用，避免心理紧张。饮食宜清淡易消化，减少胃肠道的刺激，并应严格按照医嘱时间输注。心理护理，患者可因高热、尿液改变等表现出焦虑和紧张。在治疗护理中，主动与其沟通交流，并鼓励和安慰患者。关心、体贴他们，取得他们的信任。应向患者介绍目前医学对于本病治疗的发展，讲解该病的成功病例，积极开导，使其增强战胜疾病的信心。

【健康教育】

（1）简介疾病知识

温抗体型自身免疫性溶血性贫血过去临床上称做获得性溶血性黄疸，这种贫血患者的机体免疫功能不正常，产生的抗体能破坏自己的正常红细胞，以致发生溶血和贫血。多数患者病程长，可有多次发作和缓解。主要表现黄疸、尿色变深甚至酱油色，同时有不同程度的贫血及其引起的症状。本病有原发性和继发性两种。原发性诱发病因不清楚，继发性是由于身患某些疾病而引起本病发作，其预后决定于原发病的性质。

(2) 心理指导

急性溶血发作而产生系列症状，患者或病儿家长多有恐惧、焦虑心理，应给予安慰和鼓励，使其对治疗增强信心及安定情绪。不少患者因同时存在难治性疾病，如恶性肿瘤、系统性红斑狼疮等，易产生消极心理。护理工作中注意观察，了解患者心态，给予心理支持，提供生活上的帮助，疏导不良情绪，有利于配合治疗。

(3) 检查、治疗指导

检查前向患者说明检查的项目、目的和留标本的方法等。患者及患儿的家长易对反复取血或骨髓检查有顾虑，给予耐心解释，使之理解检查的意义并主动配合。指导患者观察尿色及留尿标本的方法。治疗过程中向患者说明药物的治疗作用和可能的不良反应，如激素、达那唑、免疫抑制剂或输血等治疗，使之主动配合治疗，观察疗效和不良反应，有利于及时调整药物治疗方案和处置不良反应。对于激素、达那唑等药物引起患者外观形象的变化，要耐心解释待病情好转停药后将自行消失，消除患者的顾虑，有助于坚持治疗。

(4) 饮食指导

溶血发作期间避免食用酸性食品，有利于保护肾脏。常见的酸性食品是猪肉、牛肉、鸡肉、蛋黄、鲤鱼、鳗鱼、牡蛎、干鱿鱼、虾、白米、面粉制品、花生、啤酒等。为纠正贫血应增加营养的摄入，指导患者选用高蛋白、高维生素食品，瘦肉、蛋类、乳类、鱼虾水产类、豆腐及其制品均为高蛋白食品。膳食做到荤素搭配，辅以各种新鲜蔬菜及水果，以增加多种维生素的摄入量。主食可按个人习惯选用。食欲差者可少食多餐，增加用餐次数，提高营养的摄入量。

(5) 休息活动指导

急性溶血发作或严重贫血者应卧床休息以减少耗氧。轻度贫血、恢复期患者可进行适当活动。患者要保证充足的睡眠，可适当看电视、听广播等，但不可疲劳过度。

（6）出院指导

向患者交代坚持服药治疗，按医嘱定期复诊。指导患者注意观察巩膜有无黄染情况，尿色变化，如出现异常及时留尿来院检查，注意预防感冒。

第七节　遗传性球形细胞增多症

遗传性球形细胞增多症是一种红细胞膜异常的遗传性溶血性贫血。系常染色体显性遗传，由 8 号染色体短臂缺失，患者红细胞膜骨架蛋白有异常，引起红细胞膜通透性增加，钠盐被动性流入细胞内，凹盘形细胞增厚，表面积减少接近球形，变形能力减退。其膜上 Ca^{2+}-Mg^{2+}-ATP 酶受到抑制，钙沉积在膜上，使膜的柔韧性降低。这类球形细胞通过脾脏时极易发生溶血。

【临床表现】

（1）常染色体

男女均可发病。常染色体显性型特征为贫血、黄疸及脾肿大。常染色体隐性遗传者也多有显著贫血及巨脾，频发黄疸。患者溶血或再障危象常因感染、妊娠或情绪激动而诱发，表现为寒战、高热、恶心呕吐、急剧贫血，可持续几天或 1~2 周。约 50% 的患者可发生的并发症为胆石症。这是由于胆红素排泄过多而沉淀于胆道内产生结石。其次的并发症为踝以上腿部慢性溃疡，常迁延不愈。

（2）根据疾病的严重度可分为 3 种

①轻型多见于儿童，由于患儿骨髓代偿功能好，可无或仅有轻度的贫血及脾肿大。

②中间型多为成年发病，可有轻及中度贫血及脾肿大。

③重型患者贫血严重，常依赖输血，生长迟缓，面部骨结构改变似海洋性贫血，偶尔或 1 年内数次出现溶血或再障危象。

（3）并发再障危象

患者可并发再障危象，常为短小病毒感染或叶酸缺乏所引起。患者表现为发热、腹痛、呕吐、网织红细胞减少，严重时全血细胞减少，一般持续 10~14 天。贫血加重时并不伴黄疸加深。

【辅助检查】

（1）外周血

可见小球形红细胞增多。

（2）红细胞

渗透脆性（OF）高于正常值。

（3）自溶试验

48 小时溶血>5%。

（4）酸化甘油溶血试验

阳性。

（5）SDS 聚丙烯酰胺凝胶电泳

应用 SDS 聚丙烯酰胺凝胶电泳进行红细胞膜蛋白分析可见收缩蛋白等膜骨架蛋白缺少。

【治疗原则】

（1）脾切除术

脾切除手术治疗疗效显著，可使 90% 以上病例获得临床和血象的进步，使持续多年的黄疸和贫血在手术后大都很快消失，但一定程度的球形红细胞依然存在，红细胞渗透脆性仍然增高，但因脾脏已不存在，故红细胞不再过早地从血循环中被清除。因此红细胞生存时间有所延长，甚至接近正常，但不能完全恢复正常。少数病例切脾后可能复发，其原因多系手术残留副脾。

（2）小儿手术治疗

小儿患者宜在 6 岁半以后手术治疗。为减少严重的感染合并症，术前可应用肺炎双球菌疫苗预防接种，术后应用抗生素预防感染。

（3）合并胆石症治疗

如果患者合并胆石症，脾切除时同时行胆囊切除术。少数重型成有溶血危象及再障危象时需输血治疗。手术后给予患者有效的半卧位，密切观察体温、脉搏及血压，保护伤口敷料避免脱落和污染。注意有无渗血，如有异常及时与医师联系处理，术后切口疼痛按医嘱应用镇痛剂以减轻痛苦。

【护理评估】

（1）健康史

询问患者是否有家族病史，由于大部分患者属于染色体显性遗传，其父母中至少有一人为病者，子女中可有半数患病。极少数为常染色体隐性遗传。

（2）身体状况

评估患者贫血程度；评估黄疸程度；评估脾脏肿大程度；评估是否有胆囊结石。

（3）心理-社会状况

评估患者焦虑情绪，是否对手术治疗有恐惧心理。护士应及时鼓励安慰及耐心解释。

【护理诊断】

（1）抗感染能力下降

脾脏具有抗感染免疫功能，脾切除后机体可发生明显的免疫功能缺陷。

（2）有血栓的危险

与脾切除后血小板数量迅速增加、血小板聚集性增强、极易发生血栓形成有关。

（3）潜在并发症

胆石症、感染。

【护理措施】

（1）一般护理措施

①休息活动：严重贫血、急性溶血合并溶血危象及再障危象者绝对卧床休息，提供周到的生活照顾；慢性轻度或中度贫血患者可酌情适当下床活动；切脾手术后按腹部手术护理常规以早期活动为宜，酌情先床上变换体位，逐渐增加活动量，有利于肠蠕动恢复而早进食，促进康复。

②注意个人卫生：皮肤、黏膜、毛发勤洗、擦浴及更换内衣，定期洗头、理发和剃须。患者皮肤瘙痒严防搔抓破损继发感染，指（趾）甲经常修剪。轻症者坚持刷牙漱口，重症或脾切除术后禁食期间给予特殊口腔护理，消除口臭，预防口腔或呼吸道感染。

③营养：提供高蛋白、高维生素易消化的饮食，禁忌用油腻及刺激性食品。脾切除后禁食期间静脉输液以补充水分和营养。

④心理：鼓励安慰及耐心解释，消除患者顾虑，尤其对手术治疗的恐惧心理。

⑤其他：为患者提供清洁、舒适的休养环境，定时进行空气消毒，保持环境的洁净度。限制患者活动范围，避免腹压增加的因素，如突然弯腰、便秘及情绪激动等。

（2）重点护理措施

①严重贫血、急性溶血合并溶血危象及再障危象的患者，应绝对卧床休息；遵医嘱给予输入红细胞治疗，在输血过程中应严格核对，检查血液质量，不要在室温下放置超过 30 分钟，输血过程中，加强巡视，注意观察患者的反应。

②感染：脾切除手术后注意切口处敷料的清洁，有无渗血，及时换药，防止切口处感染。

③严密观察血压、脉搏、体温、呼吸各项生命体征的变化，特别是血压的变化，及时准确记录。

（3）治疗过程中可能出现的情况及应急措施

①黄疸：多数患者黄疸较轻，有的患者仅有巩膜黄染，但可因情绪波动、受凉和感染而加重，故护理中注意使患者避免以上不良因素的影响，注意观察黄疸的消退或加重情况并做记录。

②贫血：多为轻度或中度，儿童患者合并感染时贫血加重，这是由于感染期溶血加剧，同时感染可引起骨髓抑制的缘故。故预防感染非常重要，制定患者躯体、环境的清洁、消毒措施，避免受凉感冒继发感染，注意饮食卫生。贫血严重而心悸、气短、乏力者卧床休息以减少耗氧。

③脾肿大：一般轻至中度，质硬。注意观察腹围变化并记录。

④溶血或再障危象患者：表现为寒战、高热、恶心、呕吐、急剧贫血，多因诱发因素如感染、情绪激动、妇女妊娠而引起。出现此种情况按医嘱给予对症治疗，一般 7～10 天可缓解。指导患者注意预防感染，避免情绪激动。

⑤下肢慢性溃疡：以无菌敷料包扎保护创面，定时换药，清洁消毒创面及周围皮肤，卧床时抬高患肢，穿宽大的裤子。

⑥胆结石、腹痛：及时报告医师给予合理的处理，在未明确腹痛原因时不能随便给镇痛剂。经医师鉴别诊断确为胆石症，按医嘱给予解痉镇痛药物，继续观察腹痛情况。

【健康教育】

（1）简介疾病知识

遗传性球形红细胞增多症是一种因红细胞膜的缺陷而引起的溶血性贫血病。多数患者为先天遗传致发病。患者表现主要是贫血、黄疸和脾脏肿大，血化验检查可见红细胞膜结构不正常，原凹盘形的红细胞呈球形，其生存期比正常红细胞缩短，脆性增加易破坏而溶血。从而引起贫血及黄疸。可因某些诱因使症状加重，如感染、劳累、妊娠等，可引起溶血及再生障碍危象。脾切除手术疗效良好，术后一般均能使临床症状和血象获得进步。

（2）心理指导

患者因患慢性遗传性贫血疾病而苦恼，要给予安慰，引导其正确面对患病的现实。通过向患者介绍疾病知识和治疗方法及疗效，使之增加治疗的信心。患者多对手术有恐惧心理，易出现寝食不安状态，应耐心解释、说明手术治疗的配合方法，术前准备和术后护理知识等，使之有一定的心理准备。术前按医嘱应用镇静药物以保证充分的睡眠，有利于平静心绪。

（3）检查治疗指导

为了解贫血的进展程度，需随时检查血象，患者因贫血常对采血有顾虑，应解释血象检查的必要性，说明采血量极少，对病情没有不良影响，同时向其家属说明求得协助配合。接受脾切除手术的患者，术前要按医嘱充分的准备，贫血重的可能需输血，术前一日需洗澡更衣、腹部皮肤准备。手术当日晨禁食，接受术前给药后由手术室护士接往手术室。手术室巡回护士要与患者沟通，耐心指导需要患者配合的事项，多安慰、鼓励，使患者消除陌生及不安全感。术后回病房应半卧位，减少腹部吻合口张力，有利于愈合。一般术后肠蠕动恢复正常之前禁饮食，以静脉补充营养和水分。

（4）饮食指导

患者贫血应补充高蛋白、高维生素的食品。要求清淡易消化：禁忌油腻及刺激食品。可选用瘦肉、蛋禽类、豆制品、水果、蔬菜搭配食用。平时多饮水。患者如果手术治疗，于脾切除术之前晚便应改为流食，手术当日晨起停进食物和水，一直到术后胃肠功能恢复（有肛门排气后），按医嘱用饮食。术后进食当从流食→半流食→普通饮食逐渐恢复正常饮食，不可操之过急，仍以高蛋白、高维生素食品为宜。

（5）休息活动指导

严重贫血、急性溶血危象及再生障碍危象期的患者应绝对卧床休息，慢性轻度或中度贫血患者可酌情下床活动，也可安排适量的娱乐活动，如观看电视、听广播、读书看报等，但不可过度疲劳。生活应有规律，保证充足的睡眠。脾切除手术后的患者，如果贫血不重，一般状态良好的，以早期活动为宜，手术当日可在床上变换卧位，次日起根据病情酌情由人扶坐起，逐渐沿床边活动片刻，以能承受、不疲劳为度。早期活动能增加肺通气量，有利于气管分泌物排出，减少肺的并发症并促进肠蠕动恢复，增进食欲。患者术后贫血较重，身体过于虚弱者，不要勉强离床活动。

（6）出院指导

①未经手术治疗而病情缓解的患者出院后继续注意不要过度劳累，约束活动范围，预防感染及避免情绪波动。

②经切脾治疗的患者，尽管临床症状明显好转，但红细胞的缺陷继续存在，红细胞生存时间有所延长，甚至接近正常，但不能完全恢复正常，患者应注意生活起居规律有序，不做重体力劳动和剧烈运动。

③按医师要求定期来院复查。

④病情如有反复的征象随时来院就诊。

第三章 骨髓增生异常综合征的护理

骨髓增生异常综合征（MDS）是一组起源于造血干/祖细胞的异质性髓系克隆性疾病，其特点是髓系细胞分化及发育异常，表现为无效造血、难治性血细胞减少、造血功能衰竭，高风险向急性髓系白血病（AML）转化。MDS 是老年性疾病，约 80% 的患者年龄大于 60 岁，男、女性均可发病。贫血是最常见的临床症状，许多患者还伴有感染、出血等症状。

【临床表现】

（1）MDS 的无特异性临床表现

主要与减少的细胞系和减少程度有关。几乎所有的 MDS 患者都有贫血症状，如乏力、疲倦。约 60% 的 MDS 患者有中性粒细胞减少。由于同时存在中性粒细胞功能低下，使得 MDS 患者容易发生感染，约有 20% 的 MDS 患者死于感染。40%~60% 的 MDS 患者有血小板减少，随着疾病进展可出现进行性血小板减少。

（2）MDS 各亚型临床表现的差别

RA 和 RARS 患者多以贫血为主，临床进展缓慢，中位生存期 3~6 年，白血病转化率 5%~15%。RCMD 患者常有多系血细胞减少，中位生存期约 33 个月，白血病转化率为 11%。RAEB 和 RAEB-t 多以全血细胞减少为主，贫血、出血及感染易见，可伴有脾大，病情进展快，中位生存时间分别为 12 个月和 5 个月，RAEB 的白血病转化率高达 40% 以上。部分患者虽未进展为 AL，但常因感染及出血而死亡。5q⁻综合征患者以严重贫血及血小板升高为主要临床表现，中位生存期与 RA 患者相似。

【辅助检查】

（1）血象和骨髓象

①血象：持续性（≥6个月）一系或多系血细胞减少：血红蛋白<110g/L、中性粒细胞<$1.5×10^9$/L、血小板<$100×10^9$/L；②骨髓象：增生度多在活跃以上，少部分呈增生减低；③病态造血：外周血和骨髓象有病态造血表现。

（2）细胞遗传学改变

40%～70%的MDS有克隆性染色体核型异常，多为缺失性改变，以+8、-5/$5q^-$、-7/$7q^-$、$20q^-$最为常见，部分患者具有两种以上的染色体异常。

（3）病理检查

正常人原粒和早幼粒细胞沿骨小梁内膜分布，MDS患者在骨小梁旁区和间区出现3~5个或更多的呈簇状分布的原粒和早幼粒细胞，称为不成熟前体细胞异常定位（ALIP）。见于任何MDS亚型患者，但多在进展期MDS中检出，预示着高风险向AL转变。多数患者骨髓网硬蛋白纤维增生。

（4）造血祖细胞体外集落培养

MDS患者的体外集落培养常出现集落"流产"，形成的集落少或不能形成集落。粒-单核祖细胞培养集落生长明显减少或无生长，而集簇增多，集簇/集落比值增高。白血病祖细胞集落增多。

【治疗原则】

（1）支持治疗

严重贫血和有出血症状者可输注红细胞和血小板。粒细胞减少和缺乏者应注意防治感染。长期输血致铁超负荷者应行去铁治疗。

（2）促造血治疗

可使用雄激素，如司坦唑醇、十一酸睾酮等；造血生长因子，如粒细胞集落刺激因子（G-CSF）、促红细胞生成素（EPO）等，能改善部分患者的造血功能。

（3）诱导分化治疗

可使用全反式维A酸和1,25-$(OH)_2D_3$，少部分患者会出现血象的改善。也有以造血生长因子（如G-CSF联合EPO）作为诱导分化剂使用。

（4）生物反应调节剂

沙利度胺及来那度胺对$5q^-$综合征有较好疗效。免疫抑制剂可用于部分低危组MDS。

（5）去甲基化药物

5-氮杂-2′-脱氧胞苷能逆转 MDS 抑癌基因启动子 DNA 甲基化，改变基因表达，从而减少输血量，提高生活质量，延迟向 AML 转化。

（6）联合化疗

对于脏器功能良好的 MDS 患者可考虑使用联合化疗，如蒽环类抗生素联合阿糖胞苷、预激化疗，部分患者能获一段缓解期。MDS 化疗后骨髓抑制期长，要注意加强支持治疗和隔离保护。

（7）异基因造血干细胞移植

是目前唯一可能治愈 MDS 的疗法。IPSS 中、高危者第一步考虑是否适合移植，尤其是年轻、原始细胞增多和伴有预后不良染色体核型者。低危患者伴严重输血依赖，应在脏器功能受损前及早移植。

【护理评估】

（1）健康史

评估患者是否有明显的发病诱因，如是否有接触芳香烃化合物、化疗药物尤其是烷化剂、放射线等。

（2）身体状况

评估患者发病年龄，原发性 MDS 多为 50 岁以上的老年人；年轻人发病少，且多为继发性 MDS。评估患者是否有贫血表现；评估患者是否有出血和反复感染；评估患者面色是否；是否有皮肤、黏膜出血、肝脾肿大；评估患者是否有骨痛和四肢关节疼痛。

（3）心理-社会状况

MDS 会给患者不论是心理上还是经济上都产生巨大的压力，护士应加强与患者的沟通，耐心解释与疏导，及时了解患者及其家属的需求和忧虑。给予必要的解释与疏导。

【护理诊断】

（1）活动无耐力

与贫血、全血细胞减少有关。

（2）组织完整性受损

与血小板减少致皮肤、黏膜、内脏出血有关。

（3）有感染的危险

与成熟粒细胞减少有关。

（4）焦虑

与本病预后差或久治不愈有关。

（5）体温过高

与感染有关。

（6）知识缺乏

缺乏与疾病相关的知识。

（7）自我形象紊乱

与雄激素治疗、化疗不良反应有关。

【护理措施】

（1）一般护理

①观察患者的阳性体征及自觉症状，如面色苍白、头晕、耳鸣、眼花常与贫血的严重程度相关。头痛往往是颅内出血的先兆，应密切观察生命体征，是否伴有恶心、呕吐及神志的改变，及时报告医生加以处理。观察患者排便、排尿颜色、性状，女患者应观察其月经来潮情况。同时还应观察皮肤、口腔、肛门等处是否有潜在感染灶。

②饮食护理：应给予高热量、高维生素、高蛋白、清淡易消化，避免刺激性强、油炸、较硬的食物。有消化道出血者暂禁食或给予流质或温凉少渣软食。血小板低下伴有便秘者，给予芹菜、韭菜等含粗纤维的蔬菜，必要时遵医嘱给予通便药物，以免诱发颅内出血。化疗期间给予清淡易消化饮食，并少量多餐，每天饮水 3000ml 以上。

③发热的护理：嘱患者卧床休息，必要时吸氧，维持室温 20~24℃，湿度 55%~60%，高热患者可指导冰敷或遵医嘱给予药物降温，当患者大量出汗时指导其多饮温水，并协助其更换汗湿衣裤，保持床单位的整洁干燥。

④生活护理：预防感染的护理：保持病室清洁，定时通风，空气消毒 2 次/周，每次 1 小时。限制探视，防止交叉感染，白细胞低于 $2.5×10^9/L$ 时，嘱患者戴口罩。保持皮肤清洁及口腔卫生，女性患者月经期应注意会阴部清洁卫生，勤换内衣。每 4 小时 1 次监测体温，发热时及时通知医生，遵医嘱使用抗生素。出血的护理：应尽量避免搔抓、碰撞、挤压皮肤和黏膜，肌内注射或静脉穿刺后用消毒棉球压迫止血，时间应大于 10 分钟。鼻出血时可用 1% 麻黄碱棉球塞鼻，勿用手指挖鼻痂。牙龈出血时，可用 8% 的去甲肾上腺素液含漱，用软毛牙刷刷牙，勿用牙签剔牙。眼底出血、颅内出血时需安静休息，保持睡眠安稳，避

免情绪激动，加强生活护理。出血伴高热时，进行头部冰敷、物理降温，勿用酒精擦浴。保证患者充足睡眠时间，提高睡眠质量，必要时予药物帮助入睡。血红蛋白低于 60g/L 的患者应以卧床休息为主，给予生活照顾，指导患者短时间床上及床边活动，严防下地时突然跌倒或晕倒。

（2）治疗护理

①雄激素治疗的护理：雄激素类药物治疗虽有较好的疗效，但治疗效果缓慢，不良反应有痤疮、毛须增多、声音变粗、女患者停经伴男性化等，向患者解释停药后以上反应会消失，鼓励患者坚持治疗，不能自行停药，积极配合治疗。

②造血生长因子治疗的护理：这类药物用药后会出现较明显的发热、肌肉及关节疼痛，嘱患者家属不要擅自用解热镇痛药，报告医生停药或应用必要的镇痛药。

③输血时应严格执行"三查八对"，严格执行无菌原则。输血和输液时需控制滴速，防止在原有贫血的基础上加重心脏负担，诱发心力衰竭。

④高热需用降温药物时，应遵医嘱用药，避免使用影响造血功能的药物。

⑤化疗的护理：化疗时应有计划的选用静脉，可从四肢远端向近心端依次选择合适的静脉穿刺并左右交替使用。给药时先用生理盐水建立通道，确保针头在静脉内再输注化疗药，化疗药输注完毕后，予生理盐水冲洗后再拔针。最好选用经外周中心静脉置管（PICC），以保护外周静脉，减少静脉炎的发生。化疗药物一旦外渗应及时处理，如冷敷 6~12 小时，用 2% 的利多卡因溶液加地塞米松局部封闭，使血管收缩，减少药物向周围组织扩散，减轻疼痛。多数化疗药物有胃肠道反应，如食欲不振、恶心、呕吐、腹痛、腹泻等，化疗期间应给予清淡饮食，遵医嘱使用镇吐药物以减轻反应。

（3）心理护理

骨髓增生异常综合征疗程长、治疗效果差，患者多会出现焦虑、悲观、烦躁等情绪。护士应主动热情关心患者，多与患者交流沟通，尽量满足患者所需，对患者进行鼓励、安慰。护士应给患者信任感及安全感，做好病情解释工作，尽量帮助患者解决实际问题，减少身心刺激，让患者处于安静、舒适的环境。鼓励患者倾诉，护士要认真倾听并表示同情。争取家属意见和支持，请治疗效果好的患者现身说法，使患者及家属主动配合治疗，树立战胜疾病的信心。病情允许时，指导患者进行自我护理，让其感觉生活不需完全依赖他人。

【健康教育】

（1）疾病早期

常仅表现为贫血，应进食易消化、富含维生素及高热量的食物。自觉轻微头昏，无耳鸣、心慌等症状时，可适度下床活动。活动幅度要小，避免突然下蹲或坐起，以免晕倒或一过性意识丧失；自觉症状重时，应卧床休息，床上活动。

（2）疾病中、晚期

注意预防感染和出血。嘱患者勿剔牙、勿挖鼻，避免碰撞身体，保持排便通畅，忌食辛辣、油炸和较硬的食物。同时，应注意个人卫生，病室保持整洁，空气流通，减少陪伴探视人员，有感冒的人员勿探视。

（3）化疗期间

多休息，减少消耗；多饮水，以利排毒；加强皮肤、口腔及会阴部的清洁，便后坐浴；监测体温，及早发现感染征兆。

（4）服药与就诊

遵医嘱服药，勿自行停药或减量，定期血液科门诊随访。根据自己的身体状况，可适当做一些户外运动，如散步、骑自行车、下棋等；当身体出现发热或出血等异常时，应及时就医。

第四章　白　血　病

第一节　急性白血病

急性白血病（AL）是造血干祖细胞的恶性克隆性疾病，发病时骨髓中异常的原始细胞及幼稚细胞（白血病细胞）大量增殖并抑制正常造血，可广泛浸润肝、脾、淋巴结等各种脏器。表现为贫血、出血、感染和浸润等征象。可分为急性淋巴细胞白血病（ALL）和急性髓细胞白血病（AML）。

【临床表现】

（1）正常骨髓造血功能受抑制表现

①贫血：常为首发症状，呈进行性加重，部分患者因病程短，可无贫血。半数患者就诊时已有重度贫血，尤其是继发于MDS者。

②发热：持续发热是急性白血病最常见的症状和就诊的主要原因之一，半数患者以发热为早期表现。可低热，亦可高达39℃以上，伴有畏寒、出汗等。虽然白血病本身可以发热，但高热往往提示有继发感染。感染可发生在各个部位，以口腔炎、牙龈炎、咽峡炎最常见，可发生溃疡或坏死；肺部感染、肛周炎、肛旁脓肿亦常见，严重时可有血液感染。最常见的致病菌为革兰阴性杆菌，如肺炎克雷伯杆菌、铜绿假单胞菌、大肠杆菌、硝酸盐不动杆菌等；革兰阳性球菌的发病率有所上升，如金黄色葡萄球菌、表皮葡萄球菌、肠球菌等。长期应用抗生素及粒细胞缺乏者，可出现真菌感染，如念珠菌、曲霉菌、隐球菌等。因患者伴有免疫功能缺陷，可发生病毒感染，如单纯疱疹病毒、带状疱疹病毒、巨细胞病毒感染等。偶见卡氏肺孢子菌病。

③出血：几乎所有的患者在整个病程中都有不同程度的出血。以出血为早期表现者近40%。出血可发生在全身各部位，以皮肤淤点、淤斑、鼻出血、牙龈出血、月经过多为多见。眼底出血可致视力障碍。急

性早幼粒细胞白血病（APL）易并发凝血异常而出现全身广泛性出血。颅内出血时会发生头痛、呕吐、瞳孔大小不对称，甚至昏迷、死亡。有资料表明 AL 死于出血者占 62.24%，其中 87% 为颅内出血。大量白血病细胞在血管中淤滞及浸润、血小板减少、凝血异常以及感染是出血的主要原因。

（2）白血病细胞增殖浸润的表现

①淋巴结和肝脾肿大：淋巴结肿大以 ALL 较多见。纵隔淋巴结肿大常见于 T-ALL。肝脾肿大多为轻至中度，除慢性髓细胞白血病（CML）急性变外，巨脾罕见。

②骨骼和关节：骨骼、关节疼痛是白血病常见的症状，常有胸骨下段局部压痛。尤以儿童多见。发生骨髓坏死时，可引起骨骼剧痛。

③眼部：部分 AML 可伴粒细胞肉瘤，或称绿色瘤，常累及骨膜，以眼眶部位最常见，可引起眼球突出、复视或失明。

④口腔和皮肤：AL 尤其是 M_4（急性粒-单核细胞白血病）和 M_5（急性单核细胞白血病），由于白血病细胞浸润可使牙龈增生、肿胀；皮肤可出现蓝灰色斑丘疹（局部皮肤隆起、变硬，呈紫蓝色结节状）、皮下结节、多形红斑、结节性红斑等。

⑤中枢神经系统：是白血病最常见的髓外浸润部位。多数化疗药物难以通过血脑屏障，不能有效杀灭隐藏在中枢神经系统的白血病细胞，因而引起中枢神经系统白血病（CNSL）。轻者表现为头痛、头晕，重者有呕吐、颈项强直，甚至抽搐、昏迷。CNSL 可发生在疾病各个时期，尤其是治疗后缓解期，以 ALL 最常见，儿童尤甚，其次为 M_4（急性粒-单核细胞白血病）、M_5（急性单核细胞白血病）和 M_2（急性粒细胞白血病部分分化型）。

⑥睾丸：多为一侧睾丸无痛性肿大，另一侧虽无肿大，但在活检时往往也发现有白血病细胞浸润。睾丸白血病多见于 ALL 化疗缓解后的幼儿和青年，是仅次于 CNSL 的白血病髓外复发的部位。

【辅助检查】

（1）血象

大多数患者白细胞增多，$>10×10^9/L$ 者称为白细胞增多性白血病。也有白细胞计数正常或减少，低者可 $<1.0×10^9/L$，称为白细胞不增多性白血病。血涂片分类检查可见数量不等的原始和幼稚细胞，但白细胞不增多型病例血片上很难找到原始细胞。患者常有不同程度的正常细胞性贫血，少数患者血片上红细胞大小不等，可找到幼红细胞。约 50% 的患者血小板低于 $60×10^9/L$，晚期血小板往往极度减少。

（2）骨髓象

是诊断 AL 的主要依据和必做检查。FAB 分型将原始细胞 ≥骨髓有核细胞（ANC）的 30% 定义为 AL 的诊断标准，WHO 分型则将这一比例下降至 ≥20%，并提出原始细胞比例 <20% 但伴有 t（15；17）、t（8；21）或 inv（16）/t（16；16）者亦应诊断为 AML。多数 AL 骨髓象有核细胞显著增生，以原始细胞为主；少数 AL 骨髓象增生低下，称为低增生性 AL。奥尔小体仅见于急非淋，有独立诊断的意义。

（3）细胞化学

主要用于急淋、急粒及急单白血病的诊断与鉴别诊断。常用方法有过氧化物酶染色、糖原染色、非特异性酯酶及中性粒细胞碱性磷酸酶测定等。

（4）免疫学

根据白血病细胞表达的系列相关抗原，确定其来源。造血干/祖细胞表达 CD34，APL 细胞通常表达 CD13、CD33 和 CD117，不表达 HLA-DR 和 CD34，还可表达 CD9。急性混合细胞白血病包括急性双表型（白血病细胞同时表达髓系和淋系抗原）和双克隆（两群来源于各自干细胞的白血病细胞分别表达髓系和淋系抗原）白血病，其髓系和一个淋系积分均 >2。

（5）染色体和分子生物学

白血病常伴有特异的染色体和基因改变。例如 99% 的 M_3（急性早幼粒细胞白血病）有 t（15；17）（q22；q12），该易位使 15 号染色体上的 PML（早幼粒白血病基因）与 17 号染色体上 RARA（维 A 酸受体基因）形成 PML-RARA 融合基因。这是 M_3 发病及用全反式维 A 酸及砷剂治疗有效的分子基础。

（6）血液生化改变

血清尿酸浓度增高，特别在化疗期间。尿酸排泄量增加，甚至出现尿酸结晶。患者发生 DIC 时可出现凝血象异常。血清乳酸脱氢酶（LDH）可增高。

【治疗原则】

（1）一般治疗

①紧急处理高白细胞血症：当循环血液中白细胞数>$200×10^9$/L，患者可产生白细胞淤滞，表现为呼吸困难、低氧血症、反应迟钝、言语不清、颅内出血等。病理学显示白血病血栓栓塞与出血并存。高白细胞不仅会增加患者早期死亡率，也增加髓外白血病的发病率和复发率。因此当血中白细胞>$100×10^9$/L时，就应紧急使用血细胞分离机，单采清除过高的白细胞（M_3型一般不推荐），同时给以水化和化疗。可根据白血病类型给予相应的方案化疗，也可先用所谓化疗前短期预处理：ALL用地塞米松10mg/m^2，静脉注射；AML用羟基脲1.5~2.5g/6h（总量6~10g/d）约36小时，然后进行联合化疗。需预防白血病细胞溶解诱发的高尿酸血症、酸中毒、电解质紊乱、凝血异常等并发症。

②防治感染：是保证急性白血病患者争取有效化疗或骨髓移植，降低死亡率的关键措施之一。白血病患者常伴有粒细胞减少或缺乏，特别在化疗、放疗后粒细胞缺乏将持续相当长时间，此时患者宜住层流病房或消毒隔离病房。重组人粒细胞集落刺激因子（G-CSF）可缩短粒细胞缺乏期，用于ALL，老年、强化疗或伴感染的AML。发热应做细菌培养和药敏试验，并迅速进行经验性抗生素治疗。

③成分输血支持：严重贫血可吸氧、输浓缩红细胞，维持Hb>80g/L，但白细胞淤滞时不宜马上输红细胞以免进一步增加血黏度。血小板计数过低会引起出血，需输注单采血小板悬液。为防止异体免疫反应所致无效输注和发热反应，输血时可采用白细胞滤器去除成分血中的白细胞。为预防输血相关移植物抗宿主病（TA-GVHD），输血前应将含细胞成分的血液辐照25~30Gy，以灭活其中的淋巴细胞。

④防治高尿酸血症肾病：由于白血病细胞大量破坏，特别在化疗时更甚，血清和尿中尿酸浓度增高，积聚在肾小管，引起阻塞而发生高尿酸血症肾病。因此应鼓励患者多饮水。最好24小时持续静脉补液，使每小时尿量>150ml/m^2并保持碱性尿。在化疗同时给予别嘌醇每次100mg，每日3次，以抑制尿酸合成。少数患者对别嘌醇会出现严重皮肤过敏，应予注意。当患者出现少尿、无尿、肾功能不全时，应按急性肾衰竭处理。

⑤维持营养：白血病系严重消耗性疾病，特别是化疗、放疗引起患者消化道黏膜炎及功能紊乱时。应注意补充营养，维持水、电解质平衡，给患者高蛋白、高热量、易消化食物，必要时经静脉补充营养。

（2）抗白血病治疗

①第一阶段是诱导缓解治疗，主要方法是联合化疗，其目标是使患者迅速获得完全缓解（CR）。所谓CR，即白血病的症状和体征消失，外周血中性粒细胞绝对值$\geq 1.5 \times 10^9/L$，血小板$\geq 100 \times 10^9/L$，白细胞分类中无白血病细胞；骨髓中原始粒Ⅰ型+Ⅱ型（原单+幼单或原淋+幼淋）$\leq 5\%$，M_3型原粒+早幼粒$\leq 5\%$，无Auer小体，红细胞及巨核细胞系正常；无髓外白血病。理想的CR为初诊时免疫学、细胞遗传学和分子生物学异常标志均消失。

②达到CR后进入抗白血病治疗的第二阶段，即缓解后治疗，主要方法为化疗和造血干细胞移植（HSCT）。诱导缓解获CR后，体内的白血病细胞由发病时的$10^{10} \sim 10^{12}$降至$10^8 \sim 10^9$，这些残留的白血病细胞称为微小残留病灶（MRD）。必须进一步降低MRD，以防止复发、争取长期无病生存（DFS）甚至治愈（DFS持续10年以上）。

【护理评估】

（1）健康史

①评估患者的起病急缓、首发表现、特点及目前的主要症状和体征。

②评估患者有关既往的相关辅助检查、用药和其他治疗情况：特别是血象及骨髓象的检查结果、治疗用药和化疗方案等。

③评估患者的职业、生活工作环境、家族史等。

④目前患者的一般状况：主要评估患者的日常休息、活动量及活动耐受能力、饮食和睡眠等情况。

（2）身体状况

①一般状况：观察患者的生命体征，有无发热；评估患者的意识状态，若有头痛、呕吐伴意识改变多为颅内出血或CNSL表现；评估患者的营养状况。

②皮肤、黏膜：评估有无贫血、出血、感染及皮肤黏膜浸润的体征。如口唇、甲床是否苍白；皮肤有无出血点、淤点、紫癜或淤斑，有无粒细胞肉瘤、蓝灰色斑丘疹、皮下结节、多形红斑、结节性红斑等；有无口腔溃疡、牙龈增生肿胀、咽部充血、扁桃体肿大、肛周脓肿等。

③肝、脾、淋巴结：肝、脾触诊应注意肝脾大小、质地、表面是否光滑、有无压痛。浅表淋巴结大小、部位、数量、有无压痛等。如急淋白血病患者可有轻、中度肝脾大，表面光滑，可有轻度触痛；淋巴结轻、中度肿大，无压痛。

④其他：胸骨、肋骨、躯干骨及四肢关节有无压痛。心肺有无异常。睾丸有无疼痛性肿大。

（3）心理-社会状况

评估时应注意患者对自己所患疾病的了解程度及其心理承受能力，以往的住院经验，所获得的心理支持；家庭成员及亲友对疾病的认识，对患者的态度；家庭应对能力，以及家庭经济情况，有无医疗保障等。

【护理诊断】

（1）预感性悲哀

与担心疾病恶性程度及预后有关。

（2）体温异常——体温过高

与机体抵抗力下降、合并感染，或者与本病进展有关。

（3）营养失调——低于机体需要量

与放、化疗致恶心、呕吐、纳差与疾病导致高消耗状态等因素有关。

（4）舒适的改变

与本病引起骨痛、淋巴结肿大压迫、放化疗毒性等因素有关。

（5）活动无耐力

与贫血、组织缺氧有关。

（6）潜在并发症

感染、出血、贫血、本病浸润。

（7）低效型呼吸型态

与肺部感染及肿大淋巴结压迫有关。

（8）知识缺乏

缺乏与疾病相关的知识。

（9）照顾者角色困难

与疾病致家庭意见冲突及经济条件等有关。

【护理措施】

（1）病情观察

①观察体温及血压变化，发热时，注意有无伴随症状如畏寒、寒战、咽痛、肛周不适等，体温达38.5℃以上时可予以温水擦浴或冰块物理降温，观察降温效果，及时通知医生，及时更换汗湿的衣服及床单；血压降低时，要密切观察患者神志变化，保证输液通畅，观察尿量变化，防治休克。

②观察患者营养状况、活动情况、排便情况等。

③定期检测血象变化，以便了解病情的发展及药物治疗的效果，随时调整药物剂量。

④观察化疗的不良反应。

（2）贫血的护理

①保证充足的休息及睡眠，减少活动。贫血严重的患者改变体位，如坐起或起立时动作应缓慢，由人扶持协助，防止突然体位改变发生晕厥而摔伤。

②严重贫血、血红蛋白<60g/L时应尽量卧床休息，必要时予氧气吸入，并做好生活护理，遵医嘱输注红细胞悬液。

③老年患者、耐受力较差的患者或贫血较重需要长期输血治疗的患者，有时患者的血红蛋白>60g/L，但已出现明显的气促、头晕、耳鸣、面色苍白等贫血症状，也应积极采取输血治疗，以提高患者的生活质量。

（3）出血的护理

①密切观察患者有无出血倾向，如皮肤出血点、淤斑、鼻出血、牙龈及眼底出血等。指导患者避免外伤。少量的鼻出血可用干棉球或蘸1:1000肾上腺素棉球填塞压迫止血并局部冷敷；大量鼻出血时应配合医生实施止血术。眼底出血者注意不能揉擦眼球，防止出血加重。牙龈出血者应用冷去甲肾上腺素盐水漱口，出血不止者可用明胶海绵贴敷。

②监测生命体征及血常规：血小板<50×10⁹/L时，采取预防出血措施；血小板<20×10⁹/L时，患者应卧床休息。并观察有无头晕、头痛、视物模糊、心慌等症状。警惕内出血相关征象，如呕血、便血、咯血、血尿或头痛、恶心、呕吐、视物模糊、颈项强直、意识障碍等，及时报告医生做好抢救准备。

③护理动作轻柔，避免不必要的穿刺。

④关节腔出血给予冷敷，抬高患肢，减少活动。

⑤对服用类固醇的患者，给予抗酸治疗。

⑥必要时输注血小板、凝血因子、新鲜冷冻血浆。

⑦指导患者预防出血：用软毛牙刷刷牙，勿用牙签剔牙，以防牙龈损伤。禁用手挖鼻孔。勿用手搔抓皮肤，保持排便通畅，勿用力排便。每日饮水 3000ml 以上。

⑧避免使用含阿司匹林的制品。

（4）感染的护理

①保持病室整洁，定时通风，保持空气流通，温度在 18~22℃，湿度在 60%。定时空气和地面消毒，维持环境清洁。避免或减少探视。工作人员及探视者在接触患者之前要认真洗手。定期进行室内空气及患者常用器具的细菌培养，监测环境的洁净度。定时洗澡更衣及更换床上罩单，重患者行床上擦浴，保持皮肤清洁，必须外出检查时，戴口罩预防呼吸道感染。根据气温变化，随时增减衣物，防止受凉感冒。对于接受超大剂量化疗、免疫抑制剂治疗、干细胞移植治疗期间患者，必要时采用保护性隔离护理，移居单间或空气层流洁净病房，实施全环境保护。

②保持口腔及皮肤清洁卫生，预防感染。于进餐前后，睡前晨起用生理盐水漱口，睡前晨起应用软毛刷刷牙；粒细胞缺乏时予口泰含漱液、制霉菌素液漱口。定期洗澡更衣，勤剪指甲；女性患者应注意会阴部清洁，经期应增加清洗次数；保持大便通畅，便秘者可给轻泻剂，如蜂蜜、番泻叶等，防止发生肛裂。便后用温水、盐水、艾力克稀释液或 1:5000 高锰酸钾溶洗坐浴，预防肛周感染。

③除体温观察外，注意咽、鼻腔、腋下、外阴、肛门等部位隐匿感染发现。

④实施各种注射、穿刺检查治疗技术应严格遵守无菌技术操作原则，皮肤消毒要彻底，操作后局部以无菌敷料保护不少于 24 小时。

（5）药物护理

①向患者讲解药物的作用、不良反应及有关的注意事项。

②化疗药物一般需新鲜配制，根据不同药物药理特点在相应时间内用完，以免影响疗效。确保剂量准确。如蒽环类化疗药物、长春碱类宜较快输注；而阿糖胞苷、高三尖杉酯碱宜缓慢滴注。

③化疗药物输注时应选择血流丰富的静脉，避开关节、反复穿刺及有瘢痕静脉，先用生理盐水建立输液通道，确保无误后再进行化疗药物的输注。注意保护血管。由于化疗药物刺激性强，疗程长，所以要由远

端至近端有次序的选择和保留静脉，每次更换注射部位。静脉穿刺应一针见血，不拍打静脉，不挤压皮肤，以避免皮下出血。防止药物外渗，减轻局部刺激。化疗过程中加强巡视，并做好患者的相关教育，如发现化疗药物有外渗、外漏，应立即停止滴注，并回抽 2~3ml 血液，以吸除部分药液，然后拔出针头更换注射部位。外渗局部冷敷后再用 25%硫酸镁溶液湿敷，亦可用 2%利多卡因溶液+地塞米松局部做环形封闭，观察局部的变化。必要时选用中心静脉或深静脉留置导管。

④对症处理化疗不良反应。如使用甲氧氯普胺、恩丹西酮等药，最大程度地减少恶心、呕吐的发生。预防尿酸性肾病。根据心脏功能等因素，化疗过程适当补液，保证每日尿量在 3000ml 以上，对入量够而尿仍少者，给予利尿剂。

⑤鞘内注射药物后应去枕平卧位 4~6 小时，以免头痛。

（6）输血的护理

严格输血制度。一般先慢速滴注观察 15 分钟，若无不良反应，再按患者年龄、心肺功能、急慢性贫血及贫血程度调整滴速。输血过程中应密切观察输血引起的不良反应。

（7）饮食护理

①给予高蛋白、高维生素、高热量、营养丰富、易消化的饮食。注意饮食卫生，忌生冷及刺激性食物，防止发生肠道感染。口腔溃疡疼痛明显时可予利多卡因漱口液含漱（0.9%生理盐水 250ml+2%利多卡因溶液 10~20ml），以减轻疼痛。

②化疗期间鼓励患者多饮水，每日 2000~3000ml，并遵医嘱给予别嘌呤醇及碳酸氢钠口服，以碱化、水化尿液，防止化疗期间细胞破坏引起的尿酸性肾病。

③化疗期间由于药物影响，患者进食少，应给予清淡合乎口味的饮食，注意食物的色、香、味，鼓励患者进食。

④血小板减少时，应指导患者进食少渣的软食，禁辛辣、生硬、刺激性食物，以防止口腔黏膜损伤引起出血。

（8）安全护理

病区地面应防滑，走廊、厕所墙壁应安装扶手，带轮子的病床应有固定装置，使用期间固定牢靠。床边、桌上不要放置暖水瓶，防止被打翻而烫伤。

（9）心理护理

①急性白血病是一种恶性程度高的疾病，死亡率高，治愈率低，治疗成本高。因此患者容易产生紧张、恐惧和忧虑，甚至产生悲观绝望的情绪，这样常常会影响疾病的治疗和恢复。部分患者甚至出现自杀、自伤行为。

②了解患者的性格，对疾病的了解程度，注意患者的情绪变化，随时予以有针对性的心理疏导，克服消极情绪。理解、关心患者，向患者及家属介绍本病的相关知识、国内外治疗此病的最新进展及成功病例，鼓励患者正视疾病使其安心配合治疗与护理。

③治疗前向患者解释放、化疗中可能出现的不良反应，消除顾虑，取得配合。

④了解患者的社会支持情况，嘱家属、亲友给予支持和鼓励，建立社会支持网。

【健康教育】

（1）疾病预防指导

避免接触对造血系统有损害的理化因素如电离辐射、亚硝胺类物质、染发剂、油漆等含苯物质，保泰松及其衍生物、氯霉素等药物。如应用某些细胞毒药物如氮芥、环磷酰胺、丙卡巴肼、依托泊苷等，应定期查血象及骨髓象。

（2）疾病知识指导

指导患者饮食宜富含高蛋白、高热量、高维生素，清淡、易消化少渣软食，避免辛辣刺激，防止口腔黏膜损伤。多饮水，多食蔬菜、水果，以保持大便通畅。保证充足的休息和睡眠，适当加强健身活动，如散步、打太极拳、练剑等，以提高机体的抵抗力。避免损伤皮肤，沐浴时水温以 $37\sim40℃$ 为宜，以防水温过高促进血管扩张，加重皮肤出血。

（3）用药指导

向患者说明急性白血病缓解后仍应坚持定期巩固强化治疗，以延长疾病的缓解期和生存期。

（4）预防感染和出血指导

注意保暖，避免受凉；讲究个人卫生，少去人群拥挤的地方；经常检查口腔、咽部有无感染，学会自测体温。勿用牙签剔牙，刷牙用软毛刷；勿用手挖鼻孔，天气干燥可涂金霉素眼膏或用薄荷油滴鼻；避免创伤。定期门诊复查血象，发现出血、发热及骨、关节疼痛应及时就医。

（5）心理指导

向患者及其家属说明白血病是造血系统肿瘤性疾病，虽然难治，但目前治疗进展快、效果好，应树立信心。家属应为患者创造一个安全、安静、舒适和愉悦宽松的环境，使患者保持良好的情绪状态，有利于疾病的康复。化疗间歇期，患者可做力所能及的家务，以增强自信心。

第二节　慢性粒细胞白血病

慢性粒细胞白血病（CML）简称慢粒，是一种发生在多能造血干细胞的恶性骨髓增生性肿瘤（获得性造血干细胞恶性克隆性疾病），主要涉及髓系。其特点为病程发展缓慢，外周血粒细胞显著增多并有不成熟性，脾脏明显肿大。在受累的细胞系中，可找到 Ph 染色体和（或）BCR-ABL 融合基因。CML 分为慢性期（CP）、加速期（AP）和最终急变期（BP/BC）。本病各年龄组均可发病，以中年最多见。

【临床表现】

（1）慢性期（CP）

CP 起病缓慢，一般持续 1~4 年，早期常无自觉症状。随着病情的发展患者可出现乏力、低热、多汗或盗汗、体重减轻等代谢亢进的症状，由于脾大而自觉有左上腹坠胀感。常以脾脏肿大为最显著体征，往往就医时已达脐或脐以下，质地坚实，平滑，无压痛。如果发生脾梗死，则脾区压痛明显，并有摩擦音。肝脏明显肿大较少见。部分患者胸骨中下段压痛。当白细胞显著增高时，可有眼底充血及出血。白细胞极度增高时，可发生"白细胞淤滞症"。

（2）加速期（AP）

起病后 1~4 年间 70% 的慢粒患者进入加速期，常有发热、虚弱、进行性体重下降、骨骼疼痛，逐渐出现贫血和出血。脾持续或进行性肿大。原来治疗有效的药物无效。AP 可维持几个月到数年。外周血或骨髓原始细胞 $\geq 10\%$，外周血嗜碱性粒细胞 $> 20\%$，不明原因的血小板进行性减少或增加。除 Ph 染色体以外又出现其他染色体异常，如 +8、双 Ph 染色体、17 号染色体长臂的等臂（i17q）等。粒-单系祖细胞（CFU-GM）培养，集簇增加而集落减少，骨髓活检显示胶原纤维显著增生。

（3）急变期（BC）

加速期从几个月到 1~2 年即进入急变期，为 CML 的终末期，临床与 AL 类似。多数急粒变，少数为急淋变或急单变，偶有巨核细胞及红细胞等类型的急性变。急性变预后极差，往往在数月内死亡。外周血中原粒+早幼粒细胞>30%，骨髓中原始细胞或原淋+幼淋或原单+幼单>20%，原粒+早幼粒细胞>50%，出现髓外原始细胞浸润。

【辅助检查】

（1）血象

白细胞数明显增高，常超过 $20\times10^9/L$，可达 $100\times10^9/L$ 以上，血片中粒细胞显著增多，可见各阶段粒细胞，以中性中幼、晚幼和杆状核粒细胞居多；原始（Ⅰ+Ⅱ）细胞<10%；嗜酸、嗜碱性粒细胞增多，后者有助于诊断。疾病早期血小板多在正常水平，部分患者增多；晚期血小板渐减少，并出现贫血。

（2）中性粒细胞碱性磷酸酶（NAP）

活性减低或呈阴性反应。治疗有效时 NAP 活性可以恢复，疾病复发时又下降，合并细菌性感染时可略增高。

（3）骨髓象

骨髓增生明显至极度活跃，以粒细胞为主，粒红比例明显增高，其中中性中幼、晚幼及杆状核粒细胞明显增多，原始细胞<10%。嗜酸、嗜碱性粒细胞增多。红细胞相对减少。巨核细胞正常或增多，晚期减少。偶见 Gaucher 样细胞。

（4）细胞遗传学及分子生物学改变

95%以上的 CML 细胞中出现 Ph 染色体（小的 22 号染色体），显带分析为 t（9；22）（q34；q11）。9 号染色体长臂上 C-ABL 原癌基因易位至 22 号染色体长臂的断裂点簇集区（BCR）形成 BCR-ABL 融合基因。其编码的蛋白主要为 P_{210}，P_{210} 具有酪氨酸激酶活性，导致 CML 发生。Ph 染色体可见于粒、红、单核、巨核及淋巴细胞中。5%的 CML 有 BCR-ABL 融合基因阳性而 Ph 染色体阴性。

（5）血液生化

血清及尿中尿酸浓度增高，与化疗后大量白细胞破坏有关。血清乳酸脱氢酶增高。

【治疗原则】

（1）化学药物治疗

羟基脲为慢粒（CML）初始治疗的基础药物。白消安现基本作为干细胞移植前预处理用药。

（2）干扰素

可使部分患者达到细胞遗传学反应。在伊马替尼问世前是慢粒的一线治疗，现在无条件使用伊马替尼的患者仍可使用。

（3）伊马替尼

为酪氨酸激酶抑制剂，现是慢粒各期药物治疗首选药物。伊马替尼治疗已经显示出其卓越的疗效。

（4）异基因造血干细胞移植

是目前被普遍认可的根治性标准治疗。骨髓移植应在 CML 慢性期，待血象及体征控制后尽早进行。常规移植患者年龄以 45 岁以下为宜，人类白细胞抗原（HLA）相合同胞间移植后患者 3~5 年无病存活率为 60%~80%。无血缘关系供者移植长期无病存活率为 35%~57%。此类移植风险大，主要原因为 GVHD（移植物抗宿主病）和相关感染。自从伊马替尼问世后，国际骨髓移植登记组数据显示慢粒干细胞移植数量明显下降。

【护理评估】

（1）健康史

评估患者是否有不明原因的持续性白细胞数增高。

（2）身体状况

评估患者是否有乏力、低热、多汗或盗汗、体重减轻等代谢亢进的症状；评估患者是否有进行性体重下降、骨骼疼痛；评估患者贫血和出血情况。

（3）心理-社会状况

评估时应注意患者对自己所患疾病的了解程度及其心理承受能力，以往的住院经验，所获得的心理支持；家庭成员及亲友对疾病的认识，对患者的态度；家庭应对能力，以及家庭经济情况，有无医疗保障等。

【护理诊断】

（1）预感性悲哀

与担心疾病恶性程度及预后有关。

（2）体温异常——体温过高

与机体抵抗力下降、合并感染，或者与本病进展有关。

（3）照顾者角色困难

与疾病致家庭意见冲突及经济条件等有关。

（4）舒适的改变

与本病引起骨痛、脾肿大、脾栓塞引起的疼痛、淋巴结肿大压迫等因素有关。

（5）活动无耐力

头昏、乏力、面色苍白与贫血、组织缺氧有关。

（6）潜在并发症

出血、感染、贫血、本病浸润。

（7）低效型呼吸型态

与抵抗力降低引起肺部感染及肿大淋巴结压迫有关。

（8）知识缺乏

缺乏与疾病相关的知识。

（9）营养失调：低于机体需要量

与放、化疗致恶心、呕吐、纳差及疾病导致高消耗状态等因素有关。

【护理措施】

（1）病情观察

①观察体温及血压变化，发热时，要询问患者有无伴随症状如畏寒、寒战，有无咽痛及肛周不适等症状，体温达38.5℃及以上时可予以温水擦浴或冰块物理降温，及时有效执行医嘱，并观察降温效果；血压降低时，要密切观察患者神志变化，保证输液通畅，保证治疗有效进行，观察尿量，防治休克。

②脾肿大患者每日测量脾脏大小及质地，如患者突感剧烈腹痛，腹肌紧张，甚至出现休克症状时，应警惕有无脾栓塞、脾破裂的可能，一旦出现上述症状，应立即通知医生进行相应处理。

③定期检测血象变化，以便了解病情的发展及药物治疗的效果，随时调整药物剂量。

④观察化疗的不良反应，予以心理支持，并予以及时处理。

⑤保持病室空气流通，定期紫外线消毒，减少探视人员。

⑥严格无菌操作，杜绝院内感染的发生。

（2）疼痛的护理

①脾肿大引起腹胀腹痛时，应指导患者卧床休息，减少活动，可取左侧卧位，以使疼痛部位局限，注意保护脾区安全，防止脾破裂发生。

②指导患者少食多餐，饮水也分少量多次进行，以减轻腹胀。

③患者突然出现剧烈腹痛、腹肌紧张，甚至出现面色苍白、高热、脉搏细速、血压低等休克症状时，应立即建立静脉输液通道，通知医生，进行抗休克治疗及应用抗生素进行抗感染治疗。

（3）贫血的护理

①保证充足的休息及睡眠，减少活动。贫血严重的患者改变体位，如坐起或起立时动作应缓慢，由人扶持协助，防止突然体位改变发生晕厥而摔伤。

②严重贫血、血红蛋白<60g/L时应尽量卧床休息，必要时予氧气吸入，并做好生活护理，遵医嘱输注红细胞悬液。

③老年患者、耐受力较差的患者或贫血较重需要长期输血治疗的患者，有时患者的血红蛋白>60g/L，但已出现明显的心悸、气促、头昏、耳鸣、面色苍白等贫血症状，也应积极采取输血治疗，以提高患者的生活质量。

（4）出血的护理

观察患者有无皮肤黏膜出血加重及头痛、意识障碍、瞳孔不等大及颅内出血表现。观察穿刺部位止血情况。明显消化道、泌尿生殖道及呼吸道出血时估计出血量，发生咯血时避免发生窒息。当血小板<20×10^9/L时，应指导患者绝对卧床休息，并做好生活护理。

（5）感染的护理

①病室保持整洁，空气流通。定时空气和地面消毒，维持环境清洁，调节适宜的温度和湿度，定时开窗通风换气。避免或减少探视。定期进行室内空气及患者常用器具的细菌培养，监测环境的洁净度。定时洗澡更衣及更换床上罩单，重症患者进行床上擦浴，保持皮肤清洁，必要外出检查时，戴口罩预防呼吸道感染。对于接受超大剂量化疗、免疫抑制剂治疗、干细胞移植治疗期间患者，必要时采用保护性隔离护理，移居单间或空气层流洁净病房，实施全环境保护。

②保持口腔及皮肤清洁卫生，预防感染。于进餐前后、睡前晨起用生理盐水漱口，睡前晨起应用软毛刷刷牙；定期洗澡更衣，勤剪指甲；

女性患者应注意会阴部清洁，经期应增加清洗次数；保持排便通畅，便后坐浴，预防肛周感染。

③除体温观察外，注意咽、鼻腔、腋下、外阴、肛门等部位隐匿感染发现。

④应严格遵守无菌技术操作原则。

⑤保持病室整洁，空气流通。每日进行空气消毒，减少陪伴探视人员，谢绝患有感冒的人员探视。

（6）药物护理

①向患者讲解药物的作用、不良反应及有关的注意事项，如白消安、羟基脲可引起骨髓抑制，因此需定期复查血象，另外白消安还可导致皮肤色素沉着、阳痿、停经等；干扰素的不良反应有发热、恶心、纳差及肝功能异常，应监测体温及定期检测肝功能变化；还有环磷酰胺、长春新碱、阿糖胞苷、高三尖杉酯碱等易引起恶心、呕吐，应遵医嘱给予止吐剂；环磷酰胺可引起出血性膀胱炎和脱发，应密切观察排尿颜色的变化，监测尿常规，注意患者的心理变化，防止因暂时的自我形象改变而影响情绪。伊马替尼可引起腹泻、水肿等不良反应，应嘱餐中服药，水肿明显时，通知医生予以处理，如利尿等治疗。

②化疗药物必须现配现用，以免影响疗效，确保剂量准确。

③化疗药物输注时应选择血流丰富的静脉，避开关节、反复穿刺及有瘢痕等静脉，先要用生理盐水建立好输液通道，确保无误后再进行化疗药物的输注。注意保护血管。由于化疗药物刺激性强，疗程长，所以要由远端至近端有次序的选择和保留静脉，每次更换注射部位，静脉穿刺应尽量一针见血，穿刺时不拍打静脉，不挤压皮肤，以避免皮下出血。防止药物外渗，减轻局部刺激。如有外渗，应立即停止滴注，并回抽3～6ml血液，以吸除部分药液，然后拔出针头更换注射部位。外渗局部冷敷后再用25%硫酸镁溶液湿敷，亦可用2%利多卡因溶液+地塞米松局部做环形封闭，冷敷时注意防止冻伤，观察局部的变化。必要时选用中心静脉或深静脉留置导管。

④根据心脏功能等因素，化疗过程中适当补液，保证尿量。对症处理化疗不良反应。

（7）饮食护理

①给予高蛋白、高维生素、高热量、营养丰富、易消化的饮食。注意饮食卫生，忌生冷及刺激性食物，防止发生肠道感染。口腔溃疡疼痛明显时可予利多卡因漱口液含漱（0.9%生理盐水250ml+2%利多卡因溶液10~20ml），以减轻疼痛。

②化疗期间鼓励患者多饮水，每日2000~3000ml，并遵医嘱给予别嘌呤醇及碳酸氢钠口服，以碱化、水化尿液，防止化疗期间细胞破坏过多、过速引起的尿酸性肾病。

③化疗期间由于药物影响，患者进食少，应给予清淡合乎口味的饮食，注意食物的色、香、味，鼓励患者进食。

④血小板减少时，应指导患者进少渣的软食，禁辛辣、生硬、刺激性食物，以防止口腔黏膜损伤引起出血。

（8）安全护理

病区地面应防滑，走廊、厕所墙壁应安装扶手，带轮子的病床应有固定装置，使用期间固定牢靠。床边、桌上不要放置暖水瓶，防止被打翻而烫伤。

（9）心理护理

①慢性白血病是一种造血系统的恶性疾病，病程长短不一，不易根治，因此患者容易产生焦虑、恐惧、悲观、失望的情绪，这样常常会影响疾病的治疗和恢复。

②理解、关心患者，向患者及家属介绍本病的相关知识、国内外治疗此病的最新进展及成功病例，正确认识、对待此病。使患者安心配合治疗和护理，达到最佳治疗效果，帮助患者树立战胜疾病的信心。

③治疗前向患者解释放、化疗中可能出现的不良反应，消除顾虑，取得配合。

④了解患者的社会支持情况，嘱家属、亲友给予支持和鼓励，建立社会支持网。

⑤注意患者的情绪变化，随时予以疏导。

【健康教育】

（1）疾病知识指导

慢性期病情稳定后可工作和学习，适当锻炼，但不可过劳。生活要有规律，保证充足的休息和睡眠。由于患者体内白血病细胞数量多，基础代谢增加，应给患者提供高热量、高蛋白、高维生素、易消化吸收的饮食。

（2）用药指导

慢性期的患者必须主动配合治疗，以减少急性变的发生。对长期应用α-干扰素和伊马替尼治疗的患者，应注意其不良反应。α-干扰素常见不良反应为畏寒、发热、疲劳、恶心、头痛、肌肉及骨骼疼痛，肝、肾功能异常，骨髓抑制等，故应定期查肝肾功能及血象。伊马替尼常见的不良反应有恶心、呕吐、腹泻、肌肉痉挛、水肿、皮疹，但一般症状较轻微；血象下降较常见，可出现粒细胞缺乏、血小板减少和贫血，严重者需减量或暂时停药，故应定期查血象。

（3）病情监测指导

出现贫血加重、发热、腹部剧烈疼痛，尤其是腹部受撞击可疑脾破裂时，应立即到医院检查。感染与出血的预防与监测见急性白血病。

第三节　慢性淋巴细胞白血病

慢性淋巴细胞白血病（CLL）简称慢淋，是由于单克隆性小淋巴细胞凋亡受阻、存活时间延长而大量积聚在骨髓、血液、淋巴结和其他器官，最终导致正常造血功能衰竭的低度恶性疾病。慢淋绝大多数起源于B细胞，T细胞较少。本病在我国较少见，在欧美国家较常见。90%以上患者在50岁以上发病，男性略多于女性。

【临床表现】

（1）常见临床表现

本病多见于50岁以上患者，男女比例约为2:1。起病缓慢，多无自觉症状。许多患者在常规体检或因其他疾病就诊时才被发现。有症状者早期可表现为乏力、疲倦，而后出现食欲减退、消瘦、低热、盗汗等。60%~80%的患者有淋巴结肿大，多见于头颈部、锁骨上、腋窝及腹股沟。肿大淋巴结一般为无痛性，中等硬度，无粘连，随病程进展可逐渐增大或融合。

（2）影像学表现

CT 扫描可发现纵隔、腹膜后、肠系膜淋巴结肿大。肿大的淋巴结可压迫气管、上腔静脉、胆道或输尿管而出现相应症状。半数以上患者有轻至中度的脾大，肝大多为轻度，胸骨压痛少见。

（3）并发症

晚期患者可出现贫血、血小板减少和粒细胞减少，常易并发感染。由于免疫功能失调，常并发自身免疫性疾病，如自身免疫性溶血性贫血（AIHA）、免疫性血小板减少性紫癜（ITP）等。部分患者可转化为幼淋巴细胞白血病（PLL）、Richter 综合征（转化为弥漫大 B 细胞淋巴瘤等），或继发第二肿瘤。

【辅助检查】

（1）血象

以淋巴细胞持续性增多为主要特征。白细胞 $>10\times10^9/L$，淋巴细胞占 50% 以上，淋巴细胞绝对值 $\geq5\times10^9/L$（至少持续 3 个月），晚期可达 90%，以小淋巴细胞为主。大多数患者的白血病细胞形态与成熟小淋巴细胞类同，胞质少，胞核染色质呈凝块状。少数患者细胞形态异常，胞体较大，不成熟，胞核有深切迹（Reider 细胞）。偶可见原始淋巴细胞。中性粒细胞比值降低。随病情进展，可出现血小板减少和贫血。

（2）骨髓象

骨髓有核细胞增生明显活跃或极度活跃，淋巴细胞 $\geq40\%$，以成熟淋巴细胞为主。红系、粒系及巨核系细胞增生受抑，至晚期可明显减少。伴有溶血时，幼红细胞可代偿性增生。

（3）免疫学检查

淋巴细胞具有单克隆性，呈现 B 细胞免疫表型特征。细胞膜表面免疫球蛋白（sIg）为弱阳性表达，多为 IgM 或 IgM 和 IgD 型，呈 κ 或 λ 单克隆轻链型；小鼠玫瑰花结试验阳性；CD5、CD19、CD79α、CD23 阳性；CD20、CD22、CD11c 弱阳性；FMC7、CD79β 阴性或弱阳性；CD10、cyclinD1 阴性。CLL 缺乏特异性标记，可应用免疫表型的积分系统来进行鉴别。患者中 60% 有低 γ 球蛋白血症，20% 抗人球蛋白试验阳性，8%出现 AIHA。

（4）染色体

常规显带 1/3~1/2 的患者有克隆性核型异常。由于 CLL 细胞有丝分裂相较少，染色体异常检出率低，间期荧光原位杂交（FISH）技术能明显提高检出率，可检测到 >80% 的患者存在染色体异常。如 13q14 缺失（50%）、12 号染色体三体（20%）、11q22~23 缺失、17p13 缺失和 6q 缺失等。单纯 13q14 缺失提示预后良好，12 号染色体三体和正常核型预后中等，17p13 及 11q22~23 缺失预后差。

（5）基因突变

50%~60% 的 CLL 发生免疫球蛋白重链可变区（IgVH）基因体细胞突变，IgVH 突变发生于经历了抗原选择的记忆 B 细胞（后生发中心），此类病例生存期长；无 IgVH 突变者，起源于未经抗原选择的原始 B 细胞（前生发中心）。无 IgVH 突变的 CLL 细胞多数高表达 CD38、ZAP70，均与不良预后相关。10%~15% 的 CLL 存在 p53 基因突变（该基因位于 17p13），与疾病进展有关，对治疗有抵抗，生存期短。

【治疗原则】

（1）化学治疗

①烷化剂：苯丁酸氮芥（CLB）是最常用的药物。有连续和间断两种用法。连续用药剂量 0.1mg/(kg·d)，每周监测血象以调整剂量、防止骨髓过度抑制；间断用药，0.4mg/kg，每 2 周 1 次，每次加量 0.1mg/kg 直至最大耐受量 0.4~1.8mg/kg。总反应率 40%~50%，但 CR 率仅 4%~10%。CLB 耐药时可选用环磷酰胺（CTX）。2~3mg/(kg·d)，连续使用或 20mg/kg，每 2~3 周 1 次。剂量增加或与糖皮质激素联用可提高疗效。

②核苷酸类似物：氟达拉滨（Flu）每日 25~30mg/m^2，连用 5 天，静脉滴注，每 4 周重复 1 次。未经治疗的患者反应率约 70%，CR 率 20%~40%。克拉屈滨（2-CdA）抗肿瘤活性与 Flu 相似，两者存在交叉耐药。喷司他丁疗效不如 Flu 和 2-CdA。

③联合化疗：代表方案有 COP、CAP 及 CHOP 等，疗效并不优于烷化剂单药治疗。烷化剂、糖皮质激素、蒽环类等药物与核苷酸类似物联用，如 FC 方案（Flu+CTX），可提高后者疗效。

（2）免疫治疗

利妥昔单抗是人鼠嵌合型抗 CD20 单克隆抗体，因 CLL 细胞表面 CD20 表达较少、血浆中存在可溶性 CD20 分子，利妥昔单抗在 CLL 患者体内清除过快，需加大剂量或密度才能有效。与阿仑单抗相比，利妥昔单抗潜在的免疫抑制作用较弱。

（3）化学免疫治疗

利妥昔单抗可以增强嘌呤类似物的抗肿瘤活性，其联合 Flu 的 CR 率和生存率高于单用 Flu。FC 联合利妥昔单抗（FCR 方案）治疗初治 CLL，CR 率可高达 70%，总治疗反应率>90%，40% 以上 CR 患者经 PCR 检测未发现微小残留病，是目前初治 CLL 获得的最佳治疗反应。

（4）造血干细胞移植

CLL 患者年龄较大，多数不适合移植治疗。预后较差的年轻患者可作为二线治疗。在缓解期，采用自体干细胞移植（auto-SCT）治疗，其治疗效果优于传统化疗，部分患者微小残留病可转阴，但易复发。异基因造血干细胞移植（allo-HSCT）可使部分患者长期存活甚至治愈。常规移植的相关并发症多，非清髓性移植（NST）可降低 CLL 移植相关死亡率，延长生存期。

（5）并发症治疗

因低 γ 球蛋白血症、中性粒细胞缺乏及老龄，CLL 患者极易感染，严重感染常为致死原因，应积极治疗。反复感染者可静脉输注免疫球蛋白。并发 AIHA 或 ITP 者可用糖皮质激素治疗，无效且脾大明显者，可考虑切脾。

（6）放射治疗

有明显淋巴结肿大或巨脾、局部压迫症状明显者，在化疗效果不理想时，也可考虑放射治疗。

【护理评估】

（1）健康史

评估患者是否有接触化学物质和射线的经历；评估患者是否吸烟；评估患者是否有病毒感染；评估患者是否有自身免疫性疾病；询问家族病史。

（2）身体状况

评估患者是否有食欲减退、低热、盗汗及贫血等症状；评估患者淋巴结肿大情况；评估患者是否有肝脾肿大。

（3）心理-社会状况

　　评估时应注意患者对自己所患疾病的了解程度及其心理承受能力，以往的住院经验，所获得的心理支持；家庭成员及亲友对疾病的认识，对患者的态度；家庭应对能力，以及家庭经济情况，有无医疗保障等。

【护理诊断】

（1）有感染的危险

与低免疫球蛋白血症、正常粒细胞缺乏有关。

（2）活动无耐力

与贫血有关。

（3）有受伤的危险：出血

与本病晚期血小板减少有关。

（4）营养失调：低于机体需要量

与纳差、发热及代谢亢进有关。

（5）知识缺乏

缺乏预防感染的知识。

【护理措施】

（1）一般护理

①一般患者应适当卧床休息，有严重进行性贫血（血红蛋白低于 50g/L）、急性出血或感染患者应绝对卧床休息。

②给予高热量、高蛋白、富含维生素、易消化的饮食。如有消化道出血，据病情给予流质饮食、冷流质饮食、暂禁食。如有口腔溃疡，给予温流质饮食。

③护士应观察患者的言行及对生活的态度，了解其心理状态。向患者讲解治疗成功案例或者联系成功案例者与患者沟通，树立其战胜疾病的信心。

④密切观察病情变化，定期测体温、脉搏、血压、呼吸，并经常检查患者皮肤黏膜有无新鲜出血点和淤斑，注意有无血尿、黑便、血便、女患者注意月经量。

⑤注意口腔护理，3~5 次/天给 1% 双氧水及朵贝尔液漱口，病情严重患者进行口腔护理，以消毒棉球擦洗口腔。溃疡处涂 2% 龙胆紫液，如溃疡严重、疼痛较剧、影响进食时，可给予 1% 地卡因液 15ml 含漱，局部涂 0.1% 新霉素液或 0.1% 红霉素液。饭后用清水漱口。如有霉菌感染，可以 4% 苏打水、1.5% 双氧水漱口或 5% 的 5-氟胞嘧啶液漱口，溃

疡处涂制霉菌素糊，或口服制霉菌素或 5-氟胞嘧啶。

⑥注意皮肤、会阴、肛门等部位的清洁卫生，保持干燥，避免损伤，以防止感染。

（2）重点护理措施

①对症护理：嘱患者取左侧卧位，以减轻不适感，鼓励患者少量多次进食、进水以减轻腹胀。尽量避免弯腰和碰撞腹部，以免发生脾脏破裂。遵医嘱协助患者做脾放射治疗。

②用药护理：观察用药效果及不良反应，用药前应向患者及家属说明，以便其主动配合治疗，坚持用药。

（3）治疗过程中可能出现的情况及应急措施

①严重进行性贫血：血红蛋白低于 50g/L，急性出血或感染患者应绝对卧床休息。

②消化道出血：根据病情给予流质饮食、冷流质饮食、暂禁食。如有口腔溃疡，给予温流质饮食。

③密切观察病情变化：定期测体温、脉搏、血压、呼吸，并经常检查患者皮肤黏膜有无新鲜出血点和淤斑，注意有无血尿、黑便、血便、女患者注意月经量。

④口腔溃疡：对口腔溃疡处进行涂片检菌，如发现是细菌感染，遵医嘱给予静脉应用抗生素，溃疡处每天可晨起、三餐后、睡前先用生理盐水漱口清除口腔内的食物残渣，然后应用口泰 5～10ml 含漱。如发现是真菌感染，可每天晨起、三餐后、睡前先用 2.5% 的碳酸氢钠盐水漱口，然后再用 5～10ml 制霉菌素盐水漱口。如溃疡严重、疼痛较剧、影响进食时，可给予 1% 利多卡因 10ml 饭前、饮水前含漱，局部涂思密达或欣粒生，可促进局部溃疡的愈合。

⑤肛周感染：坐浴，能增进局部血液循环，促进炎症的吸收，缓解括约肌痉挛，减轻疼痛，并有良好的清洁作用。方法：用水温为 40～50℃的开水配制成 1：5000 高锰酸钾溶液，患者坐入盆内使肛周及外阴浸泡于温热的高锰酸钾溶液中。坐浴时间 15～20 分钟。患者坚持晚睡前和大便后坐浴十分重要。

⑥感染：患者死亡和病情恶化的主要原因之一是由于感染，可累及约 40% 的患者。低 γ 球蛋白血症是感染以及病情恶化的主要原因之一。

此外，还有粒细胞缺乏、T 细胞功能异常等。最常见的慢性淋巴细胞白血病的并发症是细菌的感染，病毒的感染（尤其是疱疹病毒感染）约占15%，真菌感染较少见。预防感染可采取以下措施。保护性隔离：白血病患者应与其他病种患者分室居住。以免交叉感染。粒细胞及免疫功能明显低下者，应置单人病室，有条件者置于超净单人病室、空气层流室或单人无菌层流床。普通病室或单人病室需定期进行紫外光照射、戊二醛熏蒸。限制探视者的人数及次数，工作人员及探视者在接触患儿之前要认真洗手。注意个人卫生：保持口腔清洁，进食前后用温开水或口泰液漱口。宜用软毛牙刷，以免损伤口腔黏膜引起出血和继发感染。如有黏膜真菌感染可用氟康唑或依曲康唑涂擦患处。勤换衣裤，每日沐浴有利于汗液排泄，减少发生毛囊炎和皮肤疖肿。保持大便通畅，便后用温水或盐水清洁肛门，以防止肛周脓肿形成。观察感染的早期表现：每天检查口腔及咽喉部，有无牙龈肿胀，咽红、吞咽疼痛感，皮肤有无破损、红肿，外阴、肛周有无异常改变等，发现感染先兆时，及时处理。对合并感染者可针对病原体选用 2~3 种有效抗生素口服。肌内注射或静脉滴注。严格执行无菌操作技术：进行任何穿刺前，必须严格消毒。各种管道或伤口敷料应定时更换，以免细菌生长。

【健康教育】

（1）应向患者及家属讲解疾病知识，争取缓解时间延长；缓解时体内仍然存在白血病细胞，使患者对此应有所了解，便于积极主动自我护理。

（2）帮助患者建立长期养病生活方式，缓解后可以工作或学习，但不可过劳，要安排好休息、锻炼、睡眠、饮食，按时服药、定期门诊复查，保持稳定情绪，家庭给予患者精神、物质多方面支持。

（3）向患者说明遵医嘱坚持治疗的重要性，长期应用干扰素者注意观察药物的不良反应。

（4）指导患者定期复查血象，出现出血、发热或其他感染迹象应及时就诊。

第四节　中枢神经系统白血病

中枢神经系统白血病（CNSL）简称"脑白"，系由于白血病细胞浸润至脑膜或脑实质，使患者表现出相应的神经和（或）精神症状。脑白可见于白血病病程的任何阶段。

【临床表现】

CNSL 临床表现轻重不一。部分患者无症状，常于预防性鞘内注射药物时发现颅内压升高、脑脊液异常而诊断。CNSL 以蛛网膜及硬脑膜浸润最多见，表现为颅内压增高和脑膜刺激征，其次为脑实质、脉络丛、脑神经及脊髓损害。

（1）脑膜浸润

患者多有头痛、呕吐及视盘水肿等颅内压增高的症状，体检可有脑膜刺激征。患者也可以在生前无症状，仅于尸检时偶尔发现。

（2）脑损害

①颅内出血：是白血病脑损害的主要表现。根据出血的部位及脑神经损害不同，临床表现各异，如颞叶出血可出现幻觉、象限盲等；影响脑干者可发生构音障碍、昏迷、去大脑强直等；蛛网膜下腔出血可出现头痛、脑膜刺激征等。

②脑梗死：白血病合并脑梗死临床较少见，远低于脑出血的发生率，国内外仅有少量报道。可为血管内血栓形成，亦可为栓塞性梗死，栓子有血栓性、白血病细胞瘤栓等。

③脑实质浸润表现：白血病细胞可弥漫浸润脑实质（白质多于灰质），引起进行性白质脑病。临床表现为进行性大脑功能障碍，患者有意识变化、语言及视力障碍、上运动神经元瘫，最后出现痴呆。急性粒细胞白血病患者的白血病细胞亦可在脑实质形成局部肿块，即"绿色瘤"，临床表现类似于脑瘤，可有局灶性定位体征。此外，白血病细胞可浸润颅内特殊结构，出现继发症状，如下丘脑受浸润，可引起嗜睡、食欲亢进、病理性体重增加、尿崩症等。

（3）脑神经损害

以面神经麻痹最多见，其次为视神经、外展神经、动眼神经。可单侧或双侧受累，表现为口角歪斜、视物模糊、眼睑下垂等。

（4）脊髓损害较少见

白血病细胞浸润脊椎骨造成塌陷，或硬脊膜被浸润压迫脊髓，受压部位出现过敏带，其下方深浅感觉减退或消失、截瘫及大小便障碍等。硬脊膜外出血引起的脊髓压迫机会较少。供应脊髓的血管因白血病细胞的浸润可以引起脊髓内出血，或血管阻塞而引起脊髓水肿、软化。白血病细胞的脊髓内浸润可出现脱髓鞘性或脊髓炎样表现，亦可有亚急性联合变性样表现，偶尔有肌萎缩侧束硬化症样表现。

【辅助检查】

（1）脑脊液检查

①压力增高（>0.02kPa，或200mmH$_2$O），或大于60滴/分钟；②白细胞数>0.01×10^9/L；③涂片见到白血病细胞；④蛋白>450mg/L，或潘氏试验阳性。

（2）影像学检查

包括头颅 CT 和 MRI，可及时为 CNSL 的临床诊断提供佐证。

【治疗原则】

（1）鞘内注射药物

常用药物为 MTX、Ara-c，可单用一种药物鞘内注射，也可联合用药，目前多采用 MTX 10～15mg/m^2、Ara-c 25～50mg/m^2、氢化可地松 15mg/m^2（或地塞米松 1.5～5.0mg）联合注入。

（2）放疗

采用全颅加全脊照射，用高能射线^{60}Co、γ 线或 4～6 MeV 直线加速器 X 线。全颅照射剂量一般 1800～2000cGy，全脊照射量为 2400cGy。还可增加放疗范围，增加对肝、脾、肾、性腺、胸腺的照射。

（3）大剂量全身化疗

药物动力学研究表明，中或大剂量的 MTX 静脉注射后可使脑脊液内药物浓度达到稳定有效的水平。预防剂量 1500～2500mg/（m^2·d）静脉注射。在用 MTX 前应按医嘱应用碱性药物碱化尿液和利尿，一般先以 10%～20%MTX 量在 1 小时内冲击滴注，而后将剩余的药量持续静滴 24 小时，之后的 12 小时开始应用甲酰四氢叶酸钙解救。

（4）毒副作用的观察护理

CNSL 的防治方案虽然可以降低其发生率，延长患者生存期，但同时也会引起系列毒副作用，除消化道、心脏，内分泌功能紊乱、骨髓抑制等方面外，还主要表现为神经系统的毒副作用。常见有急性/亚急性神经毒性反应。急性神经毒性反应是由于鞘内注射药物后数小时至数天发生蛛网膜炎（化学性），患者出现发热，头痛，头晕，脑膜刺激症状和体征，似细菌性脑膜炎。大剂量 MTX 或 Ara-c 冲击治疗可引起疲乏无力，定向障碍等。这些症状一般无需特殊处理，必要时按医嘱给予地塞米松能迅速缓解。亚急性神经毒性反应是在放疗后 3~8 周发生：患者可出现嗜睡、发热、全身不适、食欲不振、消化道症状等，一般 2~3 周症状减轻，无后遗症。脊髓放疗可引起放射性脊髓炎，患者低头时背部及下肢有电击样感觉，症状为暂时性；慢性神经毒性反应发生在放、化疗后数月至数年之间，以全颅放疗加鞘内注射 MTX 以及静脉注射。MTX 联合治疗者发生率较高。由于脑组织变性引起白质脑病，表现抑郁、不安、嗜睡、淡漠、行动障碍、言语和吞咽困难，尿失禁、颅压增高症状，也可能有脑实质钙化、中央脑桥髓鞘脱失，视神经萎缩，放射性视网膜炎、白内障等。

在 CNSL 治疗过程中，注意随时观察患者，如果患者出现上述症状或体征，应及时通知医师给予必要的处置。对于出现感觉障碍、嗜睡的患者，要加强安全保护，加床挡严防坠床意外，提供细致的生活护理。

【护理评估】

（1）健康史

评估患者是否在急性白血病基础上出现中枢神经系统的症状和体征，尤其是颅内压增高的症状和体征。

（2）身体状况

评估患者是否有头痛、恶心、呕吐、精神障碍（如嗜睡、谵妄和昏迷），视力障碍、言语不清、失语、躯干或四肢疼痛；评估患者颈项是否强直、脑神经是否麻痹；评估患者是否有神经根刺激症状和体征。

（3）心理-社会状况

评估时应注意患者对自己所患疾病的了解程度及其心理承受能力，以往的住院经验，所获得的心理支持；家庭成员及亲友对疾病的认识，对患者的态度；家庭应对能力，以及家庭经济情况，有无医疗保障等。

【护理诊断】

（1）头痛、恶心、呕吐、有意识障碍的危险

　　与白血病细胞浸润有关。

（2）有受伤的危险：出血

　　与血小板减少、白血病细胞浸润有关。

（3）活动无耐力

　　与贫血，大剂量放、化疗有关。

（4）营养失调：低于机体需要量

　　与纳差、发热及代谢亢进有关。

【护理措施】

（1）一般护理

　　①休息活动：同急性白血病一般护理中相应内容。特别强调注意为患者提供安静的休养环境，控制噪音的干扰，限制探视。对于白血病细胞浸润脑、脊髓神经引起的偏瘫或双侧瘫痪，丧失自主活动功能者，注意定时变换体位，防止长久压迫某一部位而发生压疮，同时协助肢体被动活动，以促进自主活动的早恢复。

　　②营养：同急性白血病一般护理中相应内容，对于大剂量化疗、放疗后消化道反应强烈者可用止吐药物，给予清淡饮食。必要时按医嘱给予静脉高营养治疗。

　　③心理：同急性白血病一般护理中相应内容。

　　④观察病情：常规测量体温、脉搏、呼吸、血压，在护理观察急性白血病病情的同时，特别注意观察患者中枢神经系统因白血病细胞浸润引起的症状及体征，并随时了解患者治疗反应，特别是放、化疗引起的毒副作用。

（2）重点护理措施

　　①头痛、恶心、呕吐：系颅内压升高引起。应配合医师积极采用脱

水疗法以降低颅压缓解症状。安慰患者消除紧张情绪并使全身放松，不要做屏气动作，可做张口呼吸状。及时清理呕吐物，保持病室整洁、安静并用窗帘遮光，减少强光刺激。如果用止痛剂，注意禁用吗啡、哌替啶及氯丙嗪等药物。

②用药护理：观察用药效果及不良反应，用药前应向患者及家属说明，以便其主动配合治疗，坚持用药。

（3）治疗过程中可能出现的情况及应急措施

①癫痫发作、抽搐：安排专人护理，加床挡并防止碰伤。解开并放松患者衣领、腰带，用纱布裹压舌板放置于上下臼齿之间，以防舌被咬伤。按医嘱给予镇静药物或刺激人中、涌泉、内关、合谷等穴位，以控制发作。

②瘫痪：活动受限而极易发生压疮，故应加强基础护理，预防压疮发生。保持床位清洁、干燥、平整、柔软，定时翻身，擦浴，按摩局部受压处，管理好患者排便排尿。护理工作要细致，要耐心安慰患者，使其解除顾虑。

【健康教育】

（1）简介疾病知识

CNSL 是白血病细胞浸润中枢神经系统而引起。为了诊断和治疗，需做腰椎穿刺检查并实施鞘内注射药物，颅、脊髓治疗联合静脉化疗的治疗方案。急性白血病缓解后及早进行预防 CNSL 非常必要，因为血脑屏障阻止多种化疗药物进入中枢神经系统，从而该部位极易成为白血病细胞的庇护所，使之得以增殖，损害中枢神经组织并可导致白血病复发，所以防治 CNSL 可以提高白血病患者的生存率、治愈率。

（2）检查治疗指导

如果患者接受放射治疗，应向患者做有关的解说，如治疗前的准备、放疗的部位、正确的体位及常见的不良反应等，使患者有心理准备，更好地配合医护技人员进行治疗。全颅或全脊照射前 4 小时禁食，照射前 2 小时给予镇静止吐药物以减少胃肠道放射反应。

（3）饮食指导

放、化疗期间更应注意选用清淡易消化高热量食品，可少食多餐。

为了减少恶心、呕吐，可按医嘱服止吐药物。

（4）休息、活动指导

对于肢体活动丧失和感觉障碍的卧床患者，鼓励其配合护士进行预防压疮的护理并使之明了预防压疮的意义和方法。同时酌情训练患者的肢体运动，重症瘫痪肢体由他人协助被动运动及局部按摩，做小关节的活动等。注意保持麻痹肢体的正常功能位置。

第五章 淋巴瘤的护理

淋巴瘤起源于淋巴结和淋巴组织，其发生大多与免疫应答过程中淋巴细胞增殖分化产生的某种免疫细胞恶变有关，是免疫系统的恶性肿瘤。淋巴瘤可发生于身体的任何部位，通常以实体瘤形式生长于淋巴组织丰富的组织器官中，其中以淋巴结、扁桃体、脾及骨髓等部位最易受累。原发部位可在淋巴结，也可在结外的淋巴组织。临床上以无痛性进行性淋巴结肿大和局部肿块为特征，同时可有相应器官受压迫或浸润受损症状。组织病理学上将淋巴瘤分为霍奇金淋巴瘤（HL）和非霍奇金淋巴瘤（NHL）两大类。

【临床表现】

（1）霍奇金淋巴瘤

多见于青年，儿童少见。首发症状常是无痛性颈部或锁骨上淋巴结进行性肿大（占60%~80%），其次为腋下淋巴结肿大。肿大的淋巴结可以活动，也可互相粘连，融合成块，触诊有软骨样感觉。少数HL可浸润器官组织或因深部淋巴结肿大压迫，引起各种相应症状（见NHL）。5%~16%的HL患者发生带状疱疹。饮酒后引起的淋巴结疼痛是HL所特有，但并非每一个HL患者都是如此。

发热、盗汗、瘙痒及消瘦等全身症状较多见。30%~40%的HL患者以原因不明的持续发热为起病症状。这类患者一般年龄稍大，男性较多，常有腹膜后淋巴结累及。周期性发热约见于1/6的患者。可有局部及全身皮肤瘙痒，多为年轻女性。瘙痒可为HL的唯一全身症状。

（2）非霍奇金淋巴瘤

相对HL，NHL的临床表现有如下两个特点：①随年龄增长而发病增多，男较女为多；除髓性淋巴瘤外，一般发展迅速。②NHL有远处扩散和结外侵犯倾向，无痛性颈和锁骨上淋巴结进行性肿大为首发表现者较 HL 少。NHL 对各器官的压迫和浸润较 HL 多见，常以高热或各器官、系统症状为主要临床表现。咽淋巴环病变临床有吞咽困难、鼻塞、鼻出血及颌下淋巴结肿大。胸部以肺门及纵隔受累最多，半数有肺部浸润或胸腔积液。可致咳嗽、胸闷、气促、肺不张及上腔静脉压迫综合征等。累及胃肠道的部位以回肠为多，其次为胃，结肠很少受累。临床表现有腹痛、腹泻和腹部包块，症状可类似消化性溃疡、肠结核或脂肪泻等，常因肠梗阻或大量出血施行手术而确诊。肝大，黄疸仅见于较后期的病例。原发于脾的 NHL 较少见。腹膜后淋巴结肿大可压迫输尿管，引起肾盂积水。肾损害主要为肾肿大、高血压、肾功能不全及肾病综合征。中枢神经系统病变累及脑膜及脊髓为主。硬膜外肿块可导致脊髓压迫症。骨骼损害以胸椎及腰椎最常见。表现为骨痛，腰椎或胸椎破坏，脊髓压迫症等。约 20% 的 NHL 患者在晚期累及骨髓，发展成淋巴瘤白血病。皮肤受累表现为肿块、皮下结节、浸润性斑块、溃疡等。

【辅助检查】

（1）血象

HL 血象变化较早，常有轻或中度贫血，少数有白细胞计数轻度或明显增加，中性粒细胞增多，约 20% 的患者嗜酸性粒细胞增多。骨髓浸润广泛或有脾功能亢进时，全血细胞下降。

（2）骨髓象

骨髓象多为非特异性，若能找到 R-S 细胞则是 HL 脊髓浸润的依据，活检可提高阳性率；NHL 白细胞多正常，伴淋巴细胞绝对或相对增多。

（3）其他检查

淋巴结活检是淋巴瘤确诊和分型的主要依据；胸部 X 线、腹部超声、胸（腹）部 CT 或 PET-CT 等有助于确定病变的部位及其范围。疾病活动期有血沉增快、血清乳酸脱氢酶活性增加，其中乳酸脱氢酶增加提示预后不良；骨骼受累时血清碱性磷酸酶活力或血钙增加。NHL 可并发溶血性贫血，抗人球蛋白试验阳性。中枢神经系统受累时脑脊液中蛋白含量增加。

【治疗原则】

（1）化学治疗

多采用联合化疗。

①霍奇金淋巴瘤（HL）：常用 ABVD（A：阿霉素；B：博来霉素；V：长春花碱；D：达卡巴嗪）方案。

②非霍奇金淋巴瘤（NHL）：常用 CHOP（环磷酰胺、阿霉素、长春新碱、泼尼松）方案。

（2）放射治疗

常用于 Ⅰ~ⅡA 期淋巴瘤患者的治疗。

（3）手术治疗

常用于淋巴瘤的诊断及淋巴瘤局部病变的治疗，包括剖腹探查及脾切除。

（4）造血干细胞移植

对 55 岁以下，重要脏器功能正常，缓解期短、难治易复发的侵袭性淋巴瘤，4 个疗程 CHOP 方案能使淋巴结缩小超过 3/4 者，可考虑全淋巴结放疗及大剂量联合化疗后行异基因或自体造血干细胞移植。自体造血干细胞移植作为强化治疗，能进一步提高患者的长期存活率。对于高危患者或复发及难治的患者则作为一种拯救性治疗方法。

（5）生物治疗

常用抗 B 淋巴细胞单克隆抗体与 α-干扰素。

【护理评估】

（1）健康史

淋巴瘤发病有两个高峰，分别为 15~34 岁和 50 岁以后；评估患者是否有病毒感染史；评估患者是否有接触杀虫剂、染发剂、放射线照射经历；评估患者是否患有自身免疫性疾病如 SLE 等。

（2）身体状况

评估患者是否有持续或周期性发热；评估患者盗汗、疲乏及消瘦情况；评估患者皮肤瘙痒情况。

（3）心理-社会状况

患者在患病后会出现明显消瘦，食欲不佳，心理负担较重。护士应及时评估患者的心理活动，抓住时机给患者进行疏导，尽量排除患者悲观情绪。

【护理诊断】

（1）体温过高

与机体抵抗力下降合并感染有关。

（2）营养失调：低于机体需要量

与放、化疗致恶心、呕吐、纳差等有关。

（3）舒适的改变

与结外侵犯及放、化疗有关。

（4）活动无耐力

与贫血、组织缺氧有关。

（5）有组织完整性受损的危险

与皮肤瘙痒及放、化疗有关。

（6）有感染的危险

与放、化疗有关。

（7）低效型呼吸型态

与淋巴结肿大压迫有关。

（8）知识缺乏

缺乏与疾病相关的知识。

（9）预感性悲哀

与担心疾病恶性程度及预后有关。

（10）照顾者角色困难

与疾病致家庭意见冲突及经济条件等有关。

【护理措施】

（1）病情观察

①监测体温变化，发热时，观察患者有无畏寒、咽痛、咳嗽等伴随症状，酌情予温水擦浴或冰块物理降温，必要时遵医嘱予药物降温，观察降温效果，及时更换汗湿的衣服及床单，并鼓励患者饮水及进食。

②观察患者营养状况、活动情况、排便情况等。

③观察淋巴结肿大的部位、程度及相应器官的压迫症状，如心悸、气促、腹痛等，及时报告医生，及时处理。

④密切观察放、化疗的不良反应，及时报告医生，予以处理。

⑤观察患者情绪变化，了解其社会支持系统情况。

（2）心理护理

①理解、关心患者，向患者及家属介绍本病的相关知识及成功病例，使患者安心配合治疗和护理。

②治疗前向患者解释放、化疗中可能出现的不良反应，消除顾虑，取得配合。

③嘱家属、亲友给予支持和鼓励，建立社会支持网。

④注意患者的情绪变化，随时予以疏导。

（3）淋巴结活检术的护理

①术前：予以解释，消除顾虑。

②术后：观察伤口出血及疼痛情况，及时更换敷料，必要时遵医嘱给予止痛剂。

（4）放疗期间的护理

①治疗前清洁皮肤，去除皮肤上的油脂及覆盖物；着宽松棉质内衣。

②放疗期间给予清洁易消化饮食，少食多餐。

③放疗反应的护理。

（5）化疗期间的护理

①指导患者多休息，以减少消耗。

②鼓励患者进食，保证营养摄入。食物以清淡、易消化、无刺激为宜。多饮水，每日 2000~3000ml。必要时给予静脉营养支持。

③病室保持整洁，空气流通。每日进行空气消毒，减少陪伴探视人员，谢绝患有感冒的人员探视。

④加强皮肤、口鼻及会阴部的清洁，便后坐浴。

⑤指导患者监测体温，及早发现感染征兆。

⑥遵医嘱监测血象及肝肾功能变化。

⑦严密观察患者皮肤、黏膜有无出血表现。指导患者避免外伤，穿刺后延长按压时间至不出血为止。

⑧化疗前，患者在知情前提下签署化疗同意书。使用静脉化疗时，护士责任心要强，选择好合适的静脉及方式如留置针穿刺或 PICC 置管等，化疗过程中加强巡视，并做好患者的相关教育，尽可能避免药物渗漏到皮下，特别是长春碱类及蒽环类强刺激性化疗药。一旦发生渗漏，应及时恰当处理。

【健康教育】

（1）疾病知识指导

缓解期或全部疗程结束后，患者仍应保证充分休息、睡眠，适当参与室外锻炼，如散步、打太极拳、体操、慢跑等，以提高机体免疫力。食谱应多样化，加强营养，避免进食油腻、生冷和容易产气的食物。有口腔及咽喉部溃疡者可进牛奶、麦片粥及淡味食物。若唾液分泌减少造成口舌干燥，可饮用柠檬汁、乌梅汁等。注意个人卫生，皮肤瘙痒者避免搔抓，以免皮肤破溃。沐浴时避免水温过高，宜选用温和的沐浴液。

（2）心理指导

耐心与患者交谈，了解患者对本病的知识和对患病、未来生活的看法，给予适当的解释，鼓励患者积极接受治疗。在长期治疗过程中，患者可能会出现抑郁、悲观等负性情绪，甚至放弃治疗。家属要充分理解患者的痛苦和心情，注意言行，不要推诿、埋怨，要营造轻松的环境，以解除患者的紧张和不安，保持心情舒畅。

（3）用药指导与病情监测

①向患者说明近年来由于治疗方法的改进，淋巴瘤缓解率已大大提高，应坚持定期巩固强化治疗，可延长淋巴瘤的缓解期和生存期。

②指导患者应遵医嘱坚持用药，不能擅自停药、换药或者擅自增减药物剂量，定期复查。

③若有身体不适，如疲乏无力、发热、盗汗、消瘦、咳嗽、气促、腹痛、腹泻、皮肤瘙痒、口腔溃疡等，或发现肿块，应及早就诊。

第六章　多发性骨髓瘤的护理

多发性骨髓瘤（MM），是发生于 B 淋巴细胞的恶性浆细胞肿瘤。骨髓瘤细胞在骨髓内克隆性增殖，引起溶骨性骨骼破坏；骨髓瘤细胞分泌单株免疫球蛋白，正常的多株免疫球蛋白合成受抑，本周蛋白随尿液排出；常伴有贫血，肾衰竭和骨髓瘤细胞髓外浸润所致的各种损害。

【临床表现】

（1）骨骼损害

骨髓瘤细胞在骨髓中增生，刺激由基质细胞衍变而来的成骨细胞过度表达白介素-6（IL-6），激活破骨细胞，导致骨质疏松及溶骨性破坏。骨痛为常见症状，以腰骶部最多见，其次为胸背部、肋骨和下肢骨骼。活动或扭伤后剧痛者有自发性骨折的可能。单个骨骼损害称为孤立性浆细胞瘤。

（2）感染

是 MM 患者的首位致死原因。由于正常多克隆免疫球蛋白及中性粒细胞减少，免疫力下降，容易发生各种感染，如细菌性肺炎和尿路感染，甚至败血症。病毒感染以带状疱疹多见。

（3）贫血

贫血的发生与骨髓瘤细胞浸润抑制造血、肾功不全等有关。90% 以上患者出现程度不一的贫血，部分患者以贫血为首发症状。疾病早期贫血轻，后期贫血严重。

（4）高钙血症

呕吐、乏力、意识模糊、多尿或便秘等。发生机制主要包括破骨细胞引起的骨再吸收和肾小球滤过率下降致钙的清除能力下降。

（5）肾功能损害

肾功能损害是本病的重要表现之一。临床上主要表现为蛋白尿、管型尿和急、慢性肾衰竭。急性肾衰竭多因脱水、感染、静脉肾盂造影等引起。其中肾衰竭是本病仅次于感染的致死原因。慢性肾衰竭的发病机制：①游离轻链（本周蛋白）被近曲小管吸收后沉积在上皮细胞胞质内，使肾小管细胞变性，功能受损，如蛋白管型阻塞，则导致肾小管扩张；②高血钙引起多尿以及少尿；③尿酸过多，沉积在肾小管，导致尿酸性肾病。

（6）高黏滞综合征

其发生率为2%~5%。临床表现为头痛、眩晕、眼花、耳鸣、手指麻木、冠状动脉供血不足、慢性心力衰竭、意识障碍甚至昏迷。血清中M蛋白增多，尤以IgA易聚合成多聚体，可使血液黏滞性过高，引起血流缓慢、组织淤血和缺氧。在视网膜、中枢神经和心血管系统尤为显著。

（7）出血倾向

鼻出血、牙龈出血和皮肤紫癜较为多见。出血的主要原因为血小板减少，且M蛋白包在血小板表面，影响血小板的功能；凝血障碍（M蛋白与纤维蛋白单体结合，影响纤维蛋白多聚化，M蛋白尚可直接影响因子Ⅷ的活性）及血管壁因素（高免疫球蛋白血症和淀粉样变性损伤血管壁）。

（8）淀粉样变性和雷诺现象

少数患者，尤其是IgD型，可发生淀粉样变性，常见舌、腮腺肿大，心脏扩大，腹泻或便秘，皮肤苔藓样变，外周神经病变以及肝、肾功能损害等。如M蛋白为冷球蛋白，则引起雷诺现象。

（9）髓外浸润

①器官肿大：如淋巴结、肾、肝和脾肿大。

②神经损害：胸、腰椎破坏压迫脊髓所致截瘫较常见，其次为神经根受累，脑神经瘫痪较少见；若出现多发性神经病变，则表现为双侧对称性远端感觉和运动障碍。如同时有多发性神经病变、器官肿大、内分泌病、单株免疫球蛋白血症和皮肤改变者，称为POEMS综合征。

③髓外浆细胞瘤：孤立性病变位于口腔及呼吸道等软组织中。

④浆细胞白血病：系骨髓瘤细胞浸润外周血所致，浆细胞超过$2.0×10^9/L$时即可诊断，大多属IgA型，其症状和治疗同其他急性白血病。

【辅助检查】

（1）血象

多为正常细胞性贫血，可伴有少数幼粒、幼红细胞。血片中红细胞呈缗钱状（成串状）排列。白细胞总数正常或减少。晚期可见大量浆细胞。血小板计数多数正常，有时可减少。

（2）骨髓象

骨髓中浆细胞异常增生（至少占有核细胞数的15%），并伴有质的改变。骨髓瘤细胞大小形态不一，成堆出现，核内可见核仁1~4个，并可见双核或多核浆细胞。骨髓瘤细胞免疫表型 $CD38^+$、$CD56^+$。鉴于浆细胞瘤灶呈散在分布，最好自压痛处或多部位穿刺取材，以提高阳性率。

（3）血液生化检查

①单株免疫球蛋白血症的检查：蛋白电泳出现 M 蛋白；免疫固定电泳发现重链；血清免疫球蛋白定量测定发现 M 蛋白增多，正常免疫球蛋白减少；血清游离轻链检测。

②血钙、磷测定：因骨质广泛破坏，出现高钙血症，血磷正常。晚期肾功能减退，血磷也增高。本病的溶骨不伴成骨过程，通常血清碱性磷酸酶正常。

③血清 β_2 微球蛋白和血清白蛋白：β_2 微球蛋白由浆细胞分泌，与全身骨髓瘤细胞总数有显著相关性。血清白蛋白量与骨髓瘤生长因子 IL-6 的活性呈负相关。均可用于评估肿瘤负荷及预后。

④C-反应蛋白（CRP）和血清乳酸脱氢酶（LDH）：LDH 与肿瘤细胞活动有关，CRP 和血清 IL-6 呈正相关，故可反映疾病的严重程度。

⑤尿和肾功能：90%患者有蛋白尿，血清尿素氮和肌酐可增高。约半数患者尿中出现本周蛋白。

（4）细胞遗传学

染色体的异常通常为免疫球蛋白重链区基因的重排。染色体异常包括del（13）、del（17）、t（4；14）、t（11；14）及1q21扩增。

（5）影像学检查

①骨病变 X 线表现：典型为圆形、边缘清楚如凿孔样的多个大小不等的溶骨性损害，常见于颅骨、盆骨、脊柱、股骨、肱骨等处；病理性骨折；骨质疏松，多在脊柱、肋骨和盆骨。

②为避免急性肾衰竭，应禁止对骨髓瘤患者进行 X 线静脉肾盂造影检查。

③CT 和 MRI 对本病的诊断也有一定的价值。

【治疗原则】

（1）治疗原则

无症状或无进展的 MM 患者可以观察，每 3 个月复查 1 次。有症状的 MM 患者应积极治疗。

（2）有症状 MM 患者的治疗

①化学治疗：有症状 MM 的初治为诱导化疗。来那度胺是一种有效的沙利度胺类似物，与地塞米松联合用于治疗复发/难治性 MM。

②干细胞移植：自体干细胞移植可提高缓解率，改善患者总生存期和无事件生存率，是适合移植患者的标准治疗。疗效与年龄、性别无关，与常规化疗敏感性、肿瘤负荷大小和血清 β_2-微球蛋白水平有关。清髓性异基因干细胞移植可在年轻患者中进行，常用于难治复发患者。

③骨病的治疗：二膦酸盐有抑制破骨细胞的作用，如唑来膦酸钠每月 4mg 静脉滴注，可减少疼痛，部分患者出现骨质修复。放射性核素内照射有控制骨损害、减轻疼痛的疗效。

④高钙血症：水化、利尿：日补液 2000~3000ml，保持尿量 >1500ml/d；使用二膦酸盐；糖皮质激素和（或）降钙素。

⑤贫血：可考虑促红细胞生成素治疗。

⑥肾功能不全：水化、利尿，减少尿酸形成和促进尿酸排泄；有肾衰竭者，应积极透析；慎用非甾体类抗炎镇痛药；避免使用静脉造影剂。

⑦高黏滞血症：血浆置换可用于有症状的高黏滞综合征患者。

⑧感染：若出现感染症状应用抗生素治疗。对粒细胞减少的患者可给予重组人粒细胞刺激因子（G-CSF）。

【护理评估】

（1）健康史

评估患者是否有电离辐射、慢性抗原刺激、EB 病毒或卡氏肉瘤相关的疱疹病毒感染史。

（2）身体状况

评估患者发热症状，是否有上呼吸道感染、肺炎、泌尿系统感染；评估患者是否有骨质疏松；评估患者肾脏病变情况。

（3）心理-社会状况

大多数患者在确诊后就会表现出恐惧、烦躁、焦虑、悲观等一系列严重的心理问题，这些不良心理反应对疾病的治疗及转归极为不利，因此护士应评估患者的心理状态，鼓励患者以积极的态度对待疾病，保持情绪稳定，树立信心，积极配合治疗。

【护理诊断】

（1）疼痛

与骨髓瘤细胞浸润骨骼和骨膜有关。

（2）活动无耐力

与贫血有关。

（3）组织完整性受损

与血小板减少引起出血倾向有关。

（4）排尿异常

与肾功能损害有关。

（5）有受伤的危险

与骨质破坏、骨质疏松引起病理性骨折有关。

（6）感染的危险

与机体免疫防御能力下降有关。

（7）皮肤完整性受损的危险

与长期卧床局部皮肤受压过久引起压疮有关。

【护理措施】

（1）心理护理

护理人员首先应评估患者的心理特点，根据 MM 患者不同的心理时期采取不同的护理措施。给予患者真诚的关心和帮助，多与其交流、了解，并根据患者所处的情绪给予适当的护理，多讲康复患者的例子，鼓励建立乐观的心态，使其正视现实。在患者疼痛及情绪消极时，要尊重患者并及时予以治疗及护理措施。护理人员应注意患者家属的情绪，适时倾听其感受并真诚地予以帮助及理解，以避免家属的不良情绪影响患者。注意：对不了解病情者，护士应配合医生及家属做好保密工作。

（2）病情观察

①严密观察骨痛的部位、性质、程度，一般多位于身体负重处，如

腰骶部、下背部疼痛。如某部位骨痛加重，可能发生病理性骨折，应及时处理。

②若患者出现食欲不振、厌食、恶心、呕吐及多尿，则提示高钙血症的可能。

③观察有无贫血及出血的表现，如面色苍白，活动后心悸、气促、牙龈出血、视物模糊等。

④观察有无反复感染症状，反复感染是骨髓抑制的晚期征象，可导致患者免疫力降低。

⑤定期监测肾功能的变化，注意监测尿常规。

（3）休息与活动指导

①平日应睡硬板床加海绵垫，因为硬板床能使患者的骨骼、脊柱等保持平直，以免骨组织受到损伤；海绵垫使支持体重的面积宽而均匀，从而降低在骨隆突部皮肤所受的压力，患者感觉柔软、舒适，还可延长翻身的间隔时间。

②不做剧烈活动和扭腰、转体等动作。翻动患者时，要轻、稳、准、协调、用力均衡，避免推、拖、拉、拽，并注意上、下身保持在同一平面上，防止骨骼扭曲现象。以免摩擦、摩破患者的皮肤及引起翻身所致病理性骨折，使摆正体位处于功能位置。

③患者避免长时间站立、久坐或固定一个姿势，防止负重发生变形。适度活动，以促使肢体血液循环。外出活动时，应由家人陪同以防跌伤。

④卧床休息时，应注意加强床旁护理，保持舒适卧位。

（4）饮食指导

给予患者高热量、高维生素、高钙、高蛋白质、低钠饮食，同时增加摄水量，保证每日尿量在 1000~2500ml。戒除烟酒，以消除钙吸收障碍的因素。多摄取粗纤维食物，保持排便通畅，预防便秘。

（5）骨痛的护理

①卧床休息，对疼痛剧烈的患者，给予止痛剂。卧床期间，协助患者洗漱、进食、大小便及个人卫生等。

②卧床时协助患者每 1~2 小时变换体位，保持患者肢体功能位，适当使用气圈、气垫等，每日用温水擦洗全身皮肤，保持皮肤清洁、干燥，

预防压疮发生。

③截瘫患者要防止下肢萎缩，严密观察肢体受压情况，并予肢体按摩，进行肢体的被动或主动活动锻炼。

④鼓励患者咳嗽和深呼吸，如果没有禁忌证，应饮水 2000~3000ml/24h，采取预防便秘的措施（充足的液体入量、多纤维食物、躯体活动、便软化剂等）。

⑤病理性骨折的患者，使用围腰夹板固定，不要弯腰及做剧烈运动，在卧床期间进行被动肢体活动。

（6）贫血的护理

轻度贫血可适当活动，应避免劳累，重度贫血应绝对卧床休息。取半卧位，以利于呼吸。对于极度虚弱者，应协助其完成生活护理。

（7）出血的护理

严密观察出血倾向，如面色苍白、乏力、烦躁、生命体征异常、呕血、黑便、牙龈出血、鼻出血、血尿等。去除能引起出血的因素，勿接触锐利物品，剪短指甲，勿抓皮肤、挖鼻孔、剔牙等，以免引起鼻腔皮肤及口腔出血，勿用力大便，可鼓励患者多饮水，嘴唇可涂擦甘油以保持湿润。

（8）活动障碍的护理

①帮助患者在可以活动的限度内进行活动，鼓励行走，防止骨骼进一步脱钙，可提供拐杖、手杖、靠背架等。

②活动时注意安全，防止摔伤。

③瘫痪卧床患者应每 1~2 小时协助变换体位并每日 2 次按摩下肢及屈伸等被动性活动。

④受压部位皮肤给予温热毛巾按摩或理疗，防止压疮发生。

（9）预防感染

①指导患者养成良好的个人卫生习惯，注意用物清洁。

②休养环境保持整洁，空气流通，定时消毒。

③注意保暖，防止受凉感冒；少去公共场合，避免交叉感染。

④合理使用抗生素，做护理操作时严格遵守无菌原则。

⑤骨髓受抑严重时，应考虑保护性隔离。

⑥监测体温的变化，每日测体温 4~6 次，以及早发现感染征象。

【健康教育】

（1）疾病知识指导

患者易出现病理性骨折，故应注意卧床休息，使用硬板床或硬床垫；适度活动可促进肢体血液循环和血钙在骨骼的沉积，减轻骨骼的脱钙。注意劳逸结合，尤其是中老年患者，避免过度劳累、做剧烈运动和快速转体等动作。

（2）用药指导与病情监测

遵医嘱用药，有肾损害者避免应用损伤肾功能的药物，病情缓解后仍需定期复查与治疗。若活动后出现剧烈疼痛，可能为病理性骨折，应立即就医。注意预防各种感染，一旦出现发热等症状，应及时就医。

第七章　骨髓增生性疾病的护理

第一节　真性红细胞增多症

真性红细胞增多症（PV）简称真红，是一种以克隆性红细胞异常增多为主的慢性骨髓增生性疾病，90%～95%患者都可发现 JAK2/V617F 基因突变。其外周血红细胞比容增加，血液黏稠度增高，常伴有白细胞和血小板增高、脾大，病程中可出现血栓和出血等并发症。中老年发病，男性多见。

【临床表现】

（1）常见临床表现

①中老年发病，男性稍多于女性。起病缓慢，病变若干年后才出现症状，或偶然查血时发现。

②患者呈多血质面容，皮肤和黏膜红紫，尤以面颊、唇、舌、耳、鼻尖、颈部和四肢末端（指、趾及大小鱼际）为甚，眼结膜显著充血。因血容量增加，约半数患者合并高血压病。

（2）血液黏滞度增高

血液黏滞度增高可致血流缓慢和组织缺氧，表现为头痛、眩晕、多汗、疲乏、健忘、耳鸣、眼花、视力障碍、肢端麻木与刺痛等症状。

（3）血小板增多

伴血小板增多时，可有血栓形成和梗死，常见于脑、周围血管、冠状动脉、门静脉、肠系膜、四肢等，严重时瘫痪。出血仅见于少数患者，与血管内膜损伤、血小板功能异常等因素有关。

（4）嗜碱性粒细胞增

嗜碱性粒细胞增多，释放组胺刺激胃腺壁细胞，可致消化性溃疡；刺激皮肤有明显瘙痒症。

（5）骨髓细胞过度增殖

骨髓细胞过度增殖可导致高尿酸血症，少数患者出现继发性痛风、肾结石及肾功能损害。

（6）体征

患者 40%~50% 有肝大、70%~90% 有脾大，是本病的重要体征，脾大多为中、重度肿大，表面平坦，质硬，引起腹胀、纳差、便秘。若发生脾梗死，引起脾区疼痛。

（7）病程分期

①红细胞及血红蛋白增多期：可持续数年；②骨髓纤维化期：血象处于正常代偿范围，通常在诊断后 5~13 年发生；③贫血期：有巨脾、髓外化生和全血细胞减少，大多在 2~3 年内死亡，个别演变为急性白血病。

【辅助检查】

（1）血液

红细胞计数增高为 $(6~10)×10^{12}/L$，血红蛋白增高为 $170~240g/L$，红细胞比容增高为 0.6~0.8。部分患者由于缺铁，红细胞呈小细胞低色素性。网织红细胞计数正常，当脾大伴髓外造血时，外周血可有少数幼红细胞。白细胞增多为 $(10~30)×10^{9}/L$，常有核左移，可见中幼及晚幼粒细胞，中性粒细胞碱性磷酸酶积分增高。可有血小板增多，为 $(300~1000)×10^{9}/L$。血液黏滞性为正常的 5~8 倍，放射性核素测定血容量增多。

（2）骨髓

各系造血细胞都显著增生，脂肪组织减少，粒与幼红细胞比例常下降，巨核细胞增生常较明显。铁染色显示贮存铁减少。

（3）血液生化

多数患者血尿酸增加，血清 γ 球蛋白可增多，$α_2$ 球蛋白降低。可有高组胺血症和高组胺尿症。血清维生素 B_{12} 及维生素 B_{12} 结合力增加，血清铁降低，促红细胞生成素（EPO）减少。

【治疗原则】

（1）静脉放血

每隔 2~3 天放血 200~400ml，直至血细胞比容在 0.50 以下。应注意：①放血后红细胞及血小板可能会反跳性增高，需用药物；②反复放血可加重缺铁；③老年及有心血管病者，放血后有诱发血栓形成的可能。

（2）血栓形成的预防

若无禁忌证存在，口服小剂量阿司匹林 50~100mg/d 长期预防治疗。

（3）细胞减少性治疗

羟基脲 10~20mg/（kg·d），维持白细胞（3.5~5.0）×10^9/L；干扰素 300 万 U/m^2，每周 3 次，皮下注射。

【护理评估】

（1）健康史

本病易在 40~60 岁人群中发生。男多于女。

（2）身体状况

评估患者是否有头痛、头胀、耳鸣、眩晕、健忘、肢体麻木、乏力、出汗等症状；评估患者是否有鼻出血、牙龈出血和皮肤黏膜淤点、淤斑等；评估患者皮肤瘙痒症状。

（3）心理-社会状况

真性红细胞增多症患者可因病情的反复而焦虑不安，也可因皮肤变化影响外观形象而情绪低落，护士应评估患者心理状况，有针对性地疏导患者不良心理。

【护理诊断】

（1）气体交换受损

与血液黏滞度增高引起血流缓慢致通气/血流比例失调有关。

（2）潜在并发症：血栓形成、出血

与血小板增多、血液黏滞度增高有关。

（3）有组织完整性受损的危险

与皮肤瘙痒、高尿酸血症有关。

（4）知识缺乏

缺乏疾病相关的知识。

（5）自我形象紊乱

与多血质面容有关。

（6）焦虑

与病程长、担心疾病预后有关。

【护理措施】

（1）一般护理措施

①病情观察

观察栓塞症状：是否出现头痛、头昏、昏眩、耳鸣、视觉异常、呼吸困难、疲乏、虚弱等症状。观察有无出血倾向如鼻出血、牙龈出血，以及皮肤黏膜上有无淤点、淤斑等。

观察放疗及造血抑制药物引起的副作用：是否出现全身反应（如疲乏、虚弱、头痛、头昏）、骨髓抑制、消化道反应（如恶心、呕吐、厌食）、皮肤反应、口腔黏膜反应等。

观察干扰素治疗的副作用：是否出现发热、乏力、肌肉酸痛等症状。一旦出现以上病情变化，应立即通知医生给予对症处理。

②饮食：应给予高热量、高蛋白、高维生素、少渣软食，以避免口腔黏膜擦伤。餐前后可用冷的苏打漱口水含漱。

③心理支持：保持安静，精神愉快：正确对待疾病，消除紧张、恐惧心理，树立战胜疾病的信心：建立良好的家庭支持系统。

（2）重点护理措施

①准确及时执行治疗方案，如保持病室安静，限制探望，绝对卧床休息，使患者头痛、头晕、眼花、乏力症状减轻。

②加强基础护理，防止并发症发生，为避免血栓脱落，不要对患肢施加压力，指导患者做深呼吸及有效咳嗽，密切观察患者突然出现烦躁、呼吸频率快、发绀、胸痛等症状应考虑为肺栓塞，置患者于患侧卧位，立即通知医生给予抢救，床边备抢救物品。防止皮肤破溃及压疮的发生，应保持皮肤清洁，被褥平整、干燥，定时给患者更换体位等。

③保持身心休息：限制活动，多卧床休息以防再次出血，被血液污染的衣物、地面应迅速处理，避免患者受惊吓。并嘱患者静心养病、积极配合治疗。

④静脉放血的护理：术前向患者及家属做好解释工作，消除患者的恐惧感，必要时酌情给予镇静剂；术前一日饮食宜清淡、易消化，不吃油腻食物，多饮开水；备好采血用物及药品，并备好抢救物品及器械；采血过程中严密观察患者的神志、面色、脉搏、心率、血压的变化；采血后为防止皮下淤血，应以无菌纱布包扎，并按压5～10分钟；治疗期间应加强营养，饮食以高维生素、少渣、少油、易消化食物为主；严密观察可能出现的不良反应，如全身奇痒、口唇发绀等，一旦出现应及时通知医生。

⑤皮肤瘙痒：避免搔抓和热水烫洗，按医嘱应用药物缓解症状。

⑥皮肤出血点：注意观察出血淤斑的范围及进展情况，防止皮肤挤压外伤，尽量不用注射给药，静脉放血治疗后以消毒棉球充分压迫止血。

⑦鼻出血：少量鼻腔渗血时，可用干棉球或蘸1∶1000肾上腺素棉球塞鼻腔压迫止血加局部冷敷；如果出血较多，应备止鼻血包协助医师行油纱条填塞止血。注意定时用石蜡油滴鼻。

⑧牙龈出血：以冷开水或小苏打水漱口，必要时用1∶1000肾上腺素棉球贴敷渗血牙龈处。避免用牙刷，特别是硬毛牙刷刷牙，改以漱口清洁口腔，必要时行特殊口腔护理。

（3）治疗过程可能出现的情况及应急措施

①高血压：注意休息，避免劳累、情绪激动、精神紧张等不良因素。合理饮食，给予低盐低脂饮食，必要时限制钠盐摄入，保证充足的钾、钙摄入，增加粗纤维食物摄入，预防便秘；戒烟限酒，控制体重，控制总热量摄入。定时测量患者血压并做好记录。指导患者避免长时间站立，改变姿势时动作宜缓慢，预防直立性低血压。高血压急症患者，给予吸氧、心电监护，持续监测血压。应用降压药物治疗，观察药物疗效和副作用。

②脑梗死：注意休息及活动；宜低盐低脂饮食，限制钠盐摄入，保证充足的钾、钙摄入；增加粗纤维食物摄入，预防便秘；如有吞咽困难、饮水呛咳，应给予鼻饲流质饮食。严密观察病情，监测生命体征，观察意识及瞳孔的变化，如有异常及时汇报主管医生并遵医嘱进行处理。

③静脉栓塞：注意观察闭塞性脉管炎、肠系膜血管或门静脉血栓而形成的相应疼痛症状，及时通知医师做处置。

【健康教育】

（1）简介疾病知识

真性红细胞增多症是一种克隆性的以红系细胞异常增殖为主的慢性骨髓增生性疾病。临床表现特征有皮肤、黏膜红紫、脾脏肿大和血管及神经系统症状，若治疗及时、恰当，病情可完全缓解。病程较长，随时注意病情反复及并发症的发生。主要并发症是血管栓塞及出血。

（2）心理指导

向患者解说疾病常识和治疗知识，使患者能正确认识和对待患病的现实，鼓励以积极的态度坚持治疗和合理休养。如果患者继发白血病等恶性病症时，给予心理保护，护士与医师保持一致进行有分寸地解释，避免造成患者心理负面压力。

（3）检查治疗指导

真红患者诊治过程中要经常检查血象，以了解病情进展及变化情况，向患者说明检查的目的及其意义，使患者愿意接受积极配合。新入院的患者常规检查较多，如B超、心电图、放射拍片等，应详细说明目的、方法及注意事项，使患者有心理准备和顺利配合。

（4）饮食指导

患者呈多血状态，并伴高尿酸血症及痛风，应避免进食动物脂肪、动物蛋白的膳食，宜用清淡素食。素食内容主要为米、面、蔬菜及水果。以植物油烹调，味不要太咸，少量用食盐。避免用油炸食品或含脂肪量高的食物。患者如果合并消化道溃疡应用少纤维的软食或半流食，宜少食多餐，每日 5~6 餐，注意选用易消化无刺激性的食品，禁忌用辣、过热等食物。如果患者消化道出血应禁食。真红患者多存在高尿酸血症，故应指导鼓励患者多饮水以促进尿酸排泄。

（5）休息活动指导

患者要做到生活规律和有充足的睡眠。重症患者应卧床休息，病情稳定的可在床上做适当活动，定时变换体位和肢体活动，有利于预防血栓形成。轻症患者可进行适当活动，也可安排适量的娱乐，看电视、听广播、读书看报等，以不觉疲劳为度。

（6）出院指导

①协助患者制定离院后继续治疗的计划，要求其按时（由医师定时间）返院复查。

②患者避免出入公共场所，尽量少参与社交活动，减少感染及外伤机会。

③坚持用清淡饮食。

④保持良好的心理状态。

⑤希望患者家属积极配合治疗计划。

⑥按医嘱要求坚持用药，如有复发征象随时来院就诊。

第二节　原发性血小板增多症

原发性血小板增多症（ET）又称特发性血小板增多症、出血性增多症，为造血干细胞克隆性疾病，外周血血小板计数明显增高，骨髓中巨核细胞增殖旺盛，伴有出血及血栓形成，脾常肿大。50%~70%的患者有 JAK2/V617F 基因突变。本病好发于中老年人，男女发病率基本相当。

【临床表现】

（1）早期表现

起病缓慢，患者早期可能无任何临床症状，仅在做血细胞计数时偶然发现。

（2）主要临床表现

出血或血栓形成为主要临床表现，可有疲劳、乏力，脾大。

【辅助检查】

（1）血液

血小板（1000~3000）×10^9/L，涂片中血小板聚集成堆，大小不一，偶见巨核细胞碎片。聚集试验中血小板对胶原、二磷酸腺苷（ADP）及花生四烯酸诱导的聚集反应下降，对肾上腺素的反应消失是本病的特征之一。白细胞增多（10~30）×10^9/L 之间，中性粒细胞碱性磷酸酶活性增高。如半固体细胞培养有自发性巨核细胞集落形成单位（CFU-Meg）形成，则有利于本病的诊断。

（2）骨髓象

各系明显增生，以巨核细胞和血小板增生为主，巨核细胞体积较大，多为成熟型。

【治疗原则】

（1）抗血小板，防治血栓并发症

小剂量阿司匹林 50~100mg/d；ADP 受体拮抗剂（噻氯匹定与氯吡格雷）；阿那格雷。

（2）降低血小板数

血小板大于 1000×10^9/L，骨髓抑制药首选羟基脲每日 15mg/kg，可长期间歇用药。干扰素 300 万 U/m^2，每周 3 次，皮下注射，可用于孕妇。血小板单采术可迅速减少血小板量，常用于妊娠、手术前准备以及骨髓抑制剂不能奏效时。

【护理评估】

（1）健康史

本病发病率不高，发病年龄以 40 岁以上多见，中位年龄 50~60 岁。询问是否有接触放射化学、病毒等病史；询问是否有家族病史。

（2）身体状况

评估患者出血和血栓形成情况；评估患者脾肿大情况。

（3）心理–社会状况

评估患者是否有紧张、激动情绪，与患者交流，鼓励患者与医生配合治疗。

【护理诊断】

（1）潜在并发症：血栓形成、出血

与血小板明显增高及血小板功能不良有关。

（2）舒适的改变

与本病血栓栓塞引起的疼痛有关。

（3）知识缺乏

缺乏与疾病相关的知识。

（4）焦虑

与病程长，担心疾病预后有关。

（5）照顾者角色困难

与疾病致家庭意见冲突及经济条件等有关。

【护理措施】

（1）一般护理

指导患者合理安排作息时间，养成每日午休的习惯，保证夜间睡眠不少于 8 小时。按时进食，勿暴饮暴食。

（2）出血的护理

①严密观察出血倾向：准确记录患者的生命体征，并观察有无出血情况，如呕血、黑便、口腔出血、鼻腔出血、牙龈出血、血尿、烦躁等。随时观察患者皮肤及黏膜有无完整性及颜色的改变。

②去除可能引起出血的因素：勿接触锐利物品。剪短指甲，勿搔抓

皮肤、挖鼻孔、剔牙等，以免引起皮肤、鼻腔及口腔出血。勿用力解大便，可鼓励患者多饮水，多食水果蔬菜等，必要时给予通便剂。让患者用软毛牙刷刷牙或勤漱口，防止牙龈受损。嘴唇干裂者可涂擦甘油，以保持嘴唇湿润。男性患者尽量减少刮胡须的次数，尽量使用电动剃须刀。

③出血的处理：立即平卧，在出血点加压止血，局部可行冷敷。立即建立静脉通道，给予止血剂。备齐抢救物品及器材，积极配合医生进行抢救。

（3）饮食护理

以高热量、高蛋白质饮食为主，如肉、蛋、奶、豆制品类，多食富含维生素 C（如绿色蔬菜、橘子、柠檬、橙子等）及维生素 K（肝脏、奶油、肉类）的食物，应进食柔软、少渣食物，勿食坚硬、粗糙及刺激性强的食物，如油炸类、带骨、带刺、带壳类、辛辣类食物。

（4）血管栓塞的护理

严密观察血管栓塞的征兆，如头痛、呼吸困难、疼痛等。若出现栓塞，应卧床休息，保持安静，密切观察心率、血压及心电图的变化。禁止使用促血小板聚集的药物（如肾上腺素）和抗纤溶药物。向患者及家属说明腹泻、脱水、呕吐、多汗可使血黏度增高而致血管栓塞，应尽量避免。

（5）疼痛的护理

1）与患者及家属建立信任关系，要有同情心，要认同和理解患者对疼痛的反应，用倾听、安慰、接触等方式使患者情绪稳定。

2）观察疼痛部位、形式、强度、性质、持续时间等，并做好相关记录。

3）减少疼痛刺激，取舒适卧位，防止因姿势不当造成肌肉、韧带或关节牵扯而引起疼痛。

4）采取减轻疼痛的方法：①皮肤刺激法，如按摩、加压冷热敷等；②环境处理法，由患者自我控制或由暗示性情景来分散对疼痛的注意力，或减少焦虑、紧张、压力等心理因素对身体造成的影响，包括自我暗示法、呼吸控制法、音乐疗法、注意力分散法、引导想象法；③药物镇痛，遵医嘱给予相应的镇痛药物，要了解镇痛药的有效剂量及使用时间，正确预防其副作用。

（6）用药的护理

使用干扰素期间可能会出现头晕、疲乏、发热、肌肉酸痛等不良反应，应向患者做好解释工作，并说明该反应会随停药而减轻、消失，以取得患者的配合。使用骨髓抑制药物时，应监测血象变化，及时发现骨髓受抑情况。

（7）血小板去除术的护理

①术前向患者及家属做好解释工作，消除患者紧张情绪，取得患者配合。

②合理选择血管，确保一针穿刺成功，常选择肘正中静脉、头静脉、贵要静脉，必要时行股静脉插管。

③术中严密观察生命体征及神志、面色的变化，并备齐抢救药物及器械，做好抢救准备。

④术中因抗凝剂的使用，应警惕发生"低钙"症状，注意每使用200ml抗凝剂时，给予10%葡萄糖酸钙10ml口服。

⑤术后穿刺处应按压5~10分钟，若为股静脉插管者，应压迫止血。

（8）心理护理

出血时应指导患者保持安静，避免紧张、激动，安慰患者，鼓励患者积极配合医生抢救。

【健康教育】

（1）向患者及家属简要说明本病的病因、临床表现及主要治疗和护理方法，鼓励患者积极配合治疗。

（2）指导患者合理安排作息时间及活动时间，并指导合理膳食，避免进食刺激性食物，密切观察患者血象的变化。

第三节　原发性骨髓纤维化

原发性骨髓纤维化（PMF），简称骨纤，是一种造血干细胞克隆性增殖所致的骨髓增殖性肿瘤，表现为不同程度的血细胞减少和（或）增多，外周血出现幼红、幼粒细胞、泪滴形红细胞，骨髓纤维化和髓外造血，常导致肝脾肿大。本病多见于中老年人，男女发病率相当。

【临床表现】

（1）常见表现

中位发病年龄为 60 岁，起病隐匿，偶然发现脾大而就诊。常见症状包括贫血和脾大压迫引起的各种症状：乏力、食欲减退、左上腹疼痛。代谢增高所致的低热、盗汗、体重下降等。少数有骨骼疼痛和出血。严重贫血和出血为本症的晚期表现。少数病例可因高尿酸血症并发痛风及肾结石。

（2）特征性表现

90%的患者存在不同程度的脾大，巨脾是本病的特征性表现，质硬、表面光滑、无触痛。肝大占 50%～80%，因肝及门静脉血栓形成，可致门静脉高压症。

【辅助检查】

（1）血液

正常细胞性贫血，外周血有少量幼红细胞。成熟红细胞形态大小不一，常发现泪滴形红细胞，有辅助诊断价值。白细胞数增多或正常，可见中幼及晚幼粒细胞，甚至出现少数原粒及早幼粒细胞，中性粒细胞碱性磷酸酶活性增高。晚期白细胞和血小板减少。血尿酸增高。

（2）骨髓

穿刺常呈干抽。疾病早期骨髓有核细胞增生，特别是粒系和巨核细胞，但后期显示增生低下。骨髓活检可见大量网状纤维组织，根据活检结果可将 PMF 分为三期：全血细胞增生期、骨髓萎缩与纤维化期、骨髓纤维化与骨质硬化期。

（3）染色体

无 Ph 染色体。

（4）脾穿刺

表现类似骨髓穿刺涂片，提示髓外造血，巨核细胞增多最为明显且纤维组织增生。

（5）肝穿刺

有髓外造血，肝窦中有巨核细胞及幼稚细胞增生。

（6）X 线检查

部分患者 X 线检查平片早期可见骨小梁模糊或磨玻璃样改变，中期呈现骨硬化现象，晚期在骨密度增高的基础上出现颗粒状透亮区。磁共振成像对 PMF 的早期诊断敏感度很高，有多个斑点、斑片状低信号灶。

【治疗原则】

（1）支持治疗

贫血和低血小板需要输红细胞和血小板，长期红细胞输注应注意铁负荷过重，配合铁螯合剂治疗。

（2）纠正血细胞减少、缩小脾脏和抑制髓外造血

可使用司坦唑醇、促红细胞生成素、沙利度胺、来那度胺、阿那格雷、羟基脲、美法仑、活性维生素 D_3 等。部分患者可以改善症状，但不能改变自然病程。

（3）脾切除

指征：①脾大引起压迫和（或）脾梗死疼痛难以忍受；②无法控制的溶血、脾相关性血小板减少；③门静脉高压并发食管静脉曲张破裂出血。但是，脾切除后可使肝迅速增大，应慎重考虑。

（4）HSCT

是目前唯一有可能根治本病的方法，但因年龄过高和相关并发症失败率高，近年采用减低剂量预处理（RIC）方案提高了成功率。

【护理评估】

（1）健康史

询问患者是否有接触苯和电离辐射的病史。

（2）身体状况

评估患者是否有乏力、多汗、消瘦、体重减轻等代谢亢进的现象；询问患者是否有腹胀感；评估患者是否有骨痛；评估患者是否有发热、贫血和出血现象。

（3）心理-社会状况

评估患者不良情绪，与患者积极沟通引导。

【护理诊断】

（1）活动无耐力

与贫血有关。

（2）有受伤的危险：出血

与血小板减少有关。

（3）舒适的改变

与本病引起的脾肿大、脾栓塞导致的疼痛、压迫症状有关。

（4）预感性悲哀

与担心疾病预后有关。

（5）知识缺乏

缺乏与疾病相关的知识。

【护理措施】

（1）一般护理措施

①加强营养，多补充蛋白质及各种维生素。可适当多进补肾、养血的食物，如核桃、红枣、花生等。适用于贫血、虚弱等症状及化疗后骨髓抑制者。

②避免接触放射线及苯、铅等化学物质。因职业需要经常暴露在这些损害性因素下者应严格执行防护措施。

③避免、排除不良情绪的影响，保持乐观、活泼的心理状态，进行适当的体育活动，增强体质，如慢跑、打太极拳等以通畅气血、调节身心。

④日常生活、饮食起居应有规律，劳逸结合，饮食应有节制，尤其要注意勿进食过多煎炸、熏烤、过焦、腌制食物。

（2）重点护理措施

①严密观察出血部位、出血量，注意有无皮肤黏膜淤点、淤斑、牙龈出血、鼻出血、呕血、便血、血尿、女性患者月经是否过多，特别要观察有无头痛、呕吐、视物模糊、意识障碍等颅内出血症状，若有重要脏器出血及有出血性休克时应给予急救处理。

②按医嘱给予止血药物或输血治疗。

③各种操作应动作轻柔、防止组织损伤引起出血，避免手术，避免或减少肌内注射，施行必要穿刺后应压迫局部或加压包扎止血。

④明显出血时卧床休息，待出血停止后逐渐增加活动，对易出血患者要注意安全，避免活动过度及外伤。

（3）治疗过程中可能出现的情况及应急措施

①严重贫血：限制活动，卧床休息，注意安全，补充足够营养，有心悸、气促的患者可给予氧气吸入，做好输血护理。

②出血时的护理：做好心理护理，减轻紧张焦虑情绪；明显出血时卧床休息，待出血停止后逐渐增加活动。对易出血患者要注意安全，避免活动过度及外伤；严密观察出血部位、出血量，注意有无皮肤黏膜淤点、淤斑、牙龈出血、鼻出血、呕血、便血、血尿，女性患者月经是否过多，特别要观察有无头痛、呕吐、视物模糊、意识障碍等颅内出血症状，若有重要脏器出血及有出血性休克时应给予急救处理；按医嘱给予止血药物或输血治疗；各种操作应动作轻柔、防止组织损伤引起出血。避免手术，避免或减少肌内注射，施行必要穿刺后应压迫局部或加压包扎止血；应避免刺激性食物、过敏性食物以及粗、硬食物，有消化道出血患者应禁食，出血停止后给予冷、温流质，以后给予半流质、软食、普食。

③巨脾压迫症状：患者常有脾脏肿大形成巨脾而压迫消化道症状，饱胀、沉重感，饭后不适加重，及时协助患者调整体位以缓解症状，饭前、饭后限制液体摄入量以避免胃饱胀不适，同时注意避免进食干硬、油腻的食物，少食多餐细嚼慢咽，有助于胃内食物的排空，减轻症状并预防消化道出血。巨脾患者存在脾损伤的危险，患者要取舒适体位卧床，避免弯腰及剧烈活动，特别注意避免体位的突然改变。

④痛风：高尿酸血症并发的痛风。注意急性期疼痛部位的护理，患者疼痛剧烈，应让患者卧床休息，抬高患肢，关节制动，尽量保护受累部位免受损伤。还应消除应激状态：紧张、过度疲劳、焦虑、强烈的精神创伤时易诱发痛风。

【健康教育】

（1）简介疾病知识

骨髓纤维化是骨髓造血组织被纤维组织所替代而严重地影响造血功能的一种病理改变。本病特点是骨髓内出现弥漫性纤维组织和骨质增生，伴有髓外造血。髓外造血的部位主要在脾脏，其次为肝脏和淋巴结，因此患者出现幼粒、幼红细胞贫血和脾脏显著肿大。本病病因尚不清楚。其病情进展缓慢，早期如果症状不明显，贫血和脾肿大均不严重时，一般无须特殊治疗或仅对症治疗。目前治疗方法有多种，可根据病情做选择，均有一定的治疗效果。

（2）心理指导

耐心细致地解释病情及治疗、护理相关问题，给予患者精神上的支持。关心患者的心理状态，及时疏导不良情绪，引导患者积极配合治疗。

（3）检查治疗指导

此病的特点是在进行骨髓穿刺检查时常有干抽现象，如果进行多次骨髓穿刺应事先向患者做好解释，并说明有可能做骨髓组织活检，使患者理解和有心理准备，以便更好地配合。各种检查，如血常规、骨骼 X 线检查以及治疗之前均向患者做必要的解释并指导如何配合医护进行检查、治疗操作。

（4）饮食指导

除参照再生障碍性贫血护理相关部分外，针对晚期 PMF 患者常有脾大，甚至食管静脉曲张、腹水者，指导患者少食多餐，减轻腹胀不适，酌情改用半流食或流食，有助于消化。不用粗纤维、过热、过硬、油腻及刺激性饮食，禁饮酒。

（5）休息活动指导

轻症患者可适当活动，贫血严重、脾肿大明显者应绝对卧床休息，指导患者卧床时不要挤压脾脏部位，避免体位突然变化和外力作用引发脾破裂。

（6）出院指导

①坚持个人卫生习惯，注意气温变化，避免受凉感冒而继发感染。

②按医嘱定期回院复查血常规、骨髓象，并确定下一步治疗方案。

第八章　脾功能亢进的护理

脾功能亢进简称脾亢，是一种综合征，其临床表现为脾大，一种或多种血细胞减少而骨髓造血细胞相应增生；脾切除后血象可基本恢复，症状缓解。根据病因明确与否，脾亢分为原发性和继发性。

【临床表现】

（1）常见临床表现

血细胞减少可出现贫血，有感染和出血倾向。脾大多为轻至中度增大，少数为巨脾。通常无症状，明显增大时可产生腹部症状，如饱胀感、牵拉感及因胃肠受压而出现的消化系统症状。如有左季肋部与呼吸相关的疼痛及摩擦感，往往提示脾梗死的可能。

（2）脾大的程度与脾功能亢进

各种原因引起的脾大，其脾功能亢进引起血细胞减少的程度不一致。通常淤血性脾大时血细胞减少较为明显。浸润所致的脾大如慢性白血病时，脾功能亢进常不明显。临床上脾大的程度与脾功能亢进也不一定平行。

【辅助检查】

（1）血象

血细胞可一系、两系乃至三系同时减少，但细胞形态正常。早期以白细胞或（和）血小板减少为主，重度脾功能亢进时可出现三系明显减少，晚期常发生全血细胞减少。

（2）骨髓象

骨髓增生活跃或明显活跃，外周血中减少的血细胞系列在骨髓常呈显著的增生。部分患者可出现血细胞成熟障碍，这与外周血细胞大量破坏，促使细胞过度释放所致。

【治疗原则】

（1）内科治疗

①血细胞成分输血

②促血细胞生成的药物：促红细胞生成素（EPO）、粒细胞-巨噬细胞集落刺激因子、重组人血小板生成素和重组人白细胞介素。

（2）脾切除术

应治疗原发病，若无效且原发病允许，可以考虑脾部分栓塞术或脾切除，以后者最常用。脾切除指征：①脾大造成明显压迫症状；②严重溶血性贫血；③显著血小板减少引起出血；④粒细胞极度减少并有反复感染史。

脾切除后继发性血小板增多症对于卧床或老年患者有引起血栓并发症的危险。去除了保护性滤血器官，幼年患者易发生血源性感染。所以对幼年、老年及长期卧床的患者切脾要慎重。

（3）脾动脉栓塞术

①全脾栓塞：通过微小栓塞剂将脾动脉分支全部栓塞，使脾脏组织的血液供应完全阻断，造成完全梗死。由于此种栓塞方法术后反应严重，且极易导致脾脓肿、脾破裂、感染等严重并发症，因此已不作为临床上治疗常规脾栓塞的方法。

②部分脾栓塞：选择性部分性栓塞：将导管分别插至脾动脉的几个分支逐一进行栓塞。部分脾栓塞可适度控制栓塞的范围、保留部分脾脏，在获得治疗效果的同时降低了并发症，是当前治疗脾功能亢进的首选方法。

【护理评估】

（1）健康史

①询问患者是否有感染性疾病史，如传染性单核细胞增多症、亚急性感染性心内膜炎、粟粒型肺结核、布鲁菌病、血吸虫病、黑热病、疟疾等。

②询问患者是否有免疫性疾病史，如自身免疫性溶血性贫血、Felty综合征、系统性红斑狼疮及结节病等。

③询问患者是否有淤血性疾病，如充血性心力衰竭、缩窄性心包炎、Budd-Chiari综合征、肝硬化、门静脉或脾静脉血栓形成等。

④询问患者是否患有血液系统疾病，如溶血性贫血、浸润性脾大等。

⑤询问患者是否患有脾的疾病如脾淋巴瘤、脾囊肿及脾血管瘤等。

（2）身体状况

评估患者贫血、感染和出血倾向；评估患者是否感到腹部不适，胃容量减小或向一侧睡时感到不舒服。

（3）心理-社会状况

患者对突发的意外伤害毫无思想准备，难以接受这种刺激和打击，容易产生焦虑、急躁、恐惧等一系列的心理反应，情绪波动大。护士应仔细评估患者的心理状况。

【护理诊断】

（1）活动无耐力

与贫血有关。

（2）有受伤的危险：出血

与血小板减少有关。

（3）舒适的改变

与脾肿大造成的压迫症状有关。

（4）有感染危险

与粒细胞极度减少、脾切除有关。

（5）焦虑、恐惧

与担心疾病治疗、预后有关。

（6）知识缺乏

缺乏与疾病相关的知识。

【护理措施】

（1）脾切除术术前护理

①成分输血的护理：术前做好输血准备工作，通过输血纠正或改善贫血。护士在输血过程中，应听取患者的主诉，密切观察患者有无输血反应，如发生严重反应，应立即停止输血，做好相应处理及记录。

②贫血的护理：了解患者贫血的症状、评估患者活动耐力及生活自理情况，观察贫血体征及了解有关检查结果，如血红蛋白、血清铁蛋白等，并观察治疗、护理后患者的生理、心理反应。中度贫血（血红蛋白小于60g/L）患者应卧床休息，并做好生活护理，预防跌倒。

③感染的预防及护理：保持病室清洁干燥，病房定时开窗通风，定期消毒，减少探视人员，鼓励患者及家属戴好口罩，谢绝患有感冒及其他传染病者探视，避免交叉感染。注意个人卫生，保持口腔、皮肤及毛发的清洁，保持会阴部的清洁。

④出血的护理：患者出现全血细胞减少时会出现出血倾向。应观察患者有无出血征象，如有应及时告知医生，当血小板计数小于$20×10^9/L$时，应绝对卧床休息，并遵医嘱给予血小板输注。在饮食上应尽量避免进食刺激性强、油炸等较硬的食物，如出现消化道出血应禁食或遵医嘱进食。

⑤溶血的观察及护理：密切观察患者贫血进度及程度，皮肤黏膜有无黄疸，尿色、尿量的变化，倾听患者的主诉，发现患者出现头痛、恶心、呕吐、腹痛、腹泻、寒战、高热等表现及时通知医生。

（2）脾切除术术后护理

①感染的预防及护理：协助患者每餐后和睡前用漱口水漱口，严重者可进行口腔擦洗，预防口腔真菌感染可用4%碳酸氢钠漱口；肛周每晚用1:5000高锰酸钾坐浴，排便后及时用1:2000氯己定（洗必泰）擦洗，女患者经期每天冲洗会阴部；每日用链霉素滴鼻液滴鼻3次，用利福平滴眼液和环丙沙星滴眼液滴眼4次。护士治疗时应严格执行无菌操作，严格消毒。当患者发生局部或全身感染时，遵医嘱给予广谱抗生素治疗，做好细菌培养和血培养。注意密切观察病情变化，尤其应观察患者体温的变化，每4~6小时测量一次，如出现发热及时通知医生并给予降温处理。还应观察患者口腔、咽喉部、肺部、肠道及肛周情况，注意防止败血症的发生。

②病情观察：密切监测患者生命体征，每15分钟测心率、呼吸、血压1次并观察瞳孔及意识变化。积极抗休克，立即对患者进行中等度持续吸氧，同时进行心电及循环监测。

③心理护理：在护理中，要善于和患者交谈，利用沟通技巧，对其进行心理疏导，提高应对能力和患者的承受能力，使患者处于最佳治疗状态。

④加强各项基础护理：保持皮肤清洁，床单整洁干燥，做好皮肤护理，定时翻身，预防压疮，并给予饮食指导。

⑤引流管的护理：脾切除术后患者均带有各种引流管，应妥善固定，防止脱落，常规护理术后引流管接好无菌引流袋，同侧引流管连接

到同侧，保持引流管通畅，经常挤压引流管，防止凝血块等阻塞引流管。术后早期密切观察各种引流管内引流液的颜色及引流量，及时、准确记录24小时引流量。如腹腔引流物为血性液体，颜色鲜红而且呈进行性增加则应高度怀疑腹腔内再次出血，应立即通知医师及时抢救。

⑥膀胱冲洗：在无菌操作下进行膀胱冲洗，冲洗液可用生理盐水250ml加庆大霉素8万单位或甲硝唑100ml，1次/天，防止尿路感染。

⑦切口护理：注意观察伤口是否干燥，有无渗血及渗液。若切口敷料有渗血及渗液情况，应及时通知医生给予处理。患者有剧烈咳嗽时，可延长拆线时间，拆线后腹部用腹带包扎，防止切口裂开。如发现切口裂开，应迅速用无菌棉垫包住外露的肠段，迅速送手术室进行缝合。

⑧疼痛的护理：手术切口大，术后切口疼痛较剧烈，肢体活动受限易使患者产生焦虑、忧郁等心理反应，应经常和患者交谈，分散患者的注意力。对痛阈低的患者，必要时遵医嘱，适当应用镇痛措施，如使用镇痛泵等。

⑨休息：脾切除术后应绝对卧床休息半个月，避免不必要的活动。故应对患者做耐心解释：剧烈活动会影响伤口愈合，甚至有导致大出血的可能。协助患者在床上轻微翻身、拍背、咳嗽、排痰。

【健康教育】

（1）出院指导

出院后嘱患者要注意休息，加强营养，加强锻炼，促进康复。

（2）就诊指导

患者若有腹痛、腹胀，以及肛门停止排气、排便等不适，应及时就诊。

第九章　出/凝血性疾病的护理

第一节　弥散性血管内凝血

弥散性血管内凝血（DIC）是在许多疾病基础上，以微血管体系损伤为病理基础，凝血及纤溶系统被激活，导致全身微血管血栓形成，凝血因子大量消耗并继发纤溶亢进，引起全身出血及微循环衰竭的临床综合征。大多数 DIC 起病急骤、发展迅猛、诊断困难，预后凶险，如果抢救不及时，往往会危及生命。

【临床表现】

（1）出血倾向

发生率为 84%～95%，是 DIC 最常见的临床表现之一。其特点为自发性、多发性出血，部位可遍及全身，多见于皮肤、黏膜、伤口及穿刺部位；其次为某些内脏出血，严重者可发生颅内出血。此外，若为分娩或产后发生 DIC，经阴道流出的血液可完全不凝或仅有很小的凝血块。

（2）休克或微循环衰竭

发生率为 30%～80%。为一过性或持续性血压下降，早期即出现肾、肺、大脑等器官功能不全，表现为肢体湿冷、少尿、呼吸困难、发绀及神志改变等。休克程度与出血量常不成比例，且常规处理效果不佳。顽固性休克是 DIC 病情严重、预后不良的征兆。

（3）微血管栓塞

发生率为 40%～70%。与弥漫性微血栓的形成有关。可发生在浅层的皮肤、消化道黏膜的微血管，但临床上较少出现局部坏死和溃疡。而由于深部器官微血管栓塞导致的器官衰竭在临床上却更为常见，可表现为顽固性的休克、呼吸衰竭、意识障碍、颅内高压和肾衰竭等。

（4）微血管病性溶血

约见于 25% 的患者。溶血一般较轻，早期不易察觉，可表现为进行性贫血，贫血程度与出血量不成比例，大量溶血时还可出现黄疸、血红蛋白尿等，偶见皮肤、巩膜黄染。

【辅助检查】

（1）消耗性凝血障碍方面的检测

指血小板及凝血因子消耗性减少的相关检查及结果。DIC 时，血小板计数减少；凝血酶原时间（PT）延长或缩短 3 秒以上、纤维蛋白原定量减少；抗凝血酶Ⅲ（AT-Ⅲ）含量及活性降低；凝血因子Ⅷ：C 活性降低；部分凝血活酶时间（APTT）延长或缩短 10 秒以上。

（2）继发性纤溶亢进方面的检测

指纤溶亢进及纤维蛋白降解产物生成增多的检测。DIC 时，纤溶酶及纤溶酶原激活物的活性增高；纤维蛋白（原）的降解产物（FDP）明显增多；血浆鱼精蛋白副凝试验（3P 试验）阳性；D-二聚体定量增高或定性阳性。

（3）其他

DIC 时，外周血涂片红细胞形态常呈盔形、多角形、三角形或碎片等改变。近年来，关于 DIC 及 DIC 前期（Pre-DIC）的实验诊断有了进一步的发展，对 DIC 的早期诊断、病情观察及疗效判断意义重大。如检测组织因子活性或抗原浓度、凝血酶调节蛋白、血浆纤溶酶激活剂抑制物的活性（PAI-Ⅰ）和组织型纤溶酶激活物的活性（t-PA）等。

【治疗原则】

（1）治疗基础疾病及消除诱因

如控制感染，治疗肿瘤，产科及外伤；纠正缺氧、缺血及酸中毒等。是终止 DIC 病理过程的最为关键和根本的治疗措施。

（2）抗凝治疗

抗凝治疗是终止 DIC 病理过程，减轻器官损伤，重建凝血-抗凝平衡的重要措施。一般认为，DIC 的抗凝治疗应在处理基础疾病的前提下，与凝血因子补充同步进行。临床上常用的抗凝药物为肝素，主要包括普通肝素和低分子量肝素。

①使用方法

普通肝素：急性 DIC 每日 10000~30000U/d，一般 12500U/d 左右，每 6 小时用量不超过 5000U，静脉点滴，根据病情可连续使用 3~5 天。

低分子量肝素：与肝素钠相比，其抑制活化因子 X（FXa）作用较强，较少依赖抗凝血酶（AT），较少引起血小板减少，出血并发症较少，半衰期较长，生物利用度较高。常用剂量为 75 ~ 150 IUAXa（抗活化因子 X 国际单位）/（kg·d），一次或分两次皮下注射，连用 3~5 天。

②适应证与禁忌证

适应证：DIC 早期（高凝期）；血小板及凝血因子呈进行性下降，微血管栓塞表现（如器官衰竭）明显的患者；消耗性低凝期但病因短期内不能去除者，在补充凝血因子情况下使用。

禁忌证：手术后或损伤创面未经良好止血者；近期有大咯血或有大量出血的活动性消化性溃疡；蛇毒所致 DIC；DIC 晚期，患者有多种凝血因子缺乏及明显纤溶亢进。

③监测：普通肝素使用的血液学监测最常用者为 APTT，肝素治疗使其延长为正常值的 1.5~2.0 倍时即为合适剂量。普通肝素过量可用鱼精蛋白中和，鱼精蛋白 1mg 可中和肝素 100U。低分子肝素常规剂量下无需严格血液学监测。

（3）替代治疗

适用于有明显血小板或凝血因子减少证据，已进行病因及抗凝治疗，DIC 未能得到良好控制，有明显出血表现者。

①新鲜冷冻血浆等血液制品：每次 10~15ml/kg。

②血小板悬液：未出血的患者血小板计数低于 $20×10^9/L$，或者存在活动性出血且血小板计数低于 $50×10^9/L$ 的 DIC 患者，需紧急输入血小板悬液。

③纤维蛋白原：首次剂量 2.0~4.0g，静脉滴注。24 小时内给予 8.0~12.0g，可使血浆纤维蛋白原升至 1.0g/L。由于纤维蛋白原半减期较长，一般每 3 天用药一次。

④FⅧ及凝血酶原复合物：偶在严重肝病合并 DIC 时考虑应用。

（4）纤溶抑制药物

临床上一般不使用，仅适用于 DIC 的基础病因及诱发因素已经去除或控制，并有明显纤溶亢进的临床及实验证据，继发性纤溶亢进已成为迟发性出血主要或唯一原因的患者。

（5）溶栓疗法

由于 DIC 主要形成微血管血栓，并多伴有纤溶亢进，因此原则上不使用溶栓剂。

（6）其他治疗

糖皮质激素不作常规应用，但下列情况可予以考虑：①基础疾病需糖皮质激素治疗者；②感染-中毒休克并且 DIC 已经有效抗感染治疗者；③并发肾上腺皮质功能不全者。

【护理评估】

（1）健康史

评估患者感染性疾病、恶性肿瘤、病理产科、手术与创伤等病史。

（2）身体状况

评估患者皮肤黏膜出血情况；评估患者内脏出血情况；评估患者意识状态；评估患者皮肤黏膜栓塞和内脏栓塞情况；评估患者贫血情况。

（3）心理-社会状况

评估患者焦躁、紧张情绪，注意随时安慰鼓励患者。

【护理诊断】

（1）有受伤的危险：出血

与 DIC 所致的凝血因子被消耗、继发性纤溶亢进、肝素应用等有关。

（2）潜在并发症

休克、多发性微血管栓塞、呼吸衰竭、急性肾衰竭、多器官功能衰竭。

（3）气体交换受损

与肺栓塞有关。

【护理措施】

(1) 一般护理措施

①按原发性疾病护理常规。

②休息与活动：DIC 不是独立的疾病，它是伴发于某种基础疾病的一种严重的病理状态，患者必须绝对卧床休息。意识障碍的患者应采取保护性护理措施，防止发生安全意外。

③饮食：根据基础疾病及 DIC 病情制定合理的饮食营养原则，一般应选择高蛋白、高热量、高维生素的易消化的食品种类，患者如果出现消化道出血应酌情给予冷流食或禁食，行静脉高营养治疗。

④正确采集血标本，协助实验室检查以判断病情变化和治疗效果。

(2) 重点护理措施

①按本系统疾病护理的出血护理常规。

②正确按时给药，严格掌握剂量，严密观察治疗效果，监测出凝血时间等实验室各项指标。

③定时测量体温、脉搏、呼吸、血压，观察尿量、尿色变化。

④建立静脉通道，按医嘱给药，纠正酸中毒，维持水、电解质平衡，维持血压。

⑤做好各项基础护理，预防并发症。

⑥严密观察病情变化，若有重要脏器功能衰竭时应作相关护理，详细记录。

(3) 治疗过程中可能出现的情况及应急措施

①出血：按医嘱给予抗凝剂、补充凝血因子、成分输血或抗纤溶药物治疗，正确按时给药，严格掌握剂量，严密观察治疗效果，监测出凝血时间等实验室各项指标，随时按医嘱调整剂量，预防不良反应。

②微循环衰竭：意识障碍者要执行安全保护措施；保持呼吸道通畅，给予氧气吸入，改善缺氧症状；定时测量体温、脉搏、呼吸、血压，观察尿量、尿色变化；建立静脉通道，按医嘱给药，纠正酸中毒，维持水、电解质平衡，维持血压；做好各项基础护理，预防并发症；严密观察病情变化，若有重要脏器功能衰竭时应作相关护理，详细记录。

③溶血：注意观察患者有无黄疸和血红蛋白尿、发热等症状，此为溶血的主要表现，及时与医师联系并按溶血性贫血护理常规进行护理。

④微血管栓塞：少尿或无尿可能是肾栓塞引起；意识障碍、抽搐，应警惕有脑栓塞；呼吸困难可能发生了肺栓塞；皮肤、黏膜灶性坏死也为微血管栓塞所致，这些均为险恶的病情变化，密切观察记录并及时通知医师。

【健康教育】

(1) 简介疾病知识

弥散性血管内凝血（DIC）是一种发生在许多疾病基础上或某种特殊条件下，由于致病因素激活凝血系统，导致患者全身弥散性血栓形成及继发性纤溶亢进的综合征。患者主要表现为出血、微循环衰竭、微血管栓塞及溶血等。按 DIC 的病理过程可分为三期：①初发性高凝期，患者表现为皮肤、黏膜及多脏器栓塞，凝血试验显示高凝状态；②消耗性低凝期，患者出现出血倾向，凝血因子及血小板显著降低，此期较长；③继发性纤溶亢进期，以出血为主要表现，实验室检查显示纤溶活性亢进。根据临床表现，DIC 可分为：急性型，常在数小时或 1～2 天内发病，病情危重；亚急性型，在数天或数周内发病，病情进展较慢；慢性型，起病缓，高凝状态较明显，出血较轻，病情可长达数周或数月。

本病治疗原则是在治疗原发病的基础上应用抗凝、止血、溶栓等综合治疗手段，选择的治疗方法因人而异。目前 DIC 好转率达 50%～80%，治愈率为 20%～30%。

(2) 心理指导

DIC 患者均有原发基础疾病，病情危重，心理负担大，加之发生 DIC 病变，无疑是雪上加霜。神志尚清醒的患者易产生生存危机感，对治疗失去信心，故特别注意随时安慰鼓励患者。医务人员抢救工作做到熟练有序，环境井然不乱，安排特别护理，专人护理观察并记录，使之增加安全感。

(3) 检查治疗指导

主要检查为出凝血指标的化验。为诊断和观察治疗效果等需要多次采血，应向患者做必要的说明，求得合作。在进行各种治疗前及其过程中，要向患者做必要说明并解答患者提出的问题，特别是肝素治疗中，要让患者明了肝素的副作用及注意观察自身用药反应，如有无出血加重，有无过敏或发热反应等，如果自觉异常，须及时说明以得到尽早处理。

(4) 饮食指导

根据原发基础疾病安排合理的饮食，用半流、流质食品有助于消化，注意不用油腻、生硬食物，忌酒和温补性食品。

(5) 休息活动指导

患者应安心静养，绝对卧床休息。不要接受过多的探视，避免劳神和情绪激动。重症活动障碍者接受定时翻身和预防压疮的护理。

第二节　原发免疫性血小板减少症

原发免疫性血小板减少症（ITP）既往亦称特发性血小板减少性紫癜，是一种获得性自身免疫性出血性疾病，是最常见的一种血小板减少性疾病。主要由于血小板受到免疫性破坏，导致外周血中血小板数目减少。临床上以自发性的皮肤、黏膜及内脏出血，血小板计数减少、生存时间缩短和抗血小板特异性自身抗体形成，骨髓巨核细胞发育、成熟障碍等为特征。发病率为（5~10）/10万人口。临床可分为急性型与慢性型。急性型多见于儿童，慢性型多见于40岁以下女性，男女之比约为1：4。65岁以上老年人发病率有增加的趋势。

【临床表现】

临床以皮肤黏膜或内脏出血为主要表现，严重者可有其他部位出血如鼻出血、牙龈渗血、妇女月经量过多或严重吐血、咯血、便血、尿血等症状，并发颅内出血是本病的致死病因。

（1）急性型	（2）慢性型
①症状：皮肤出血点、淤斑，口唇黏膜血疱，鼻腔出血、牙龈渗血、舌体出血。内脏出血者可有尿血、粪便发黑、痰中及呕吐物混有血丝或血块。女性可有阴道出血。严重者颅内出血，常可导致患者死亡。 ②体征：皮肤及黏膜可见广泛出血点、淤斑。损伤及注射部位可见淤斑或血肿。颅内出血者可有剧烈头痛、视物模糊、意识障碍、瘫痪及抽搐等。 ③并发症：出血量大者，可并发失血性贫血、低血压，甚至失血性休克。	①症状：出血症状较急性型轻且局限。可表现为反复发生的皮肤、黏膜出血点、淤斑或鼻出血、牙龈出血等。较少出现严重内脏出血。月经量增多较常见，在某些患者可为唯一症状。 ②体征：皮肤散在出血点、淤斑。注射或损伤部位淤斑。少数患者可有轻度脾大。 ③并发症：长期慢性出血，尤其月经量增多患者，可出现失血性贫血。

【辅助检查】

（1）血小板

①血小板计数减少；②血小板平均体积偏大；③出血时间延长。血小板的功能一般正常。

（2）骨髓象

①骨髓巨核细胞数量正常或增加；②巨核细胞发育成熟障碍，表现为巨核细胞体积变小，胞质内颗粒减少，幼稚巨核细胞增加；③有血小板形成的巨核细胞显著减少（<30%）；④红系及粒、单核系正常。

（3）血小板动力学

超过 2/3 的患者动力学无明显加速。

（4）血浆血小板生成素（TPO）水平

与正常人无统计学差异。

（5）其他

可有程度不等的正常细胞或小细胞低色素性贫血。少数可发现自身免疫性溶血的证据（Evans综合征）。

【治疗原则】

（1）一般治疗

卧床休息，避免受伤，避免服用阿司匹林、非甾体类抗炎药等抗血小板药物，去除可能的诱因，如控制感染、停用可疑药物等。

（2）糖皮质激素

泼尼松 1mg/（kg·d）口服，有效者待血小板升至$100×10^9$/L，减量维持，一般疗程3~6个月。

（3）脾切除

适用于严重血小板减少，经内科药物治疗控制不佳者。

（4）免疫抑制剂

环磷酰胺、长春新碱、硫唑嘌呤、CD20 单克隆抗体适用于难治性患者。

（5）大剂量丙种球蛋白静脉滴注

大剂量丙种球蛋白静脉滴注0.4g/（kg·d），连续 5 天，或 1g/（kg·d），连续 3 天。

（6）血小板输注

严重血小板降低，有 ITP 引起的致命性出血风险者。

（7）其他

①达那唑：为合成的雄性激素，300~600mg/d，口服，与糖皮质激

素有协同作用。作用机制与免疫调节及抗雌激素有关。

②氨肽素：1g/d，分次口服。有报道其有效率可达40%。

【护理评估】

（1） 健康史

评估患者发病前有无呼吸道及其他感染。多数患者发病前1~2周有上呼吸道等感染史，特别是病毒感染史。起病急骤，部分患者可有畏寒、寒战、发热。

（2） 身体状况

评估目前患者是否有出血情况及意识状态。评估患者皮肤、黏膜出血情况；是否有鼻出血、牙龈出血或舌出血；评估患者是否有内脏出血；评估患者是否因为出血量过大造成失血性休克。

（3） 心理-社会状况

患者出血症状使患者易产生紧张、焦虑、悲观心理。通过与患者的交流，护士应评估患者对疾病的认知程度，以及有无紧张、焦虑等心理表现。

【护理诊断】

（1） 出血

与血小板减少有关。

（2） 皮肤、黏膜完整性受损

与血小板减少有关。

（3） 有感染的危险

与长期大剂量使用糖皮质激素有关。

（4） 自我形象紊乱

与糖皮质激素引起不良反应有关。

（5） 知识缺乏

对疾病的治疗、护理不了解。

（6） 焦虑

与治疗未见效有关。

【护理措施】

（1） 病情观察

①密切观察病情变化，应随时注意患者皮肤、黏膜、消化道、泌尿

道等部位的出血倾向。如有大出血时，应及时对症处理，并报告医生做好抢救准备，应有专人护理，定时测量并记录血压、呼吸、脉搏。

②密切观察有关颅内出血症状，如剧烈头痛、呕吐、视物模糊、颈项强直、意识障碍等表现。

（2）心理护理

①首先要与患者及家属建立相互信任关系，了解患者，鼓励患者讲出关键的问题。帮助患者认识不良心理状态。

②使患者保持镇静，避免情绪紧张而激发或加重出血。必要时遵医嘱给予镇静药物。

③讲解有关用药知识及不良反应。

④鼓励患者学会自我护理，根据身体情况进行适当户外活动，增加外界适应能力。

⑤鼓励患者与亲人、病友沟通，争取社会支持和帮助，减少孤独感，增强康复信心，积极配合治疗。

（3）饮食及生活护理

①给予高维生素、高蛋白、高热量易消化软食，禁食有刺激、油炸、粗糙、硬的食物。有消化道出血时遵医嘱禁食，出血情况好转，可逐步改为少渣半流质、软食、普食。饮水、食物温度不宜过高，约40℃。

②血小板数低于 50×10^9/L时减少活动，增加卧床休息时间；血小板低于 20×10^9/L时卧床休息。防止身体受外伤，如跌倒、碰撞。

③床单应清洁、整齐无皱褶，衣服应柔软、宽松。避免搔抓皮肤，保持皮肤清洁，定期擦洗，擦洗水温约40℃即可。

④嘱患者不要用手挖鼻腔，平时可用清鱼肝油滴鼻，防止鼻黏膜干燥出血。

⑤保持口腔清洁，饭前、饭后、睡前盐水漱口。口腔有出血时，予以去甲肾上腺素液和碳酸氢钠液交替漱口。不要用牙签剔牙，禁用硬毛牙刷刷牙。

⑥保持排便通畅，排便时不可过于用力，必要时，使用开塞露协助排便，避免腹内压力增高引起出血。

（4）用药的护理

正确执行医嘱，并注意药物不良反应的观察和预防。长期使用糖皮质激素会引起身体外形的变化、胃肠道反应或出血、诱发感染等。应向病人做必要的解释和指导，如餐后服药、自我监测粪便颜色、预防各种感染等。静脉注射免疫抑制剂、大剂量丙种球蛋白时，要注意保护局部血管并密切观察，一旦发生静脉炎要及时处理。避免使用可能引起血小板减少或抑制其功能的药物，如阿司匹林、双嘧达莫、磺胺类等。

【健康教育】

（1）疾病知识指导

使患者及家属了解疾病的成因、主要表现及治疗方法，以主动配合治疗与护理。指导患者避免人为损伤而诱发或加重出血，不应服用可能引起血小板减少或抑制其功能的药物，特别是非甾体类抗炎药，如阿司匹林等。保持充足的睡眠、情绪稳定和大便通畅，有效控制高血压等均是避免颅内出血的有效措施，必要时可予以药物治疗，如镇静剂、安眠药或缓泻剂等。

（2）用药指导

服用糖皮质激素者，应告知必须按医嘱、按时、按剂量、按疗程用药，不可自行减量或停药，以免加重病情。为减轻药物的不良反应，应饭后服药，必要时可加用胃黏膜保护剂或制酸剂；注意预防各种感染。定期复查血象，以了解血小板数目的变化，指导疗效的判断和治疗方案的调整。

（3）病情监测指导

皮肤黏膜出血的情况，如淤点、淤斑、牙龈出血、鼻出血等；有无内脏出血的表现，如月经量明显增多、呕血或便血、咯血、血尿、头痛、视力改变等。一旦发现皮肤黏膜出血加重或内脏出血的表现，应及时就医。

第三节　血栓性血小板减少性紫癜

血栓性血小板减少性紫癜（TTP）是一种较少见的弥散性微血管血栓-出血综合征。临床以血小板减少性紫癜、微血管病性溶血、神经精神症状、肾损害和发热典型五联征表现为特征。本病的发病率低，但大多起病急骤、进展迅速、病情凶险，预后较差。

【临床表现】

TTP 患者起病急，病情进展迅速。根据患者的临床表现可分为：同时具有血小板减少、微血管病性溶血性贫血、中枢神经系统症状的三联征和与三联征同时存在并伴有肾脏损伤和发热症状的五联征。

（1）血小板减少引起的出血

出血部位以皮肤黏膜为主，表现为散在的淤点、淤斑或紫癜。还会出现鼻出血、视网膜出血、胃肠道出血和生殖泌尿系统出血，严重的患者还会出现颅内出血。出血的程度、范围与血小板减少的程度有关。

（2）中枢神经系统症状

典型的 TTP 患者首先出现神经系统症状，严重者往往有不同程度的意识紊乱、头痛和（或）失语、口齿不清、眩晕、惊厥、痉挛、视力障碍、感觉异常、知觉障碍、定向障碍、嗜睡、精神错乱、谵妄、昏迷、脑神经麻痹等。神经系统表现的多变性也是本病的特点之一，神经系统的异常表现与脑循环障碍有关，其严重程度也与疾病的预后密切相关。

（3）微血管病性溶血性贫血

TTP 患者会有不同程度的贫血。主要原因是当血流通过有病变的微血管时，红细胞由于受到机械性损伤而破裂，从而引起不同程度的贫血、黄疸、间接胆红素增高。少数的患者还会伴有肝脾肿大。

（4）肾脏损害

肾脏损害主要表现为蛋白尿、镜下血尿和管型尿，肉眼血尿较少见。大多数患者会伴有轻、中度的肾损害，极少数患者由于肾脏血管广泛受累，肾皮质缺血坏死而引起少尿、无尿和急性肾功能衰竭。

（5）发热

50%以上的患者会出现发热症状，发热可发生在疾病的不同时期。发热的原因可能与下列因素有关。

①继发感染。

②下丘脑体温调节功能紊乱。

【辅助检查】

（1）血象

可见不同程度贫血，网织红细胞升高，破碎红细胞大于 2%；血小板低于 $50×10^9/L$。

（2）溶血检查

可见结合珠蛋白降低，血清胆红素升高，LDH 升高，血红蛋白尿等血管内溶血表现。

（3）出凝血检查

出血时间延长。一般无典型 DIC 实验室改变。vWF 多聚体分析可见 UL-vWF。

（4）血管性血友病因子裂解酶活性分析

遗传性 TTP 患者 vWF-cp 活性低于 5%，部分获得性 TTP 患者也可显著降低，同时血浆中可测得该酶的抑制物。

【治疗原则】

（1）血浆置换和输注新鲜冷冻血浆

血浆置换为首选治疗，置换液应选用新鲜血浆或冷冻血浆（FFP）。由于 TTP 病情凶险，诊断明确或高度怀疑本病时，应即刻开始治疗。遗传性 TTP 患者可输注 FFP。

（2）糖皮质激素

糖皮质激素类药物单独使用治疗 TTP 疗效较差，应该联合血浆置换一起使用。一般用泼尼松 60～80mg/d，不超过 200mg/d。对于不能口服的患者也可用相应剂量的氢化可的松或地塞米松静脉滴注。

（3）免疫抑制剂

当 TTP 患者使用血浆置换术和常规药物治疗无效时，可以使用长春新碱静脉注射，每周 2mg。临床上也有的患者对环孢素和免疫球蛋白的治疗有效。

（4）抗血小板药物

常用阿司匹林（600～2400mg/d）、双嘧达莫（400～600mg/d）、吲哚美辛（消炎痛）等药物，可在综合治疗 TTP 中起辅助作用，待完全缓解后作维持治疗。

（5）脾脏切除术

目前脾脏切除术主要用于血浆置换无效或多次反复复发病情得不到控制的 TTP 患者。

（6）成分输血

当患者出现严重贫血时可以为其输注压积红细胞或洗涤红细胞，减轻患者的贫血状态。因为血小板的输注可以加重血小板的聚集和微血管的血栓，所以只有在血小板严重减少，危及患者生命的时候，才考虑输注血小板，并且血小板的输注最好在患者应用血浆置换治疗后谨慎进行。

【护理评估】

（1）健康史

①询问患者是否有家族性病史。

②询问患者是否有感染史，如细菌、立克次体、流感病毒、呼吸道及肠道病毒、单纯疱疹、柯萨奇病毒、肺炎支原体等感染。

③询问患者有无药物过敏史，如有部分患者发病前使用了青霉素类、磺胺类、碘、四环素、苯妥英钠、氯喹、阿司匹林、普鲁卡因胺、口服避孕药、注射疫苗等，有些抗肿瘤的化疗药物如环孢素、丝裂霉素以及骨髓移植都可以诱发TTP。

④询问患者妊娠状况，治疗性流产以及分娩后期都容易发生TTP。

⑤询问患者是否有免疫性疾病，如风湿性关节炎、类风湿关节炎、脊柱炎、系统性红斑狼疮、干燥综合征等也可以诱发TTP。

⑥询问患者是否有中毒病史，如漆类、染料、一氧化碳、蜜蜂叮咬以及狗咬伤等可诱发TTP。

（2）身体状况

评估患者是否有皮肤黏膜和视网膜出血情况；评估患者是否有头痛、意识紊乱、淡漠、失语、惊厥、视物模糊、谵妄和偏瘫等情况；评估患者是否有皮肤、巩膜黄染；评估患者是否有尿色加深；评估患者发热症状。

（3）心理-社会状况

TTP起病急，病情发展迅速，死亡率高。目前血浆置换术为首选治疗方法，疗效好，但治疗费用高，并且患者和家属对血浆置换不了解，感到陌生、恐惧。护士应认真评估患者心理状态，及时疏导患者的不良情绪，讲解治疗的方法、操作的过程，取得患者和家属的配合。

【护理诊断】

(1) 有出血的危险	(2) 活动无耐力
与血小板减少有关。	与贫血有关。
(3) 有受伤的危险	(4) 语言沟通障碍
与神经精神异常有关。	与微血管病变及大脑病变有关。

【护理措施】

(1) 病情观察

观察皮肤、黏膜出血的部位、范围和出血量；观察黄疸、贫血及尿色；经常询问患者有何不适，观察头痛、言语不清、性格改变、定向障碍和神志异常等精神异常症状；了解化验结果。

(2) 休息和活动

置患者于安静、安全、舒适的环境中卧床休息；在病情允许的情况下，有计划地适量活动。计划每日活动的强度、持续时间、次数，对不允许活动的患者，制订被动活动计划，多与患者交谈，消除患者的紧张、焦虑感。

(3) 饮食

进食高蛋白、高维生素、高热量、少渣、易消化软食，以防口腔黏膜擦伤。餐前餐后漱口，保持口腔清洁。

(4) 血小板计数

血小板计数$<20×10^9/L$，常有自发性出血，护理患者时要注意内脏及脑出血。饮食要注意少渣，预防消化道出血。便秘、咳嗽可引起颅内压升高，有可能引起颅内出血，因此要及时处理。便秘者可给予缓泻剂、开塞露；剧咳者可予镇咳药、抗生素治疗。

(5) 心理护理

对性格改变、言语不清、失语等患者，护理人员应以尊重、体谅、和蔼的态度对待患者。与患者进行非语言沟通时，要耐心，双眼注视患者，通过读唇语获得患者要表达的信息，提出的问题尽量使患者能用简单动作回答，如点头、摇头、眨眼、用手指等。将呼叫器置于患者易接触的地方，尽量安排熟悉患者情况的护士提供连续性护理，加强安全防护措施，确保患者安全。对昏迷患者要加强基础护理，防止并发症的发生。

（6）高热的护理

对高热患者，可进行物理降温，如冰袋降温、温水擦浴等，切忌使用乙醇，必要时给予药物降温。

（7）肾功能损害的护理

对于肾功能损害患者，应准确记录 24 小时出入量。

（8）出血的预防和护理

指导病人卧床休息，避免情绪激动。观察病人的皮肤黏膜、大小便的情况，了解病人出血的情况。密切观察病人的神志变化，如有变化应及时处理，防止颅内出血造成的危害。严格地交接班。

（9）血浆置换术的护理

①术前心理护理：由于 TTP 罕见，多数患者起病急，病情危重，而且 PE 作为一种有创性治疗，可引起出血、感染、低血压等，这些都可引起患者和家属的焦虑、悲观、无助等复杂心理。护士在 PE 前需要了解患者的心理状态，帮助和鼓励清醒患者稳定情绪，树立信心。因多数 TTP 患者有不同程度的神经精神障碍，故 PE 前向家属说明 PE 治疗 TTP 的必要性和并发症以及操作规程，以取得家属的配合是重要的。

②了解病情，做好术前准备：PE 前测生命体征、体重，查血常规及生化全套，了解患者的心肺功能，对心肺功能不全者严格控制输入量和输入速度，初步确定每次血浆置换量。备齐 PE 用物、血浆，准备好抢救用品，以备置换过程中发生不良反应和意外情况时使用。

③术前血管通路：PE 时需要建立两条静脉通道，宜选用充盈、粗直、显露的静脉进行穿刺，选择的静脉口径应略大于穿刺针的口径，一般采用较易固定的两臂肘前静脉穿刺，如患者外周静脉较难穿刺时，可以进行中心静脉置管，以建立有效的循环通路。

④血浆置换中应注意观察患者脉搏、血压等生命体征的变化。

⑤血浆置换中应保证有效的循环通路，如血流不畅，及时查找原因。可能的原因有静脉回路血栓形成、穿刺部位血肿形成、穿刺针穿破静脉壁等。严格执行无菌操作，连接血管通路和更换血浆时避免污染，并按输血的一般护理常规查对血浆。

⑥血浆置换中应观察有无枸橼酸中毒反应，即观察患者有无口周麻

木，严重者可出现肢体抽搐、寒战、胸部压迫感、恶心、呕吐等。处理：立即补钙，降低流速。为了预防枸橼酸中毒，在分离过程中每使用200ml的枸橼酸溶液，即补充10%葡萄糖酸钙溶液10ml。

⑦血浆置换中应注意防治过敏反应。为了预防过敏反应的发生，宜在输注血浆前肌内注射或静脉注射抗过敏药物。如出现过敏反应，应立即停止输注血浆，并肌内注射异丙嗪或静脉使用地塞米松抗过敏。

⑧血浆置换中应注意防止发生血容量失衡，在置换过程中，若去除速度过快，去除血量过多，可出现低血容量症状，如胸闷、头晕、心悸、面色苍白、出冷汗、血压下降等；若回输速度过快，回输量过多，可出现循环血量超负荷症状，如胸闷不适、头昏、头痛、呼吸困难、血压升高，甚至出现心力衰竭、肺水肿。以上症状都可导致死亡，必须及时抢救。血浆置换过程中应特别注意，加强监护。

⑨PE后嘱患者卧床休息，穿刺点加压止血，以防渗血。对使用静脉留置针或深静脉置管的患者，每日给予肝素钠稀释液封管，观察穿刺部位有无渗血、红肿，深静脉置管穿刺处每日换药。

⑩血浆置换后需定期观察生命体征的变化，复查与疾病有关的各项指标，观察患者的相关实验室检查及临床症状有无改善。

【健康教育】

（1）TTP发病较急，病情进展迅速，出血严重者需绝对卧床。缓解期应注意休息，避免过度劳累，避免外伤。

（2）保持大便通畅，勿用力排便，防止因腹压增高引起出血，同时避免剧烈咳嗽、打喷嚏。

（3）饮食应软而细，以高蛋白、高维生素、易消化饮食为主，避免进食辛辣刺激及油炸的食物，以免形成口腔血疱甚至诱发消化道出血。如有消化道出血，应注意饮食调节，必要时要禁食，或进流食或冷流食，待出血情况好转，才可逐步过渡为少渣半流食、软食、普食等。

（4）指导患者应养成良好的生活习惯，禁烟酒。

（5）对于发热的患者指导其多饮水，防止体内水分过多流失。

第四节　过敏性紫癜

过敏性紫癜又称 Schönlein-Henoch 综合征或出血性毛细血管中毒症，为一种常见的血管变态反应性疾病，因机体对某些致敏物质产生变态反应，导致毛细血管脆性及通透性增加，血液外渗，产生紫癜、黏膜及某些器官出血。可同时伴发血管神经性水肿、荨麻疹等其他过敏表现。本病多见于青少年，男性发病略多于女性，春、秋季发病较多。

【临床表现】

（1）单纯型过敏性紫癜（紫癜型）

为最常见的类型。主要表现为皮肤紫癜，局限于四肢，尤其是下肢及臀部，躯干极少累及。紫癜常成批反复发生、对称分布，可同时伴发皮肤水肿、荨麻疹。紫癜大小不等，初呈深红色，按之不褪色，可融合成片形成淤斑，数日内渐变成紫色、黄褐色、淡黄色，经 7～14 日逐渐消退。

（2）腹型过敏性紫癜

除皮肤紫癜外，因消化道黏膜及腹膜脏层毛细血管受累而产生一系列消化道症状及体征，如恶心、呕吐、呕血、腹泻及黏液便、便血等。其中腹痛最为常见，常为阵发性绞痛，多位于脐周、下腹或全腹，发作时可因腹肌紧张及明显压痛、肠鸣音亢进而误诊为外科急腹症。在幼儿可因肠壁水肿、蠕动增强等而致肠套叠。腹部症状、体征多与皮肤紫癜同时出现，偶可发生于紫癜之前。

（3）关节型过敏性紫癜

除皮肤紫癜外，因关节部位血管受累出现关节肿胀、疼痛、压痛及功能障碍等表现。多发生于膝、踝、肘、腕等大关节，呈游走性、反复性发作，经数日而愈，不遗留关节畸形。

（4）肾型过敏性紫癜

过敏性紫癜肾炎的病情最为严重。在皮肤紫癜的基础上，因肾小球毛细血管袢炎症反应而出现血尿、蛋白尿及管型尿，偶见水肿、高血压及肾衰竭等表现。肾损害多发生于紫癜出现后1周，亦可延迟出现。多在3~4周内恢复，少数病例因反复发作而演变为慢性肾炎或肾病综合征。

（5）混合型过敏性紫癜

皮肤紫癜合并上述两种以上临床表现。

（6）其他

少数本病患者还可因病变累及眼部、脑及脑膜血管而出现视神经萎缩、虹膜炎、视网膜出血及水肿，以及中枢神经系统相关症状、体征。

【辅助检查】

（1）尿常规检查

肾型或混合型可有血尿、蛋白尿、管型尿。

（2）血小板计数、功能及凝血相关检查

除出血时间（BT）可能延长外，其他均为正常。

（3）肾功能检查

肾型及合并肾型表现的混合型，可有程度不等的肾功能受损，如血尿素氮升高、内生肌酐清除率下降等。

【治疗原则】

（1）消除致病因素

防治感染，清除局部病灶（如扁桃体炎等），驱除肠道寄生虫，避免可能致敏的食物及药物等。

（2）一般治疗

①抗组胺药：盐酸异丙嗪、氯苯那敏（扑尔敏）、阿司咪唑（息斯敏）、去氯羟嗪（克敏嗪）、西咪替丁及静脉注射钙剂等。

②改善血管通透性药物：维生素C、曲克芦丁、卡巴克洛等。

（3）糖皮质激素

糖皮质激素有抑制抗原抗体反应、减轻炎症渗出、改善血管通透性等作用。一般用泼尼松30mg/d，顿服或分次口服。重症者可用氢化可的松100~200mg/d，或地塞米松5~15mg/d，静脉滴注，症状减轻后改口服。糖皮质激素疗程一般不超过30天，肾型者可酌情延长。

（4）对症治疗

腹痛较重者可予阿托品或山莨菪碱（654-2）口服或皮下注射；关节痛可酌情用镇痛药；呕吐严重者可用止吐药；伴发呕血、血便者，可用奥美拉唑等治疗。

（5）其他

如上述治疗效果不佳或近期内反复发作者，可酌情使用：

①免疫抑制剂：如硫唑嘌呤、环孢素、环磷酰胺等。

②抗凝疗法：适用于肾型患者，初以肝素钠 $100\sim200U/(kg\cdot d)$ 静脉滴注或低分子肝素皮下注射，4周后改用华法林 $4\sim15mg/d$，2周后改用维持量 $2\sim5mg/d$，$2\sim3$ 个月。

③中医中药：以凉血、解毒、活血化瘀为主，适用于慢性反复发作或肾型患者。

【护理评估】

（1）健康史

①询问患者是否有感染病史，如上呼吸道感染、猩红热及其他局灶性感染；病毒（如麻疹、水痘、风疹病毒）以及肠道寄生虫感染等。

②询问患者是否对某些动物性食物中的异性蛋白质过敏，如鱼、虾、蟹、蛋及乳类等。

③询问患者是否有药物过敏史，抗生素类（如青霉素、链霉素、红霉素、氯霉素、头孢菌素类、磺胺药类）、异烟肼、阿托品、噻嗪类利尿药、解热镇痛药（如水杨酸类、保泰松、吲哚美辛）及奎宁类等。

④询问患者是否有寒冷刺激、花粉、尘埃、昆虫咬伤、疫苗接种等。

（2）身体状况

评估患者是否有发热、咽痛、乏力及食欲不振等上呼吸道感染症状；评估患者皮肤淤点、紫癜情况；评估患者腹痛情况；评估患者是否出现关节肿胀、疼痛、压痛和功能障碍；评估患者血尿、蛋白尿、管型尿等情况；评估患者是否有视神经萎缩、虹膜炎、视网膜出血等症状。

（3）心理-社会状况

评估患者对疾病的认识，是否有紧张、恐惧情绪。给患者讲述疾病的相关知识，说明本病为变态反应性疾病，消除过敏原，可避免再次发作，尽量消除患者的思想负担。

【护理诊断】

（1）有出血的危险

与血管通透性加强和血管脆性增加有关。

（2）舒适改变：疼痛

与腹型及关节型过敏性紫癜有关。

（3）组织完整性受损

与血管通透性加强和血管脆性增加有关。

（4）有肾功能损害的危险

与肾型过敏性紫癜有关。

（5）知识缺乏

缺乏与疾病相关的知识。

【护理措施】

（1）病情观察

①皮肤型：观察患者皮下出血的大小，出血直径 2mm 以下为淤点，直径 3～5mm 为淤斑，直径大于 5mm 为紫癜。观察出血的颜色，初为紫红色，数日后可逐渐变为紫色、黄褐色、淡黄色，直至完全消退；出血的分布，多为对称分布于四肢和臀部，大小不等分批出现。观察出血消长情况，一般数日内自行消退，如出现融合，出血性坏死提示病情严重。

②腹型：观察患者腹痛的部位、程度、有无压痛及反跳痛、有无肌紧张的情况，警惕肠穿孔的发生；如有腹泻或血便应该观察腹泻的次数、量的多少，颜色的变化，并且及时测量生命体征的变化，警惕失血性休克的发生。

③关节型：观察患者关节疼痛的部位、程度、有无红肿及活动障碍，提醒患者减少关节活动。

④肾型：观察患者尿液颜色、尿量及尿液化验检查的结果；由于部

分严重的肾型过敏性紫癜患者可发展成慢性肾炎或肾病综合征，可伴有高血压及水肿，所以还应观察血压及水肿情况。

（2）心理护理

①理解、关心患者，向患者及家属介绍本病的相关知识，使患者放下心理负担，安心配合治疗和护理。

②治疗前向患者解释用药的重要性及可能出现的不良反应，消除顾虑，取得配合。

③当患者出现疼痛时要安慰患者，注意患者的情绪变化，随时予以疏导。

（3）生活护理

①指导患者在急性期多卧床休息。

②保持皮肤的清洁与干燥，如有瘙痒禁止用手抓挠，避免损伤皮肤引起出血、感染；保持床单平整，着棉质内衣，使用温热水洗浴，禁止使用化学制剂清洁皮肤；水肿患者应定时翻身，避免压疮发生。

③在关节肿痛时，指导患者减少关节活动，忌冷热敷，协助患者将受累关节安置于功能位，注意保暖。

④患者出现腹痛时，可采用屈膝平卧位，可减轻疼痛。

⑤腹泻或血便时要加强肛周护理，每次便后及时使用温热水清洗肛周，避免出现肛周的感染。

⑥预防感冒，避免接触感染患者。

（4）治疗及用药指导

①积极细心地寻找过敏原，可做过敏原实验。在找到过敏原或可疑过敏原时要及时通知医护人员，避免再次接触过敏物质。

②使用肾上腺糖皮质激素治疗时要告知患者用药的不良反应，如向心性肥胖、多毛、痤疮样皮疹、感染、应急性消化道溃疡等，增加患者的依从性，避免由于患者自行停药而引起复发。

③应用抗组胺药物时可能会引起发困，指导患者休息；应用环磷酰胺时可能会引起骨髓抑制和出血性膀胱炎，指导患者多饮水，预防感染，观察尿液的颜色；使用钙剂时要预防心动过速，注意观察患者的心率变化。

④进行穿刺时动作要轻柔，避免长时间使用压脉带而引起出血，严格执行无菌操作预防感染。操作完毕，注意增加按压时间。

（5）饮食护理

嘱患者除了注意避免过敏性食物的摄入外，发作期可根据病情选择清淡、少刺激、易消化的膳食、软食或半流质饮食。若有消化道出血，应避免过热饮食，必要时须禁食。

【健康教育】

（1）疾病知识指导

简介本病的性质、原因、临床表现及治疗的主要方法。说明本病为过敏性疾病，避免接触与发病有关的药物或食物，是预防过敏性紫癜的重要措施。养成良好的个人卫生习惯，饭前便后要洗手，避免食用不洁食物，以预防寄生虫感染。注意休息、营养与运动，增强体质，预防上呼吸道感染。

（2）病情监测指导

教会患者对出血情况及伴随症状或体征的自我监测。发现新发大量淤点或紫癜、明显腹痛或便血、关节肿痛、血尿、水肿、泡沫尿甚至少尿者，多提示病情复发或加重，应及时就医。

第五节　血友病

血友病是一组因遗传性凝血活酶生成障碍引起的出血性疾病，包括血友病 A 和血友病 B，是凝血因子Ⅷ（FⅧ）或凝血因子Ⅸ（FⅨ）质或量的异常所致。遗传方式为 X 染色体连锁的隐性遗传，通常男性发病，女性携带。其中以血友病 A 较为常见。血友病以阳性家族史、幼年发病、自发或轻度外伤后出血不止、血肿形成及关节出血为特征。

【临床表现】

（1）出血

出血的轻重与血友病类型及相关因子缺乏程度有关。血友病 A 出血较重，血友病 B 则较轻。按血浆 FⅧ：C 的活性，可将血友病 A 分为三型：

①重型：FⅧ：C活性低于 1%。	②中型：FⅧ：C活性为 1%~5%。	③轻型：FⅧ：C活性为 6%~30%。

血友病的出血多为自发性或轻度外伤、小手术后（如拔牙、扁桃体切除）出血不止，且具备下列特征：

①与生俱来，伴随终身。　②常表现为软组织或深部肌肉内血肿。

③负重关节如膝、踝关节等反复出血甚为突出，最终可致关节肿胀、僵硬、畸形，可伴骨质疏松、关节骨化及相应肌肉萎缩（血友病关节）。

（2）血肿压迫症状及体征

血肿压迫周围神经可致局部疼痛、麻木及肌肉萎缩；压迫血管可致相应供血部位缺血性坏死或淤血、水肿；口腔底部、咽后壁、喉及颈部出血可致呼吸困难甚至窒息；压迫输尿管致排尿障碍；腹膜后出血可引起麻痹性肠梗阻。

【辅助检查】

（1）筛选试验

出血时间、凝血酶原时间、血小板计数、血小板聚集功能正常，APTT延长，但 APTT 不能鉴别血友病的类型。

（2）临床确诊试验

FⅧ活性测定辅以 FⅧ：Ag 测定和 FⅨ活性测定辅以 FⅨ：Ag 测定可以确诊血友病 A 和血友病 B，同时根据结果对血友病进行临床分型；同时应行 vWF：Ag 测定（血友病患者正常），可与血管性血友病鉴别。

（3）基因诊断试验

主要用于携带者检测和产前诊断，目前用于基因分析的方法主要有 DNA 印迹法、限制性内切酶片段长度多态性等。产前诊断可在妊娠第 10 周左右进行绒毛膜活检确定胎儿的性别及通过胎儿的 DNA 检测致病基因；在妊娠的第 16 周左右行羊水穿刺。

【治疗原则】

(1) 替代疗法

目前血友病的治疗仍以替代疗法为主，即补充缺失的凝血因子，它是防治血友病出血最重要的措施。主要制剂有基因重组的纯化FⅧ、FⅧ浓缩制剂、新鲜冰冻血浆、冷沉淀物（FⅧ浓度较血浆高5～10倍）以及凝血酶原复合物等。

FⅧ及FⅨ的半衰期分别为8～12小时及18～24小时，故补充FⅧ需连续静脉滴注或每日2次；FⅨ每日1次即可。

FⅧ及FⅨ剂量：每千克体重输注1单位FⅧ能使体内FⅧ:C水平提高2%；每千克体重输注1单位FⅨ能使体内FⅨ:C水平提高1%。最低止血要求FⅧ:C或FⅨ水平达20%以上，出血严重或欲行中型以上手术者，应使FⅧ或FⅨ活性水平达40%以上。

凝血因子的补充一般可采取下列公式计算：

FⅧ剂量（IU）＝体重（kg）×所需提高的活性水平（%）÷2

FⅨ剂量（IU）＝体重（kg）×所需提高的活性水平（%）

血友病患者反复输注血液制品后会产生FⅧ或FⅨ抑制物，其发生率大约为10%。通过检测患者血浆FⅧ或FⅨ抑制物效价可确定，主要通过免疫抑制治疗（包括糖皮质激素、静脉注射人免疫球蛋白等）及旁路治疗来改善出血，后者包括使用凝血酶原复合物及重组人活化因子Ⅶ（rFⅦa）。rFⅦa具有很好的安全性，常用剂量是90μg/kg，每2～3小时静脉注射，直至出血停止。

(2) 其他药物治疗

①去氨加压素（DDAVP）：是一种半合成的抗利尿激素，可促进内皮细胞释放储存的vWF和FⅧ。常用剂量为0.3μg/kg，置于30～50ml生理盐水内快速滴入，每12小时1次。

②抗纤溶药物：通过保护已形成的纤维蛋白凝块不被溶解而发挥止血作用。常用的有氨基己酸和氨甲环酸等。但有泌尿系出血和休克、肾功能不全时慎用或禁用纤溶抑制品。

(3) 家庭治疗

血友病患者的家庭治疗在国外已广泛应用。除有抗FⅧ:C抗体、病情不稳定、小于3岁的患儿外，均可安排家庭治疗。

（4）外科治疗

有关节出血者应在替代治疗的同时，进行固定及理疗等处理。对反复关节出血而致关节强直及畸形的患者，可在补充足量 F Ⅷ或 F Ⅸ的前提下，行关节成形术或人工关节置换术。

（5）基因疗法

已有实验研究成功将 F Ⅷ及 F Ⅸ合成的正常基因，通过载体以直接或间接方式转导入动物模型体内，以纠正血友病的基因缺陷，生成具有生物活性的 F Ⅷ或 F Ⅸ。但应用于临床有待进一步的探索和研究。

【护理评估】

（1）健康史

询问患者是否有遗传家族史。

（2）身体状况

①评估患者关节积血情况。
②评估患者肌肉血肿情况。
③评估患者是否有血尿。
④评估患者是否出现消化道出血。
⑤评估患者口、咽部出血情况。
⑥评估患者轻度外伤或手术后出血情况。
⑦评估患者颅内出血情况。

（3）心理-社会状况

评估患者是否因为反复出血，不能根治而出现悲观、焦虑的情绪。给予安慰和鼓励，同时介绍其所患疾病的知识，分析本次出血的诱发因素及指导实施预防再出血的措施，树立信心，消除消极心理。

【护理诊断】

（1）有损伤的危险：出血

与凝血因子缺乏有关。

（2）疼痛

与深部组织血肿或关节腔出血有关。

（3）有失用性综合征的危险

与反复多次关节腔出血有关。

（4）恐惧和害怕

与出血不止、危及生命有关。

(5) 焦虑

与终生性出血倾向、担心丧失劳动力有关。

【护理措施】

(1) 心理护理

血友病是一种终生性出血性疾病，反复出血，患者及其家属易产生悲观、绝望情绪，从而放弃治疗。护士应与患者进行沟通，解除患者焦虑、恐惧、自卑及严重情绪不安状态，帮助患者树立信心。与患者及家属制订护理计划，以便给患者提供持续性护理。鼓励患者参加非创伤性活动，提高生活质量。提供有关血友病的医疗信息，并告知患者及家属，血友病作为一种单基因疾病，随着基因技术迅速发展，不久的将来应用基因治疗将会得以治愈。

(2) 神经系统出血的护理

①病情观察：头部外伤72小时内是重要的观察期，应密切观察患者生命体征变化及意识状态。颅内出血的早期表现有表情淡漠、注意力不集中、烦躁不安，剧烈头痛、头昏，脉搏、呼吸不规则，呕吐，昏睡，复视及视物模糊，一侧肢体运动困难、运动迟缓、乏力等。婴幼儿的最初表现为易激惹或停止活动。

②配合治疗：立即建立静脉通路，输入凝血因子Ⅷ或Ⅸ，维持因子水平在100%以上。一般维持治疗时间为8~10天，或者根据患者的症状和治疗效果决定维持治疗时间。为避免颅内出血发生，头部外伤患者应该尽早给予足量凝血因子Ⅷ或Ⅸ替代治疗；没有外伤史但有神经系统症状或体征及疑似颅内出血的患者也应该迅速给予凝血因子输注，再进行头部CT检查。确诊颅内出血者应持续替代治疗2~3周。如果CT证实没有颅内出血，但是有神经系统症状，治疗也应持续一定时间。

③一般护理：卧床休息，抬高头部30°；给予氧气吸入，保持气道通畅；头部置冰袋，辅以镇痛、止血，以降低氧耗；在颅内出血早期可应用激素或小剂量甘露醇减轻脑水肿；严密观察生命体征、瞳孔及意识变化。

④手术护理：患者神经系统症状如不缓解且呈现继续恶化的态势应进行外科手术。术前必须检测患者 FⅧ：C 水平和 APTT，并排除凝血因子Ⅷ抑制物存在。术前、术中及术后应补充因子水平至正常范围（60%~100%）。一般行开颅血肿清除术、微创抽吸术、钻孔引流术等。术后去枕平卧 6 小时，严密观察伤口敷料有无渗血、渗液。术后应每天监测因子水平，以便及时调整凝血因子用量。严密观察患者生命体征变化，并做好记录。

（3）胸腔、腹腔出血的护理

①病情观察：观察患者有无胸痛、憋气、呼吸困难、咯血，有无心悸、脉搏细弱、呼吸加快、血压下降等休克症状，有无伴发严重呼吸、循环功能紊乱症状，有无胸部压痛、胸壁反常呼吸运动，有无外伤及伤口出血不止等。观察腹腔出血者腹部疼痛程度、持续时间，有无恶心、呕吐、血便等，有无腹部压痛、反跳痛、肌紧张、肠鸣音减弱或消失等。同时做好记录。

②配合治疗：立即建立静脉通路，输入凝血因子Ⅷ或Ⅸ，维持因子水平在 100%以上。一般维持治疗时间为 8~10 天。各种创伤性检查及治疗必须在充分补充因子后方能完成。

③一般护理：绝对卧床休息，保持呼吸道通畅，必要时给予氧气吸入；胸部损伤者应取半坐位，以利于呼吸和减轻疼痛；胸部创伤及腹腔出血未确诊前均应禁食禁水，必要时静脉补充营养、维生素；有外伤创口时，注意局部清洁，包扎伤口，达到有效止血及固定制动作用；胸腔有活动性出血时应进行止血治疗，快速建立两条有效静脉通道，大量补充输液，给予抗休克、呼吸和循环系统支持及抗感染等治疗；怀疑腹腔出血时，采取禁食、胃肠减压，未明确诊断者禁用止痛剂；严密观察病情变化，予以心电监护，监测心率、血压、血氧饱和度；详细记录出入量及病情变化。

④手术护理：手术前完成各项术前检查；输入凝血因子Ⅷ或Ⅸ，使因子水平达 100%以上；根据手术种类做好术前准备；手术野皮肤准备：外伤创面进行清创、消毒、包扎；做好术前生命体征记录。手术包括全面探查、修补、切除或引流有关病灶以及清除腹腔内残留液体等。对于高度怀疑腹腔内脏器损伤者，应该尽快做好术前准备，早期手术，必要

时边抗休克边手术。手术后取适当卧位，补充凝血因子水平至100%；术后随时监测凝血因子水平及观察伤口出血情况，及时调整凝血因子用量和用药时间；观察伤口出血情况；认真倾听患者主诉，给予对症处理。

（4）咽喉部出血的护理

①病情观察：应密切观察其症状，有无颈部肿胀、面色、语音改变，有无呼吸及吞咽困难、窒息等；有无意识、神志、肤色改变；察看外伤严重度，并严密观察生命体征变化。详细询问病史，查看患者是否为重度血友病；并随着病情的变化及治疗，做好动态评估及记录。

②配合治疗：快速建立静脉通道，立即给予足量的凝血因子治疗，使因子水平迅速达到100%以上，并维持至出血停止、血肿吸收。协助患者做咽喉部X线检查，必要时做耳鼻喉科专科检查。

③一般护理：取端坐卧位，开放气道，给予氧气吸入并维持气道通畅；补充血容量，维持体液及营养平衡；有外伤时做好伤口的处理；密切观察呼吸及生命体征变化。

（5）眼内出血的护理

①配合治疗：立即给予足量的凝血因子治疗，使因子水平迅速达到100%水平。

②伤口处置及护理：局部冷敷止血，进行伤口处理。小而对齐的伤口可不行伤口缝合，给予包扎，伤口较大或不整齐者应立即缝合，脱出的色素膜组织如无明显污染，时间不超过24小时，可在用抗生素溶液充分冲洗后送回眼内，时间较长及污染的色素膜应予剪除，直至完全缝合巩膜伤口。

包扎双眼，清洁眼周及面部，遵医嘱使用抗生素预防感染。保持病房环境清洁、安静，使患者保持半坐卧位休息。使用眼罩，尽量减少光线刺激。防止眼球运动，减少出血，促进血液吸收。避免出汗，用空调降低室内温度。预防感冒、打喷嚏，指导患者用手压迫人中或用舌尖抵住上颚就可制止喷嚏。及时评估患者有无眼睛肿胀及淤斑，疼痛性质、程度、持续时间，有无视物模糊或失明、畏光等，有无其他疾病史，特别是青光眼、糖尿病或激素治疗史并做好记录，并随着病情的变化与治疗的继续，做好动态评估。了解患者的心理状态，对疾病的理解和态度，家庭成员和社会群体的支持，并做好心理护理。

（6）骨筋膜室综合征的护理

①病情观察：认真观察患者有无肢体麻木、异样感和疼痛的性质。评估是否存在神经功能丧失和感觉消失，血管搏动是否减弱或消失，被动牵拉试验是否阳性，必要时测量骨筋膜室压力，测量生命体征并记录。

②配合治疗：立即给予足量的凝血因子治疗，使因子水平迅速达到100%水平。并维持输注直至伤口愈合。

③外科处理及护理：伤肢必须制动，保持水平位，但不要抬高伤肢，以免加重缺血。暴露伤肢并行冰敷，禁止对伤肢进行按摩，以免加重缺氧。一旦确认或高度怀疑时就应立即在严格无菌条件下充分切开减压，并应及时将坏死肌肉清除干净。减压后如出现缺血再灌注损伤、挤压综合征等危及生命者，应行截肢术。配合医师行减压术及术后换药，并在术后抬高患肢。保证静脉通路畅通，确保因子准确及时输入，必要时输注新鲜血浆、晶体液以补充血容量，预防休克。

④减压术后保持肢体功能位，功能锻炼应在术后第1天就开始，帮助患者制定功能锻炼计划，以防止肌肉萎缩。了解患者的心理状态，对疾病的理解和态度，家庭成员和社会群体的支持，并做好心理护理。

【健康教育】

（1）疾病预防指导

重视遗传咨询、婚前检查和产前诊断，是减少血友病发病率的重要措施。对于有家族史的患者，婚前应常规进行血友病的遗传咨询。重视婚前检查，不但可发现血友病患者，更重要的是发现血友病基因的女性携带者。血友病患者及女性携带者不宜婚配，否则应避免生育，以减少本病的遗传。为了减少血友病患儿的出生，女性携带者均应进行产前诊断，一般可于妊娠第13~16周进行羊水穿刺，确定胎儿性别及基因表型，若明确胎儿为血友病患儿，应及时终止妊娠。

（2）预防出血指导

①尽量消除出血的诱发因素：虽然血友病出血的根本原因是由于患者本身先天缺乏一种与本病有关的凝血因子而存在着不可避免的出血倾向，但是多数患者在出血发生之前都可能有一些诱发因素存在，如过度劳累或跌、摔、挫、碰、扭伤等外力引起身体局部或内脏出血；手术开刀、拔牙、注射、针刺等治疗也可导致出血；饮食不当，如大量饮酒或食用有骨刺、粗糙、坚硬的食物及其他刺激性食物，引起口腔或消化道出血；鼻干舌燥、咽喉肿、牙龈炎症等也会引发出血；儿童换牙出血；伤风感冒、鼻堵塞时鼻腔出血；忧伤、郁闷、烦躁等不良心境导致的出血。指导血友病患者了解和认识这些诱发出血的因素，在工作、生活中注意排除，就可能减少和避免出血的发生。

②养成和保持良好的卫生习惯：居住环境保持清洁、整齐，最好保持室内温度在 15～25℃，湿度 50%～60%，过于干燥时鼻黏膜易干裂出血。患者衣着宽松，被盖适中，防止因过冷过热而感冒；保持皮肤清洁，勤洗头，洗澡，更衣，每日定时泡脚，洗外阴；常修剪指（趾）甲，但要注意勿损伤。患者特别要注意口腔清洁，预防龋齿和牙周病，养成三餐后刷牙的习惯。掌握正确的刷牙方法，用软毛牙刷和含氟化物的牙膏刷牙，有效地清除口内食物残渣和污垢。牙齿外侧面顺牙缝上下刷；后牙咬合面前后刷；后牙内侧面顺牙缝上下刷；前牙内侧面的刷法是将牙刷立于上或下前牙舌面，自上而下或自下而上刷。如果患者口内已有出血、破溃或感染，以漱口清洁为主，采用淡茶水或专用漱口水加清水含漱，至吐出的水清亮为止。饭前便后洗手，外出归来或接触不洁之物后应及时洗手并注意饮食卫生。不进食不洁和酸败食品。

③避免过度疲劳和外伤：对于血友病儿童的活动应有约束，不宜爬高、蹦跳、踢球、长跑等剧烈运动，力戒打架斗殴行为。为患儿购买玩具时注意避免选购带有锐利部件者。患者举止姿势动作要稳而轻，不要强制高举、劈叉或倒立等超常的举动，避免连续长途旅行和爬山，不做超重体力劳动如肩挑、背扛、搬运重物。使用刀、剪等锐利工具时谨防误伤。生活起居规律，按时作息，保证充足的睡眠，即使节假日也不要因贪图快乐而熬夜劳神，以免过度疲劳而诱发出血。

④不要隐瞒病情：隐瞒病情易导致延误治疗。在生活中，患者或病儿的亲人有必要向所在幼儿园、学校、工作单位说明病情及有关防护知

识，以便家庭与之协同照顾，关注病者，因为没有发生出血时，患者一般如常人，易被忽略特别的关心。患者要牢记：无论在何地、因何种疾病就医，都不要疏忽向诊治的医护人员说明自己存在血友病的实情，以提示选用安全、合理的诊疗方法，防止意外出血。以往有的患者（包括成年患者或病儿家长）知情而未及时说明，造成拔牙、开刀、针刺、注射引发出血，甚至危及生命，要引以为戒，高度重视。

（3）饮食指导

　　饮食做到蛋、肉、乳类、粮食、鲜蔬菜和水果合理搭配，保持营养平衡，控制体重，避免肥胖。蔬菜、水果性凉对止血有利，可以多选用，其中鲜藕、藕汁（粉）、荸荠、木耳、梨、杨桃和茅菜较佳。健脾益气以花生及红枣为好。饮食品种避免用刺激性大及过热、过燥的食品，如辣椒、胡椒、干炒花生、葵花籽等。硬壳干果不要用牙直接啃咬，用工具取仁食用，有骨刺的食物先剔除不可食用部分后再食用；忌食粗硬食品，以防损伤口腔黏膜。酒精可致小血管扩张、充血，诱发胃肠道出血，故患者不要饮酒。现代医学认为鱼体内有一种EPA蛋白，具有抑制凝血的作用，为此，患者应少吃鱼。

（4）疾病知识指导

　　目的在于充分调动患者及家属的主观能动性，使其积极配合治疗和康复。向患者及家属介绍疾病的原因、遗传特点、主要表现、诊断与治疗的主要方法与预防等。说明本病为遗传性疾病，需终身治疗，并应预防出血的发生。为患者提供有关血友病社会团体的信息，鼓励患者及家属参与相关的社团及咨询活动，通过与医护人员或患者间的信息交流，相互支持，共同应对这一慢性病给患者带来的困难与烦恼。

（5）病情监测指导

　　包括出血症状与体征的自我监测，如碰撞后出现关节腔出血表现，外伤后伤口的渗血情况等。一旦发生出血，常规处理效果不好或出现严重出血，如关节腔出血等，应及时就医。

（6）出血的应急处理指导

　　包括常见出血部位的止血方法。有条件者，可教会患者及家属注射凝血因子的方法，以利应急处理严重出血。告诉患者若外出或远行，应携带写明血友病的病历卡，以备发生意外时可得到及时救助。

第十章 血液科常用诊疗技术的护理

第一节 成分输血

输血是血液科常见治疗措施之一，在临床应用十分广泛。随着科技的发展以及血液分离技术的不断改进，也为了血液成分的充分利用，成分输血得到了迅速的发展。成分输血是指将血液中的各种成分进行分离、加工、提纯后制成的各类血液制品，然后根据患者病情的不同需要，有针对性地输注有关血液成分，以达到治疗目的的一种输血措施。具有一血多用，节约血源；减少输血不良反应；减少输血传播疾病的发生；便于保存，使用方便；制剂容量小，浓度和纯度高，治疗效果好等优点。成分输血是现代输血的方向，是输血现代化的重要标志。

【成分血的种类及特点】

（1）血浆

全血离心后所得的液体部分。主要成分是血浆蛋白，不含血细胞，无凝集原，无需做交叉配血试验和血型鉴定。可用于补充血容量、蛋白质和凝血因子。血浆系列制品主要包括新鲜冷冻血浆、冷沉淀、免疫球蛋白、白蛋白。

①新鲜冷冻血浆（FFP）：保存了血浆中的不稳定蛋白成分，含有正常人血浆蛋白的所有成分，包括全部凝血因子，特别是不稳定的凝血因子，适用于凝血因子缺乏的患者以及大面积烧伤和创伤的患者。临床上使用 1 袋 200ml FFP 中含有血浆蛋白 60g/L，纤维蛋白原 2~4g/L。输注 1ml/kg 新鲜冷冻血浆可提高 1%凝血因子的浓度。

②冷沉淀：含Ⅷ因子、von Willebrand 因子、纤维蛋白原等，临床上主要用于Ⅷ因子、ⅩⅢ因子、纤维蛋白原缺乏症和血友病患者使用，同时其治疗创伤、烧伤和严重感染者具有良好的疗效。

③免疫球蛋白：是常用的血浆蛋白制品，临床上应用于原发性和继发性免疫缺陷综合征；带状疱疹、巨细胞病毒感染；严重感染；ITP（用于危及生命的严重出血及行手术治疗前的准备）；还用于输血后紫癜、纯红细胞再生障碍性贫血。

④白蛋白：主要用于血容量降低的休克、严重烧伤、新生儿溶血症、溶血性输血反应、脑水肿、某些低蛋白血症。每次静脉注射 4~10g。

（2）红细胞

①浓缩红细胞：1U 红细胞悬液由 200ml 全血制成，用于各种急、慢性贫血患者。

②洗涤红细胞：主要用于对血浆蛋白有过敏反应的贫血患者、自身免疫性溶血性贫血、阵发性睡眠性血红蛋白尿及肝、肾功能障碍或高钾血症的贫血患者。

③少白红细胞：用于由于反复输血产生白细胞抗体引起非溶血性发热反应的贫血患者及防止产生白细胞抗体的器官移植患者。

（3）白细胞悬液

新鲜全血离心后取其白膜层的白细胞，在 4℃ 下保存 48 小时，主要适应于粒细胞绝对数 $<0.5\times10^9/$ L，同时伴有严重感染，经适当抗生素治疗 72~96 小时无效的患者。但由于白细胞悬液制品纯度不够，输血反应严重，输入量大，临床上极少使用。

（4）浓缩血小板

血小板的制作方法包括手工分离法及机器单采法。手工分离法 1U 的血小板由 200ml 全血制成，成人患者每次输注量需要 8~12U；机器单采法采集 1 人份的量相当于 8~12U 血小板。临床输注浓缩血小板主要用于治疗或预防各种原因引起的血小板数量减少或功能异常所致的出血。

【输血的目的】

（1）补充血容量

用于失血失液引起的血容量减少或休克患者，以增加有效循环血量，提升血压，增加心输出量，促进循环。

（2）纠正贫血

用于血液系统疾病引起的严重贫血和某些消耗性疾病的患者，以增加血红蛋白含量，促进携氧功能。

（3）供给血小板和各种凝血因子

有助于止血，用于凝血功能障碍的患者。

（4）输入抗体、补体

增强机体免疫能力，用于严重感染的患者。

（5）增加白蛋白

维持胶体渗透压，减轻组织液渗出和水肿，用于低蛋白血症患者。

（6）排出有害物质

用于一氧化碳、苯酚等化学物质中毒，血红蛋白失去运氧能力或不能释放氧气供组织利用时，以改善组织器官的缺氧状况。

【输血适应证】

（1）大量失血。
（2）贫血：可少量多次输入红细胞。
（3）凝血异常：可输入血小板、凝血因子。
（4）低蛋白血症或严重感染：可输入血浆、血浆蛋白及免疫球蛋白等。

【输血禁忌证】

（1）婴幼儿、老年人、慢性病虚弱、心功能不全，尤其心力衰竭的贫血。

（2）多次输血后产生同种白细胞和（或）血小板抗体，对血浆蛋白已致敏或对血浆内各种反应原敏感的患者。

（3）对于有免疫缺陷或免疫抑制的贫血患者（只能使用照射红细胞制品）。

（4）免疫性血小板减少如原发性血小板减少性紫癜、血小板抗体破坏血小板。

（5）血小板虽减少但无明显出血患者。

【输血原则】

（1）严格遵医嘱执行成分输血。
（2）严格执行查对制度（两人交叉查对）。输血前、输血中、输血后认真核对。
（3）用带滤网的标准输血器输注，输注前用生理盐水建立静脉通道，输注结束后生理盐水冲洗管道，两袋之间需输入少量生理盐水。

（4）血袋内不得加入除生理盐水以外的任何溶液和药物。

（5）根据患者贫血程度、心功能等，调节输注速度。

（6）输注过程中密切观察患者的反应（输血反应）。

（7）血液从血库取出后应在半小时内输。

（8）凝血因子制剂，溶解时切忌剧烈振摇。

【输血操作流程】

（1）备齐用物

治疗盘内放一次性输血器、安尔碘消毒液、弯盘、快速手消毒液、止血带、成分血、棉棒、胶布、输液贴、生理盐水、血型牌、输血巡视卡、掌上电脑（PDA）、输血交叉配血单、记录笔、手表。

（2）操作方法

①评估患者的身体状况，有无发热及其他情况。

②洗手、戴口罩，携用物至床旁。

③向患者/家属告知输血的目的。

④核对患者床号、让患者或家属自诉患者的姓名，应用PDA核对患者信息。

⑤检查血制品质量、检查输血器是否合格，然后由两名医务人员交叉核对输血单与输血袋上的所有信息，无误后方可输血。

⑥先用生理盐水建立静脉通道完好后，再一次确认患者的信息及血型并用PDA扫描血型条码，用安尔碘棉棒两次消毒血袋的出口周围，将其覆盖段的塑料管旋下，将生理盐水液体袋上的输血器针头拔出，插入血袋出口，血袋挂于输液架上，调整滴速，一般开始15分钟内，滴速为不超过20滴/分。

⑦悬挂血型牌，输血巡视卡。

⑧输血后再次核对输血单、患者、腕带信息、床头卡、血袋上的信息。

⑨两名医务人员在输血单上签字，记录输血起始时间。并将输血袋上的条码撕下贴在输血单上。

⑩15分钟后再次调整滴速，一般成人40~60滴/分钟，休克患者可适当加快，儿童、年老、体弱、心肺疾病患者速度宜慢。

⑪各种成分血的输入时限一般掌握在：红细胞 2U 不超过 4 小时输完。

⑫输血过程中每 15~30 分钟巡视一次病房，注意观察有无输血不良反应，发现后及时处理。

⑬输入两袋以上血液时，两袋之间需输入少量生理盐水。输血结束后，再次应用生理盐水冲管，直到将输血器内的血液全部输入体内再拔针。

⑭在输血单上记录输血终止的时间。

⑮若出现输血不良反应应填写不良反应回执单返回输血科。若出现严重的不良反应，应及时通知医生并作出处理。并将输血袋及输血器封存以备检查输血不良反应的原因，记录异常反应情况并报输血科和医务科。

⑯整理床单位，清理用物，将输血袋送回输血科保存。

【各类输血注意事项】

（1）血浆

①同型输注，不需做交叉配血试验。

②使用前先用 37℃ 水浴加热，轻轻摇动血浆袋，使融化后的血浆内外温度一致。

③融化后的血浆外观为淡黄色半透明液体，如有异物或絮状物不能输注。

④融化后的血浆应尽快输注，以免血浆蛋白变性或不稳定的凝血因子丧失活性。融化后的新鲜冰冻血浆因故未能及时输用，可置于 4℃ 冰箱暂时保存，但不得超过 24 小时，更不可再冰冻保存。

⑤输注速度不应超过 10ml/min。

（2）红细胞制剂

①同型输注，需做交叉配血试验及血型鉴定。

②输红细胞制品前将血袋轻轻反复颠倒数次使红细胞混匀再输注。必要时在输注过程中也要不时轻轻摇动血袋使红细胞悬起以防沉淀。

③1U 红细胞输注时间最长不超过 4 小时。

④输注速度遵循先慢后快原则，前 15 分钟输血速度不超过 20 滴/分。

⑤如有阻塞需更换输血器，不能硬性挤压滤网，避免针腔内有血凝块造成血管内栓塞。

⑥洗涤红细胞是开放性制备的，在 4℃ 条件下保存不超过 24 小时，取回后应尽快输注。

（3）血小板

①血小板最好同型输注，但紧急情况下机器单采血小板可输注不同型血小板，手工采集血小板输前需做交叉配血试验。

②血小板功能随保存时间的延长而降低，故从血库取来的血小板应立即输注，并以患者可以耐受的最快速度输注。若因故（如患者正在高热）未能及时输用，应置于常温下每隔10分钟左右轻轻摇动血袋，防止血小板聚集。不能放入冰箱冷藏。

③输注前要轻轻摇动血袋使血小板悬起，注意切忌粗鲁摇动，以防血小板损伤。摇匀时，出现云雾状为合格，无云雾状为不合格，疗效差。

（4）凝血因子制剂

①冷沉淀需同型输注，不需做交叉配血试验；融化后的冷沉淀不仅要尽快输用，而且要用输血器以患者可以耐受的最快速度输注。因故未能及时输用的冷沉淀不宜在室温下放置过久，不宜放入4℃冰箱，也不宜再冰冻，因为Ⅷ因子最不稳定，很容易丧失活性；融化后的冷沉淀可以一袋一袋地自静脉推注，最好在注射器内加入少量枸橼酸钠溶液以预防注射时发生凝集而堵塞针头；亦可一袋一袋地快速滴注。

②Ⅷ因子冻干品及灭菌用水应先预热至25~30℃后溶解，然后注入预温的灭菌注射用水，轻轻摇动使制品全部溶解。使用时用输血器快速输注。

③凝血酶原复合物冻干品及注射用水都应在35~37℃的水中预热溶解，然后将瓶轻轻旋转（切勿用力振摇，以免蛋白变性）直至完全溶解。溶解后用输血器立即输注，主要防止凝血酶在溶液中生成。

④纤维蛋白原使用前先将冻干品及灭菌注射用水预温至30~37℃，然后注入预温的灭菌注射用水，置30~37℃水浴中，轻轻摇动使制品全部溶解（切忌剧烈振摇以免蛋白变性）。用带有滤网装置的输液器进行静脉滴注。静脉滴注速度一般以每分钟60滴左右为宜（若患者身体能耐受的情况下）。

（5）血液成分内不能加入任何药物

因为药物可能改变其pH值、离子浓度或渗透压而使血液变性，血细胞破坏；此外，药物本身也可能发生化学反应而失效；某些药物加入血液成分内还会掩盖输血不良反应而延误早期处置的时机；加药的过程会增加血液成分污染的机会。如果需要稀释或冲洗输血导管，可用生理盐水。凝血因子制剂使用时应按说明书要求进行稀释。

【常见输血反应的原因】

（1）发热反应

①由血液或血制品中的致热原引起。

②受血者多次输血后，产生白细胞和血小板抗体，当再次输血时，发生免疫反应，引起发热。

③没有严格遵守无菌操作原则，造成污染。

（2）过敏反应

①受血者本身为高过敏体质或多次受血而致敏。

②供血者在献血前用过可致敏药物或食物。

③多次输血者，体内产生过敏性抗体。

④供血者体内的抗体与受血者体内的抗原接触。

（3）血管内溶血

输入异型血液（ABO 血型不合）、变质的血液。

（4）血管外溶血

由 Rh 系统内的抗-D、抗-C 和抗-E 抗体所造成。

（5）循环负荷过重

与大量输血有关的反应，老年人、婴幼儿、心肺功能不全者以及严重贫血患者不能耐受大量输血。

（6）出血倾向

与大量输血有关的反应，血液稀释；库存血中的血小板破坏较多，使凝血因子减少而引起出血。

（7）枸橼酸钠中毒

与大量输血有关的反应，大量输血随之输入大量枸橼酸钠。

（8）其他

①空气栓塞。

②细菌污染。

③输血传染病：经输血传播的感染性疾病主要有各型病毒性肝炎、获得性免疫缺陷综合征（AIDS）、巨细胞病毒感染、梅毒感染、疟原虫感染，及污染血导致的各种可能的病原微生物感染。

④输血相关性移植物抗宿主病。

⑤输血相关的急性肺损伤。

⑥血小板无效输注。

【常见输血反应的临床表现】

（1）发热反应

①在输血中或输血后 1~2 小时发生。

②畏寒、寒战、发热，体温可达 40℃。

③可伴有皮肤潮红、头痛、恶心、呕吐。

④症状持续 1~2 小时后缓解。

（2）过敏反应

①轻度反应：皮肤瘙痒、荨麻疹。

②中度反应：血管神经性水肿、喉头水肿。

③重度反应：过敏性休克。

（3）血管内溶血

①第一阶段：头胀痛、四肢麻木、腰背部剧烈疼痛。

②第二阶段：黄疸和血红蛋白尿。同时伴有寒战、高热、呼吸急促和血压下降等症状。

③第三阶段：急性肾功能衰竭，严重者导致死亡。

（4）血管外溶血

轻度发热伴乏力、血胆红素升高。

（5）循环负荷过重

输血中或输血后 1 小时内患者突发呼吸困难、咳嗽频繁、咳大量泡沫样或血性泡沫痰、口唇发绀、烦躁不安、四肢湿冷、血压升高等。

（6）出血倾向

皮肤、黏膜淤斑；穿刺部位大块淤血；手术后伤口渗血。

（7）枸橼酸钠中毒

手足抽搐、心率缓慢，心室颤动，甚至发生心跳停止。

【常见输血反应的护理措施】

（1）发热反应

①反应轻者：减慢输血速度。

②反应重者：立即停止输血，密切观察生命体征，对症处理，并及时报告医生。

③必要时遵医嘱给予解热镇痛药和抗过敏药。

④将输血器、剩余血连同贮血袋一并送检。

（2）过敏反应

①监测生命体征变化。

②轻者减慢输血速度；重者停止输血。

③呼吸困难者吸氧，严重者进行气管切开。

④循环衰竭者给予抗休克治疗。

（3）血管内溶血

①停止输血，报告医生。

②氧气吸入，建立静脉通道。

③送验余血、患者血标本和尿标本。

④保护肾脏。

⑤碱化尿液。

⑥密切观察生命体征和尿量。

⑦若出现休克症状，应进行抗休克治疗。

⑧心理护理。

（4）血管外溶血

避免再次输血。

（5）循环负荷过重

立即停止输血，报告医生；观察患者意识、血压、脉搏等变化；吸氧；迅速遵医嘱进行强心、利尿、镇静等治疗措施。

（6）出血倾向

密切观察患者意识、血压、脉搏等变化；注意皮肤、黏膜或手术伤口有无出血；严格掌握输血量；根据凝血因子缺乏情况补充有关成分。

（7）枸橼酸钠中毒

密切观察患者的反应；输注库血 1000ml 以上时，补充钙离子。

（8）输血相关性移植物抗宿主病

去除白细胞的输血和输血前对血制品进行放射性核素照射可预防；治疗可用糖皮质激素、环孢素、抗胸腺球蛋白等免疫抑制剂，但大多数疗效不佳。

（9）输血相关性急性肺损伤

立即停止输血，面罩吸氧或机械通气；应用类固醇激素；检测中心静脉压和肺毛细血管楔压。

【健康教育】

（1）告知患者或家属输血的目的和方法

有针对性地告诉患者静脉输血是为纠正急慢性贫血的一种有效的治疗措施，其独特的疗效是不能为其他治疗所取代的，但输血有严格的指征，除非必需，是不能随便输血治疗的。输血治疗包括输全血和输成分血，根据患者治疗目的不同加以选择。近年成分输血的开展使输血治疗更科学更合理，有助于患者的康复。

输血前要经过严格认真的仔细核对，如血液的血型，患者姓名和血型，严防血型错误酿成事故。告诉患者记住自己的血型并配合医生做好输血前的血型核对。

（2）心理指导

安慰指导患者安心接受治疗，如成分输血时，不同的血液成分输注时有不同的方法，事先向患者简要说明，使之理解，避免产生疑虑。输血治疗中有可能出现一些不良反应，特别是经过反复输血治疗的血液病患者，体内存在白细胞、血小板等抗体而易发生非溶血性发热、过敏反应。可向患者讲明这些反应的表现及有效的处理方法，使之心中有数并有所警惕，一旦感觉不适及时说明争取早处理，对健康不会造成严重影响，从而消除顾虑。

（3）治疗操作配合指导

输血前患者要排空大、小便，静脉穿刺部位皮肤应进行清洁，洗净双上肢肘、腕等大静脉通过处的表面皮肤。指导患者卧式要舒适，输血肢体不能有大的活动，以防静脉穿刺针脱出。

输血的滴速是先慢滴 10 分钟后，由医务人员调快为 40~60 滴/分维持，患者不可随意调节滴速，以防引起循环负荷过重合并症。输血过程中，患者要注意局部穿刺部位和输血导管的保护，避免针管脱出或输血导管受压、打折等。患者如感觉不适应立即报告医护人员，以便及时得到相应的处理。

（4）治疗后指导

输血静脉穿刺针眼部位覆盖无菌纱布以胶布条固定，保持清洁、干燥，防止打湿污染，24 小时后可撤去纱布。因有些输血不良反应为迟发反应，故应告诉患者有不适感觉应及时报告。

第二节 治疗性血浆置换术

治疗性血浆置换术是自患者体内采集分离血浆成分以除去血浆中致病的抗原、抗体、免疫复合物或其他毒性物质，并用替代液（置换液）补充，交换已被去除的血浆。

【适应证】

（1）中毒症。

（2）异基因造血干细胞移植的供者与受者 HLA 匹配相合，而 ABO 血型不合，有可能引起溶血反应的。

（3）高黏滞综合征：主要见于巨球蛋白血症和多发性骨髓瘤。其原因为恶性淋巴细胞或浆细胞产生了大量的单克隆免疫球蛋白，从而引起微血管内血流不畅。

（4）血栓性血小板减少性紫癜：患者血浆中可能缺少一种正常的血浆因子，使血小板容易发生聚集而常形成血栓。

（5）原发免疫性血小板减少症：患者血循环中存在抗血小板抗体。这种特异性抗体对自体或同种异体血小板均有损伤作用。

（6）吉兰-巴雷（旧称格林-巴利）综合征。

（7）重症肌无力。

（8）系统性红斑狼疮。

（9）急性进行性肾小球肾炎。

（10）Rh 血型抗原致敏孕妇。

（11）自身免疫性溶血性贫血。

（12）伴有抑制物的血友病。

（13）新生儿溶血病。

【血浆置换方法】

（1）人工操作方法

按常规采血 400ml 于贮血袋内，放入大容量低温（4℃）离心机，酌情调整转速和时间，分离血浆和血细胞有形成分，去除血浆并将细胞成分回输给患者。与此同时补充一定量的健康人血浆或其他替代液以维持血容量和体液平衡。如此方法循环 3~5 次。在不具备自动血液成分分离机的医疗单位可采用此法。

（2）离心式血液成分分离机操作法

基本原理是根据血液成分密度不同，比重不一，经离心作用将血浆和各种血细胞分层并分离，去除含病理性的成分，还输其他成分并补充替代液以维持平衡。离心式分离机又分为间断流动离心式和连续流动离心式两种。

间断流动离心式操作是经一条静脉通道，一次将一定量的血液引入分离机的离心杯内进行离心和成分分离，移出血浆，其余成分再经原路还输给患者。待还输完毕再进行下一个循环的分离和去除血浆。如此循环往复直到完成一次置换术。连续流动离心式是在机器不断运转过程中，血液从患者一侧肘部静脉采出，通过离心进行分离和去除血浆，其余成分从另一侧肘部静脉还输给患者，如此连续不断直到完成一次置换术。

（3）膜滤式血液成分分离机操作法

应用医用高分子材料制成的膜滤器代替离心杯。当血液流入此滤器时，在一定的膜压下，只允许血浆从膜中透过，由导管排出，而细胞成分则被阻挡于滤器内，从另一导管排出，与置换液混合后还输给患者。

（4）吸附柱式血液成分分离操作法

离心式和膜滤式血液成分分离机均把分离出的全血浆排出体外，再用替代液输注补充血容量维持平衡。而吸附式血液成分分离机仅去除血浆中有致病作用的异常成分。其余成分仍输回患者体内。这种分离机不必使用置换液。该机器以亲和层析法原理为基础，选用有特殊吸附作用的物质制成吸附柱，血液流经此柱时，病理性蛋白成分被吸附在柱内，正常血液成分还输给患者。

【护理措施】

（1）术前护理

①心理护理：血浆置换（PE）作为一种有创性治疗，可引起出血、感染、低血压等，这些都可引起患者和家属的焦虑、悲观、无助等复杂心理。护士在 PE 前需要了解患者的心理状态，帮助和鼓励患者，稳定情绪，树立信心。PE 前向家属说明 PE 治疗的必要性和并发症以及操作规程，以取得家属的配合是重要的。

②了解病情做好术前准备：PE 前测生命体征、体重，查血常规及生化全套，了解患者的心肺功能，对心肺功能不全者严格控制输入量和输入速度，初步确定每次血浆置换量。备齐 PE 用物、血浆，准备好抢

救用品，以备置换过程中发生不良反应和意外情况时使用。

③血管通路：PE 时需要建立两条静脉通道，宜选用充盈、粗直、显露的静脉进行穿刺，选择的静脉口径应略大于穿刺针的口径，一般采用较易固定的两臂肘前静脉穿刺，如患者外周静脉较难穿刺时，可以进行中心静脉置管，以建立有效的循环通路。

（2）血浆置换中的护理

①注意观察患者脉搏、血压等生命体征的变化。

②保证有效的循环通路，如血流不畅，及时查找原因。可能的原因有静脉回路血栓形成、穿刺部位血肿形成、穿刺针穿破静脉壁等。严格执行无菌操作，连接血管通路和更换血浆时避免污染，并按输血的一般护理常规查对血浆。

③观察有无枸橼酸中毒反应，即观察患者有无口周麻木，严重者可出现肢体抽搐、寒战、胸部压迫感、恶心、呕吐等。处理：立即补钙，降低流速。为了预防枸橼酸中毒，在分离过程中每使用 200ml 的枸橼酸溶液，即补充 10%葡萄糖酸钙溶液 10ml。

④注意防治过敏反应，为了预防过敏反应的发生，宜在输注血浆前肌内注射或静脉注射抗过敏药物。如出现过敏反应，应立即停止输注血浆，并肌内注射异丙嗪或静脉使用地塞米松抗过敏。

⑤注意防止发生血容量失衡，在置换过程中，若去除速度过快，去除血量过多，可出现低血容量症状，如胸闷、头晕、心悸、面色苍白、出冷汗、血压下降等；若回输速度过快，回输量过多，可出现循环血量超负荷症状，如胸闷不适、头昏、头痛、呼吸困难、血压升高，甚至出现心力衰竭、肺水肿。以上症状都可导致死亡，必须及时抢救。血浆置换过程中应特别注意，加强监护。

（3）血浆置换后的护理

①PE 后嘱患者卧床休息，穿刺点加压止血，以防渗血。对使用静脉留置针或深静脉置管的患者，每日给予肝素稀释液封管，观察穿刺部位有无渗血、红肿，深静脉置管穿刺处每日换药。

②定期观察生命体征的变化，复查与疾病有关的各项指标，观察患者的相关实验室检查及临床症状有无改善。

【不良反应的防治】

（1）枸橼酸盐中毒

抗凝剂枸橼酸盐进入患者体内，与血中钙离子结合引起血钙降低，出现口唇发麻，肌肉痉挛，手足抽搐，心动过速。如果患者存在电解质紊乱并同时肝、肾功能障碍者，易发生心律不齐，处理不及时可发生心室颤动甚至导致死亡。如出现上述情况，立即减慢置换速度症状可减轻，及时静脉注射10%葡萄糖酸钙10ml能立即缓解症状。因此置换前应注意预防性口服含钙药物。

（2）心血管反应

由于去除量和还输量失去动态平衡而出现血容量过低或过高反应。血容量过低可表现胸闷、心悸、面色苍白、冷汗、恶心、呕吐、心动过速、低血压，甚至晕厥或休克。血容量过高可出现头晕、头痛、血压升高、心律失常甚至发生急性肺水肿。年老体弱、原有贫血、水肿、血浆蛋白低及心肺功能差者易发生心血管反应。预防措施为加强监护，保持血浆换出与补充置换液之间的平衡，保持血浆胶体渗透压稳定。一旦发生上述情况应及时处理。对于低血容量反应者应减慢去除血浆速度，适当补充胶体置换液；高血容量反应者则应减慢输入置换液的速度，适当加快去除血浆的速度，使用快速利尿剂以减轻心脏负担。

（3）过敏反应

多见于新鲜冰冻血浆做置换液，长期且反复行血浆置换术治疗的患者。主要症状是皮肤瘙痒、荨麻疹、血管神经性水肿，严重者可发生过敏性休克。其中荨麻疹最常见。最好预先口服抗过敏药物，如氯苯那敏、异丙嗪等。对于输血或血浆有过敏史者，尽可能不用血浆做置换液。轻度反应可口服或注射抗组胺药物；一旦发生过敏性休克应立即停止血浆置换术，皮下注射肾上腺素后肌注阿拉明，静脉注射地塞米松2~5mg并按休克抢救措施处理。

（4）出凝血异常

在血浆置换技术过程中，随着病理性成分的去除，凝血因子和血小板也有不同程度的减少和潜在出血倾向。绝大多数凝血因子在血浆置换后24小时内恢复，血小板在2~4日恢复。如果临床无明显出血征象一般不必特殊处理，但必须密切观察。对出血倾向严重者，按医嘱为患者静脉输注新鲜冰冻血浆或浓缩血小板。

(5)"反跳"现象

血浆置换后可出现两种"反跳"现象。一是血浆置换使血液中病理性成分大量减少，反馈抑制解除，又未及时应用免疫抑制剂，可能引起病理性成分的急剧增加，以致原发病比血浆置换前反而加重；二是血浆置换后血液中常规治疗的药物浓度随血浆去除而显著下降，以致这些药物的治疗作用减弱引起原发病加重的现象。因此血浆置换后应及时补充常规治疗药物，尤其要维持免疫抑制剂的血药浓度。

(6) 病毒性疾病的传播

置换液为血浆者，特别是多个献血的血浆，有传播病毒性疾病的危险，常见的是病毒性肝炎。应加强献血者的体检以保证供血合格，可减少此并发症的发生。注意对血浆置换后患者的观察，出现可疑病毒性疾病症状时及时向医师报告以期及早处置。

(7) 其他

静脉穿刺部位可因消毒不严或静脉穿刺不顺利引起血肿、感染；分离机运转过程中有可能引起轻度机械性溶血；输入大量温度过低的置换液可引起心律失常；留置体内的置换用导管引发感染等。虽不多见但也要警惕，注意观察以便及时处理。

【健康教育】

(1) 有针对性的向患者介绍血浆置换技术是去除血液中病理性成分的一种先进的治疗方法。采用血液成分分离机操作，安全，效果好。告诉患者接受治疗时需卧床，接受静脉穿刺，有专用导管与机器连接，采出血液并分离血浆，同时输入置换液，出入保持动态平衡。一次置换术一般需 3~4 小时。

(2) 针对患者心理状态进行心理指导，原则为解除其思想顾虑，消除不安全感，使之积极配合医务人员顺利实施血浆置换技术。

(3) 治疗前请患者回忆有无过敏史。有过敏史的，置换液应慎重选择；介绍预防性服钙剂的目的并指导服用方法；指导静脉穿刺部位皮肤清洁方法并说明目的；并嘱排空大小便后静候治疗。

(4) 操作开始时协助患者置仰卧体位，并说明治疗中尽量不变换体位；嘱其在治疗过程中如果感觉疲劳向护士说明，由护士协助适当调整肢体位置，但特别注意不要影响置换术的进行。告诉患者，感觉不适或有需协助的事项时要及时向医、护说明。

（5）血浆置换后指导患者继续静卧 0.5 小时以上，如果出现不适及时向医、护说明；按医嘱护士将定期为患者取静脉血送化验复查。

第三节　治疗性血液成分单采术

血细胞成分是指外周血液中的红细胞、白细胞、血小板和造血细胞等，治疗性血液成分单采术主要是去除造血系统各种恶性增生性疾病产生的过量的病理性细胞，以减少其对机体的致病作用，改善临床情况。

【适应证】

（1）白细胞（粒细胞、淋巴细胞）清除术的适应证

①当慢性粒细胞白血病患者白细胞计数 $>100 \times 10^9/L$，血液黏滞度过高，出现头晕、耳鸣、视物模糊、气促；脾脏显著肿大、脾梗死、阴茎病理性持续勃起等，白细胞清除术能使血液中白细胞计数迅速降低，脾脏缩小，减轻患者痛苦。白细胞清除术，仅是一种辅助治疗，在进行清除术同时应用化疗以防止"反跳"。

②急性白血病患者行白细胞清除术白细胞计数很高时，可因血流不畅发生血管阻塞，引起肺或脑功能不全和颅内出血。当白细胞计数大于 $100 \times 10^9/L$ 时，给患者做白细胞清除术以迅速减少血循环中的白血病细胞数。3 小时的运转可以换出血中白细胞约 50%，白细胞计数降低后，血液黏滞性也降低，同时，血浆尿酸的浓度也降低，减少了尿酸性肾病的威胁。需要注意的是：急性白血病做白细胞清除、血小板小于 $30 \times 10^9/L$ 时，应备血小板供白细胞清除术后输注，以免出血并发症的发生。

（2）治疗性血小板单采术的适应证

①原发性血小板增多症是骨髓巨核细胞系干细胞的恶性增殖性疾病。由于血小板数量增多，功能缺陷，临床大多表现为出血（鼻出血、牙龈出血、皮肤紫癜、创伤和手术中止血困难）或动静脉栓塞（脾、肝、肠系膜静脉，颅内及肢端动脉）。

②血小板单采清除治疗是配合其他化疗的一种缓解临床症状的辅助治疗。当血小板计数 $\geq 1000 \times 10^9$/L，药物治疗尚未能发挥有效作用前，需尽快改善出血、栓塞症状，或在紧急情况下（如手术前）采用。

（3）治疗性红细胞单采术的适应证

①真性红细胞增多症、继发性红细胞增多症。

②利用新生红细胞单采，收集到较多网织红细胞。年轻红细胞对于输血依赖的地中海贫血、骨髓增生异常综合征或再生障碍性贫血等可以减少输血次数，延缓血色病发生。

（4）外周血干/祖细胞采集术的适应证

①自体外周血干细胞/祖细胞采集。
②异体外周血干细胞/祖细胞采集。

【护理措施】

（1）白细胞（粒细胞、淋巴细胞）清除术的护理

①营造一个整洁、安静、舒适的环境。治疗前用紫外线灯照射置换室 30 分钟，保持室内空气新鲜，调节室温在 22~26℃，相对湿度在45%~60%。

②指导患者保持双臂皮肤清洁，穿着易穿脱宽大上衣。

③治疗前协助医生完善必要的检查，如血常规，电解质，肝、肾、心功能。同时应熟悉患者病情。

④评估患者的血管条件，必要时可选择股静脉插管。了解患者的心理状态，向患者说明此项治疗的目的、方法及其安全性，让患者放心，并主动配合完成此项治疗。

⑤准备好置换管道、急救车、治疗盘、氧气、心电监护仪等物品。

⑥在分离过程中随时注意观察白细胞分离的效果，如发现分离物颜色异常，则应根据比色板来调整血浆泵的速度，从而达到所需的分离效果。

⑦分离白细胞的量在机器设置量的基础上根据病情进行适当的增加或减少。

⑧在分离治疗过程中对白细胞计数进行仔细的动态观察，当白细胞计数降至所需要求的范围即可停止治疗。对伴有脾脏肿大的患者，在清除白细胞的同时，脾脏向外周血释放白细胞，导致外周血中白细胞计数下降不显著。但体内白细胞总量有显著减少。

⑨注意不良反应的发生，尤其是枸橼酸钠中毒，注意补充钙剂。

⑩对于血小板<50×10^9/L者，应权衡利弊。若必须行白细胞清除治疗，则必须备好血小板，在清除过程中注意观察患者有无出血征兆，尤其是有无颅内出血的征兆。

（2）治疗性血小板单采术的护理

①营造一个整洁、安静、舒适的环境。治疗前用紫外线灯照射置换室 30 分钟，保持室内空气新鲜，调节室温在 $22\sim26℃$，相对湿度在45%~60%。

②指导患者保持双臂皮肤清洁，穿着易穿脱宽大上衣。

③分离治疗前协助医生完成必要的检查，如血常规，电解质，肝、肾、心功能。同时应熟悉患者病情。

④评估患者的血管条件，必要时可选择股静脉插管。向患者详细讲解相关知识，解答患者疑问，避免患者出现紧张等不良情绪。

⑤根据病情和需要决定血小板单采清除次数和间隔期，及每次清除的量。

⑥备好置换管道、急救车、治疗盘、氧气、心电监护仪等物品。准备好适当药品。

⑦在分离过程中随时注意观察有无分离管道发生堵塞现象，原因是分离物为血小板，容易积聚成团而导致堵管发生，必要时需要重新更换分离管道。

⑧治疗中、治疗后要对血小板计数做好动态观察。当血小板计数下降到所需范围，即可终止治疗。

⑨注意不良反应的发生可参考"白细胞清除术护理第九条"。

⑩分离术后注意观察患者栓塞症状是否减轻或消失，及时向医生反馈。

（3）治疗性红细胞单采术的护理

①营造一个整洁、安静、舒适的环境。治疗前用紫外线灯照射置换

室30分钟，保持室内空气新鲜，调节室温在 22～26℃，相对湿度在 45%～60%。

②备好置换管道、急救车、治疗盘、氧气、心电监护仪等物品。

③指导患者保持双臂皮肤清洁，穿着易穿脱宽大上衣。

④分离治疗前协助医生完成必要的检查，如血常规，电解质，肝、肾、心功能。同时应熟悉患者病情。

⑤评估患者的血管条件，必要时可选择股静脉插管。向患者详细讲解相关知识，解答患者疑问，避免患者出现紧张等不良情绪。

⑥置换的种类及构成应根据患者病情决定，一般情况下，晶体与胶体之比为2:1。

⑦治疗过程中注意观察患者的生命体征，注意有无不良反应，尤其是枸橼酸钠中毒反应和血容量失衡，一旦发现不良反应，及时停机处理。

（4）外周血干/祖细胞采集术的护理

①分离治疗前协助医生完成必要的检查，如血常规，尤其是血细胞比容值应准确。

②保证采血通道与回输血通道的通畅，如果外周静脉条件差，可进行深静脉置管。只有这样才能保证分离的质量。

③外周血干细胞/祖细胞采集时间较长，一般需要3～4小时，使用 ACD-A 抗凝剂量较多，应预防枸橼酸钠中毒，每使用200ml ACD-A 就可静脉注射10%葡萄糖酸钙溶液 10ml，可有效预防中毒的发生。

④防止血管迷走神经反射：如患者出现一过性血循环量减少，表现为恶心、呕吐、眩晕，甚至出现血压下降的情况，应立即停机片刻，协助患者去枕平卧，吸氧，并予50%葡萄糖注射液 20～40ml 静脉注射，上述症状可改善。

第四节　造血干细胞移植

造血干细胞是指具有自我复制及自我更新能力的干细胞，可以分化为各种造血细胞及免疫细胞。造血干细胞除存在于骨髓外，外周血、脐带血中亦有少量存在。造血干细胞移植（HSCT）是指对患者进行全身照射、化疗和免疫抑制预处理后，将正常供体或自体的造血干细胞（HC）经血管输注给患者，使之重建正常的造血和免疫功能。造血干细胞移植能够治愈许多传统方法无法治愈的良性和恶性血液病，如再生障碍性贫血，急、慢性白血病，淋巴瘤等疾病，病逐渐延伸到一些实体瘤的治疗中。

【造血干细胞移植的适应证与禁忌证】

（1）异基因造血干细胞移植适应证

①急性髓细胞白血病。
②急性淋巴细胞白血病。
③慢性髓细胞白血病。
④慢性淋巴细胞白血病。
⑤重型再生障碍性贫血。
⑥骨髓异常增生综合征。
⑦多发性骨髓瘤。
⑧恶性淋巴瘤。
⑨遗传性骨髓衰竭综合征。
⑩儿童严重的联合免疫缺陷。
⑪Fanconi贫血、地中海贫血、镰状细胞性贫血、先天性再生障碍性贫血等遗传性疾病。
⑫急性放射病。
⑬对放化疗敏感的实体瘤。

（2）自体造血干细胞移植适应证

①急性髓细胞白血病。
②急性淋巴细胞白血病。
③非霍奇金淋巴瘤。
④霍奇金病。
⑤多发性骨髓瘤。
⑥对放化疗敏感的实体瘤。
⑦自身免疫性疾病：重症类风湿关节炎、系统性红斑狼疮、多发性硬化等。
⑧其他：急性放射病、遗传代谢性疾病、神经母细胞瘤等。

（3）造血干细胞移植的禁忌证

①65岁以上（非清髓性可放宽至65~70岁）。
②有严重心、肝、肾、肺等重要脏器功能损害者。
③有严重精神障碍者。

【造血干细胞移植的分类】

（1）根据造血干细胞的来源分类

①外周血造血干细胞移植：自体外周血干细胞移植、异基因外周血干细胞移植。

②骨髓移植：自体骨髓移植、异基因骨髓移植。

③脐血造血干细胞移植。

（2）根据供者的不同分类

①同基因造血干细胞移植：自体造血干细胞移植；单卵双生双胞胎造血干细胞移植。

②异基因造血干细胞移植：亲缘造血干细胞移植；非亲缘造血干细胞移植。

③自体干细胞移植。

（3）按人白细胞抗原（HLA）配型分类

①HLA配型全相合移植：包括同胞兄妹HLA全相合移植及无关供者（非血缘）HLA全相合移植。

②HLA配型不全相合移植：包括无关供者（非血缘）HIA不全相合干细胞移植、单倍型相合移植。

（4）按预处理强度分类

①强烈预处理（清髓性）移植。

②减低预处理剂量强度（非清髓性）移植。

【人白细胞抗原配型】

要行异基因造血干细胞移植，首先必须了解 HLA 系统。HLA 位点位于 6 号染色体短臂，以完全单倍体形式遗传，因此任何 2 个子代有 25% 的概率享有 2 个共同的亲代单倍体。

（1）Ⅰ类抗原

包括 HLA-A、HLA-B 和 HLA-C。HLA-A 和 HLA-B 在所有细胞中均有表达，参与针对细胞毒 $CD8^+T$ 细胞的抗原提呈；HLA-C 参与自然杀伤（NK）细胞的抗原识别。在对Ⅰ类抗原配型时，既往通常只是检测 HLA-A 和 HLA-B 位点，但新近研究发现 HLA-C 配型不合可能与移植后排斥和 GVHD 发生率增高有关。

Ⅰ类抗原检测主要仍采用血清学方法，但分子生物学方法更为精确。相对于单用血清学方法，分子生物学方法能够获得更为精确的 HLA

配型结果，尤其是 1 个抗原位点上位纯合子是更需通过分子生物学方法才能加以区分。无关供者移植必须在等位基因水平进行基因分型检测。

（2）Ⅱ类抗原

包括 HLA-DR、HLA-DQ 和 HLA-DP。Ⅱ类抗原被 CD4$^+$T 细胞识别，主要在巨噬细胞、B 细胞、树突状细胞上表达。血清学方法不能满足Ⅱ类抗原检测，需采用分子生物学方法。一些研究表明 HLA-DQ 和 HLA-DP 在移植物抗宿主病（GVHD）的发病中有一定作用，但它们在异基因移植中的重要性不如 HLA-DR。

（3）次要组织相容性抗原

次要组织相容性抗原虽然在移植配型中不如主要组织相容性抗原重要，但仍在 GVHD 发生中扮演重要角色。这类抗原包括男性表达而女性不表达的 HY 抗原、HA1 和 HA2 等。

【移植前供体与受者的准备】

（1）供体的选择

1）自体 HSCT

供体是患者自己，应能承受大剂量放化疗，能动员采集到不被肿瘤细胞污染的足量的造血干细胞。

2）异体 HSCT

供体选择是异体 HSCT 的首要步骤。其原则是以健康供体与受者（患者）的人白细胞抗原（HLA）配型相合为前提，首选具有血缘关系的同胞或兄弟姐妹，无血缘关系的供体（可从骨髓库中获取）为候选。如有多个 HLA 相合者，宜选择年轻、男性、ABO 血型相合和巨细胞病毒阴性者。脐血移植除了配型，还应确定新生儿无遗传性疾病。

（2）供体的准备

1）身体准备

根据造血干细胞采集方法及其需要量的不同，可安排供体短期留观或住院，无血缘关系供体采集过程需住院 7 天。第一天体检，对供体发生并发症的可能因素进行仔细评估，全面告知。若需采集外周血造血干细胞者，为扩增外周血中造血干细胞的数量，常需给予造血生长因子，如粒细胞集落刺激因子（G-CSF）或其他动员剂，皮下注射 4 天，在第 5 天开始用血细胞分离机采集外周血干细胞，一般连续采集 2 天，每次采集前 2 小时肌内注射 G-CSF 5μg/kg。

2）心理准备

①心理反应：多数供者担心大量采集骨髓或提取外周造血干细胞时可能带来的痛苦和出现危险，以及其后对身体健康的影响；主要心理反应有紧张、恐惧和矛盾等。

②心理疏导：首先要崇尚捐献造血干细胞以拯救他人生命的人道主义行为；结合既往异体供体的健康实例和成功救治的病例，向供者说明造血干细胞捐献过程安全，无严重不良事件报告，不会降低供者的抵抗力，不影响供者健康；不要只是单纯介绍造血干细胞的采集过程，还需针对每个步骤的操作方法、目的意义、注意事项与配合要求、可能出现的并发症及其预防和处理的方法等给予必要的解释的指导；可介绍医院现有的医疗设备和安全措施、医务人员的素质水平等，以提高异体供体的安全感和信任感，减轻顾虑。让供体完全自愿地签署知情同意书。

（3）受者的准备

1）异基因造血干细胞移植适应证

患者年龄一般≤50 岁，对化疗敏感，无器质性疾病及精神病，乙肝虽非移植禁忌证，但移植前最好是进行抗病毒治疗，糖尿病患者移植需谨慎。选择患者肿瘤负荷小、身体状况良好的时期进行移植。与受者及其家属移植术前讲明移植获益及可能的风险，消除恐惧心理。签署移植同意书、授权委托书等，落实移植前预处理、移植术及移植后的治疗费用。

2）移植前患者常规检查

①一般检查：三大常规、血型鉴定。

②骨髓象：原始诊断、目前诊断、染色体核型等。

③血液生化检查：肝肾功能、甲状腺功能、糖耐量、电解质、乙肝两对半、甲肝抗体、丙肝抗体、巨细胞病毒抗体、输血前 ICT。

④免疫功能：免疫球蛋白测定、细胞因子和淋巴细胞亚群。

⑤出凝血、溶血检查：BT、CT、Ham 试验、Coombs 试验。

⑥术前常规请相关科室会诊，以排除移植隐患。

3）移植前患者各系统检查及注意事项

移植前患者预处理的目的是杀灭受者外周血液和骨髓中的免疫活性细胞，使之失去排斥外来细胞的能力，从而允许供体的造血干细胞植入，重建骨髓的造血功能。因同时可消灭体内的异常细胞（如白血病细胞等），也起到一定的治疗和预防复发的作用。预处理方案主要有大剂量化疗和放疗或同时使用免疫抑制剂。根据预处理的强度，造血干细胞移植可分为传统的清髓性移植和非清髓性移植。后者仅适用于病情进展缓慢、肿瘤细胞相对较少且对移植物抗白血病作用较敏感、不适合常规移植、年龄>50 岁的患者。由于预处理大多为大剂量的放疗及化疗，对患者身体耐受是一重大挑战，故事先要进行周密的生理及心理上的准备，在移植前要对重要器官的功能进行详细检查和评估。

①肺脏功能：HSCT 后易有肺部感染及移植所致的其他肺部并发症如肺水肿及间质性肺炎等。因而移植前应详细了解肺实质及功能性改变，应行肺功能测定、肺 CT 等检查。

②肝脏功能：HSCT 预处理药物大多具有肝脏毒性，对肝功能产生损害，且移植前肝功能受损易导致肝静脉闭塞综合征（VOD）的发生，HSCT 后由于输血等原因易引起乙肝或丙肝，故移植前应行肝功能、肝炎标志、肝脏超声等检查。

③肾功能：预处理药物易导致肾脏功能损害，且氨基糖苷类抗生素、环孢素等均能损害肾脏功能，故移植前应行尿液及肾功能检查。

④糖代谢功能：HSCT 时静脉高营养中含大量葡萄糖，糖耐量降低时会影响糖的利用。糖尿病患者行 HSCT 易导致感染及血管方面的并发症，故糖尿病患者行 HSCT 应极为慎重。

⑤口腔科检查：HSCT 时口腔清洁如刷牙受到限制，预处理后全血细胞显著降低，中性粒细胞缺如，极易导致口腔溃疡的发生而成为感染进入人体的门户。故移植前应特别注意清除已有的感染病灶，妥善处理龋齿，加强口腔的消毒和护理，预防移植前、中口腔溃疡的发生。

4）入层流病房前患者预防感染的措施

①包括清除感染的病灶及体内已存在的病原体，以预防预处理激活体内已存在的病原体在 HSCT 过程中由于机体免疫功能下降、白细胞减低所致的感染。

②口服肠道不吸收的抗生素很重要，常用的有小檗碱、庆大霉素、诺氟沙星及新霉素等。20% 甘露醇溶液 125ml 灌肠导泻（入层流病房的前 1 天），并口服阿苯达唑 2 片。

③HSCT 过程中亦有念珠菌和曲霉菌感染，因而除空气层流无菌病室保护外，预防性使用伊曲康唑、氟康唑等药物也很重要。

④CMV 预防：更昔洛韦 250mg，静脉滴注，每日 2 次，共 7 天左右。

⑤卡氏肺孢子菌预防：复方磺胺甲噁唑 0.96g，每日 2 次，共 7 天左右。

⑥PPD 试验阳性或乙肝表面抗原阳性者需预防性抗结核及抗乙肝病毒治疗。

5）全环境保护

包括住空气层流无菌病房，无菌饮食，皮肤清洁消毒和眼、鼻、耳、口腔、脐、阴道、肛门等部位的消毒，口服不吸收的抗生素等措施。目的是尽可能减少患者体内致病菌的负荷，使 HSCT 过程中感染的发生率降到最低。

【护理诊断】

（1）知识缺乏

与不了解造血干细胞移植的程序、并发症及移植前后的护理有关。

（2）自理能力缺陷

与大剂量的放化疗后的不良反应、严重并发症、居住层流病室活动受限有关。

（3）排便异常：腹泻

与放化疗不良反应、抗生素的应用、感染及肠道移植物抗宿主病有关。

（4）口腔黏膜完整性受损

与放化疗不良反应、病毒感染、移植物抗宿主病、对口腔护理的重要性缺乏了解有关。

（5）有皮肤完整性受损的危险

与移植后并发症有关。

（6）排尿异常

血尿与大剂量使用环磷酰胺、移植物抗宿主病、病毒等因素相关出血性膀胱炎有关。

（7）潜在并发症

出血、感染。

（8）营养失调：低于机体需要量

与放化疗不良反应、肠道移植物抗宿主病、感染发热导致机体代谢增加有关。

（9）缺乏娱乐活动

与骨髓抑制时无菌层流室居住时间长、空间小、娱乐方式少有关。

【入层流室前患者心理护理】

接受造血干细胞移植的患者需单独居住于无菌层流室内半个月至1个月时间，不但与外界隔离，而且多有较严重的治疗反应，患者极易产生各种负性情绪，如焦虑、恐惧、孤独、失望甚至绝望等。因此，需要帮助患者充分作好治疗前的心理准备。

（1）评估：了解患者、家属对造血干细胞移植的目的、过程、可能的不良反应的了解程度；是否有充分的思想准备；患者的经济状况如何等。

（2）帮助患者提前熟悉环境：让患者提前熟悉医护小组成员，了解无菌层流室的基本环境、规章制度，有条件可在入住层流室前，消毒灭菌前带患者进室观看，或对入室后的生活情景进行模拟训练，以解除其恐惧、陌生和神秘感。

（3）对自体造血干细胞移植的患者，应详细介绍骨髓或外周血干细胞采集的方法、过程、对身体的影响等方面的知识，消除患者的疑虑。

（4）在病房内准备一些必要的生活必需品，以利于患者保持正常生活规律。

（5）嘱家属、亲友给予支持和鼓励，建立良好的社会支持系统。

（6）理解、关心、支持患者，注意其心理及情绪的变化，予以及时疏导、消除或缓解其紧张、焦虑、悲观等情绪反应。

（7）陪伴在患者身边，创造宁静的治疗环境，注意倾听患者的诉说，消除其孤独感，予以患者有力的心理支持。

（8）密切医患关系，客观回答患者的提问。

【层流室环境护理】

（1）入室前层流无菌病房的准备

①用1:2000氯己定溶液将所有室内的灰尘和污垢清洗掉，包括墙壁、地板及室内的所有物品家具。

②将全部房间内的家具物品摆放整齐，柜门、桌子上的抽屉打开，检查各房间的门窗是否关严。

③用1%过氧乙酸溶液喷洒墙壁及室内的所有物品表面，20ml/m³。

④再用1:2000氯己定溶液擦拭百级、千级的墙壁、地板及所有家具物品表面。

⑤再用辐照或压力蒸汽灭菌的被、褥、枕芯、被套、大单、枕套铺好病床。

（2）对工作人员入室的要求

医护人员入室前应淋浴，穿无菌衣裤，戴帽子、口罩，用快速皮肤消毒剂消毒双手，穿无菌袜套，换无菌拖鞋，穿无菌隔离衣，戴无菌手套后才可进入层流室，每进入1间室更换1次拖鞋。入室一般1次不超过2人，避免不必要的进出室，有呼吸道疾病者，不能入室，以免增加污染的机会。医务人员入室应依患者病情和感染情况，先进无感染患者房间，最后进感染较重的房间，每进1间室必须更换无菌手套、隔离衣、袜套、拖鞋，以免引起交叉感染。

（3）无菌环境的保持及物品消毒

病室内桌面，墙壁、所有物品表面及地面每天用消毒液擦拭2次；患者被套、大单、枕套、衣裤隔天高压消毒；生活用品每天高压消毒。凡需递入层流室的所有物品、器材、药品等要根据物品的性状及耐受性，采用不同方法进行消毒灭菌，无菌包均用双层包布，需要时打开外层，按无菌方法递入。

【患者入层流无菌病房前的护理】

（1）一般护理

患者的全身（包括耳、鼻、口腔、咽部、手指、腋窝、会阴、肛周等）做彻底清洁。此外，应给患者剃去头发、修剪指甲，腋下、会阴等处备皮，以减少表面细菌。

（2）肠道准备

入层流无菌病房前1周口服肠道不吸收的抗生素，如庆大霉素、复方磺胺甲噁唑、诺氟沙星、酮康唑等。

（3）体表无菌化护理

护士穿无菌手术衣裤、无菌隔离衣，戴口罩、帽子及无菌手套。

（4）患者药浴

1:2000氯己定液溶液浸泡30分钟，并用软毛擦洗全身，尤其是腋窝、会阴、脐部、皮肤皱褶、头部等处。药浴后给患者穿戴无菌衣物、鞋套，戴无菌口罩、帽子后由护士带入病房，并行入仓宣教。

【中心静脉导管的护理】

（1）穿刺部位皮肤护理

①每班评估穿刺部位皮肤情况，并记录。

②插管术后前 3 日予以常规消毒剂消毒局部皮肤，应用纱布覆盖换药 2 次/日。常规应用纱布覆盖换药 1 次/日或 1 次/2 日，或透明敷贴覆盖换药 1 次/周。

（2）留置导管护理

①重视导管接头消毒，检查导管有无裂隙或接头滑脱，严格导管消毒，防止感染和空气栓塞并发症。

②预防导管栓塞措施：输液管道封管方法：输液完毕用 50U/ml 肝素盐水 5ml 脉冲式封管。未输液管道封管方法：每日抽回血后，用生理盐水 20ml 冲管，再用 50U/ml 肝素盐水 5ml 脉冲式封管。禁止从导管处抽血检查。

③管道堵塞处理：主要原因是反复多次输血，置管时间越长，堵塞的可能性较大。发生血栓时，切忌挤压，以免血栓脱落导致血栓性并发症。予以 5000U/ml 尿激酶 1ml 缓慢推注，30 分钟后回抽 5ml 血液丢弃。

（3）并发症护理

①空气栓塞：患者出现胸闷、突发性呛咳不止，随后出现面色苍白、口唇发绀，确定为气栓，应立即用止血钳夹住近心端导管，让患者头低足高左侧卧位，并给予吸氧，立即报告医师。

②局部血肿：反复穿刺易造成局部血肿，置管后予以局部压迫止血，至穿刺点无渗血为止。

③静脉炎与血栓内插管相关感染：根据患者的舒适性、安全性，皮肤消毒，患者具体情况，发生机械损伤的危险，有无床边超声，感染危险程度等诸多因素选择穿刺部位。首选锁骨下静脉穿刺留置 CVC、颈内静脉，尽量不选择下肢等处。穿刺术中严格无菌操作技术。常用消毒剂选 2%氯已定制剂、碘伏或 75%乙醇、2%碘酊。保护穿刺点的敷料为透

明的、半渗透性的聚氨基甲酸乙酰酯贴膜或无菌纱布，如果穿刺点渗血，应该使用无菌纱布为宜。

【全身放疗的护理】

（1）放疗前的护理准备

①病情评估：了解患者的病情和体质情况、所用药物及目前的治疗情况。

②心理护理：解除患者的紧张情绪，消除不适心理。

③测量体围：放疗人员测量患者的头、颈、肩、心、腹、膝和踝7个部位的正位和侧位厚度。

④物品与环境准备：a. 准备无菌的大单、被套及足够工作人员用的无菌隔离衣、口罩、帽子、拖鞋等；b. 提前40分钟消毒放射治疗室，用1:2000氯己定溶液擦拭物品表面，然后用紫外线照射30分钟。

⑤患者准备：全身照射前12小时保证空腹。遵医嘱放疗前准备给药。

（2）放疗期间的护理

①患者无菌环境的维护：接送放疗机房的途中，必须使患者在无菌被内，整个放疗过程中应戴好口罩、帽子。

②医护人员的无菌操作：整个照射过程中应严格无菌操作，患者所用物品及接触物品均应保持无菌。

③放疗时的患者监护：摄像头全程监护，时刻注意患者的任何不适，并及时报告医师。

（3）放疗后的护理

①患者无菌化：回层流病房后，予以1:2000氯己定溶液擦拭全身皮肤，动作迅速、轻柔，防止着凉，擦拭后换上无菌衣裤进入层流病房。

②体温监测：全身照射后患者可出现发热，均发生在照射后的当晚或次日，体温波动在37.5~38.6℃，可高达39℃。持续48~72小时后体温可逐渐恢复正常。发热时应给予物理或药物降温。

③胃肠道反应的护理与处理措施：患者出现胃部不适、上腹胀满、恶心、呕吐、腹泻，护士做好病情观察及出入量记录，遵医嘱使用抗腹泻药物，维持水、电解质平衡，饮食宜温和、低杂质、含钾高，指导患者进行肛周皮肤护理，便后使用润滑剂涂肛周皮肤。

④腮腺肿痛的护理与处理措施：腮腺肿、热、痛，持续48~72小时症状消退。1周后出现口干、咽痛，嘱患者多饮水，给碘含片含服，可

减轻症状。

⑤口腔溃疡的护理与处理措施：照射后1周左右出现口腔黏膜溃疡，溃疡处细菌培养均为阴性，此时为全身照射后患者的极期，外周血中粒细胞为零，极易感染。保持患者口腔清洁卫生，复方氯己定含漱液和3%碳酸氢钠交替漱口，4次/天；局部用口腔溃疡油擦拭溃疡处，2次/天。

【造血干细胞输注的护理】

（1）骨髓输注的护理

包括异体骨髓的输注和自体骨髓回输。

①异体骨髓的输注：异体骨髓在患者进行预处理后再采集供体的骨髓，采集后如果供受者ABO血型相合时，即可输入；如果ABO血型不合，要待处理后（如清除骨髓中的红细胞）方可输注。输注前悬挂15～30分钟；应用抗过敏药物，如异丙嗪25mg肌内注射、地塞米松3～5mg静脉注射，呋塞米20mg静脉注射，以利尿、预防肺水肿。输注时用无滤网的输液器由中心静脉导管输入，速度要慢，观察15～20分钟无反应再调整滴速，约100滴/分，要求在30分钟内将300ml骨髓输完，最后的少量（约5ml）骨髓弃去，以防发生脂肪栓塞。经另一静脉通道同步输入适量鱼精蛋白，以中和骨髓液内的肝素，或根据骨髓输完后所用肝素总量，准确计算中和肝素所需鱼精蛋白的用量，再予输注，但输注速度不宜过快，以免出现低血压、心动过速和呼吸困难等。在输注骨髓过程中，应密切观察患者的生命体征和各种反应，有无肺水肿征兆等，若出现皮疹、酱油色尿、腰部不适等溶血现象应立即停止输入，并配合医生做好有关的救治工作。

②自体骨髓的回输：自体骨髓液在患者进行预处理前采集，采集后加入保护液放入4℃冰箱内液态保存，一般于72小时内，待预处理结束后，提前取出于室温下放置0.5～1小时复温后再回输给患者。方法同异体骨髓输注。

（2）外周血造血干细胞输注的护理

①自体外周血造血干细胞的回输：为减少因冷冻剂或细胞破坏所引

起的过敏反应，回输前 15~20 分钟应用抗过敏药；冷冻保存的造血干细胞需在床旁以 38.5~40℃ 恒温水迅速复温融化。解冻融化后的干细胞应立即用无滤网输液器从静脉导管输入，同时另一路静脉输入等量鱼精蛋白以中和肝素。回输过程中为防止外周血干细胞中混有红细胞而引起的血红蛋白尿，需同时静滴 5% 碳酸氢钠和 0.9% 生理盐水、呋塞米和甘露醇，以维持足够的尿量，直至血红蛋白尿消失。此外，在患者能够耐受的情况下，应在 15 分钟内回输 1 袋外周血干细胞，回输 2 袋外周血干细胞之间需用生理盐水冲管，以清洗输血管道。

②异体外周血造血干细胞输注：异体外周血造血干细胞移植，同异体骨髓移植一样，患者预处理后，再采集供体的外周血造血干细胞，采集后可立即输注给受者。但输注前先将造血干细胞 50~100ml 加生理盐水稀释到 200ml。余与自体外周血造血干细胞回输相同。

（3）脐带血造血干细胞输注

脐带血回输量较少，一般为 100ml 左右，因此要十分注意回输过程中勿出现漏液现象，一般采用微量泵推注。同时密切注意患者心率变化，随时调整推注速度。

【移植极期的护理】

移植极期一般指移植后 7~28 天，此阶段全血细胞减少，白细胞降为零，血小板在 $10 \times 10^9/L$ 以下，全身衰竭，免疫力极度低下，易发生严重感染、出血等并发症。

（1）严密观察病情变化

①包括生命体征、神志、面部表情；恶心、呕吐及呕吐物、排泄物的颜色、次数、量；皮肤黏膜有无出血点及感染灶；询问患者有无尿频、尿急、尿痛等膀胱刺激症状，如有异常及时通知医师。

②心理护理：护士要多与患者沟通，及时发现问题，做好心理护理，消除顾虑。

（2）加强口腔护理

嘱患者注意口腔卫生，勤漱口，多饮水；用 3% 碳酸氢钠溶液及复方氯己定含漱液交替漱口，经常检查黏膜情况，出现溃疡时及时应用自配方或口腔溃疡油行溃疡面外涂。

（3）严格无菌饮食

经微波炉消毒后方可给患者食用，水果用 1∶2000 氯己定溶液浸泡去皮后使用；禁食用过热、过冷、过酸、过硬和刺激性食物，以免口腔、胃肠道黏膜损伤感染或出血。

（4）皮肤护理

用 1∶2000 氯己定溶液温水擦洗浴，2 次/周，更换无菌纯棉宽松内衣，动作要轻柔；每日便后用 1∶2000 氯己定溶液坐浴；禁止擤鼻、剔牙、挖耳朵以及抓挠皮肤；当血小板 $<10\times10^9$/L 时，拔针后按压针眼 5~10 分钟；避免不必要的皮下和肌内注射，尽可能保持皮肤完整；扎压脉带不要过紧；高热物理降温时选用冰敷，禁用乙醇擦浴，以免引起或加重出血。

（5）中心静脉导管护理

每日换药 2 次，每日用适量的肝素稀释液冲洗导管 1 次，导管输液采用密闭式输液袋。输入药物要在空气最洁净处配制，药液现配现用，输液器 24 小时更换 1 次，用肝素帽封管，严格无菌操作。

（6）预防移植物抗宿主病（GVHD）

对于肠道 GVHD，注意观察其大便次数及量的改变，给患者无刺激、清淡的少渣半流质饮食。防止肛门感染，每次便后用适量的氯己定溶液清洗会阴部及肛门。

【移植后期的护理】

（1）自身护理

此时患者免疫功能十分低下，应指导患者加强自我保护意识。保持皮肤清洁，勤剪指甲，早、晚于 1∶5000 高锰酸钾溶液中坐浴，加强口腔护理。

（2）药物毒副作用观察与护理

造血干细胞移植后的患者为预防排异，要使用环孢素抗排异治疗，需随时注意患者手掌、足掌面、面部及全身皮肤有无发痒、发红等异常感觉，有无巩膜黄染、腹泻及大便性质改变，发现异常及时报告医师。

（3）饮食管理

给予易消化、营养丰富的食物，禁辛辣生冷食品。

（4）情绪调控

因长时间在层流病房独居及承受各种病痛打击，此阶段出现焦躁、易怒、情绪不稳定，应告诫患者学会自我调节，保持心理平衡，保持乐观态度。

【移植后并发症的观察与护理】

（1）感染

感染是 HSCT 最常见的并发症之一，也是移植成败的关键。感染率高达 60%~80%。感染可发生于任何部位，病原体可包括各种细菌、真菌与病毒。一般情况下，移植早期（移植后第 1 个月），多以单纯疱疹病毒、细菌（包括革兰阴性菌与阳性菌）和真菌感染较常见；移植中期（移植后 2~3 个月），巨细胞病毒和卡氏肺孢子菌为多；移植后期（移植 3 个月后），则要注意带状疱疹、水痘等病毒感染及移植后肝炎等。

1）感染的主要原因

①移植前预处理中使用大剂量化疗，造成了皮肤、黏膜和器官等正常组织损害，使机体的天然保护屏障破坏；②大剂量化疗和放疗破坏了机体的免疫细胞，此时中性粒细胞可降至零，机体免疫力极度低下；③移植中使用免疫抑制剂降低了移植物抗宿主反应的强度，但也进一步抑制了免疫系统对入侵微生物的识别和杀伤的功能；④留置中心静脉导管；⑤GVHD。

2）感染的观察及护理

①患者在停止输液和输血 2 小时后体温仍在 38.5℃ 以上时，应首先考虑感染的可能，此时应明确感染部位，采集标本送培养，同时根据经验使用广谱强效抗生素，如亚胺培南、万古霉素等。如用药后 72 小时体温恢复正常，表明治疗有效，可继续使用该抗生素，3 天后停用；若体温不降，根据药敏试验结果调整用药。

②广谱强效抗生素使用 3 天以上体温不降或体温正常后不久再次升高，应考虑真菌感染的可能，可行 β-葡聚糖和半乳甘露聚糖血清学试验联合用于真菌感染的诊断。

③如考虑病毒感染，可行抗病毒及免疫球蛋白治疗。

（2）移植物排斥及植入失败

1）移植物排斥

是指供者造血成分被宿主残留的免疫系统免疫排斥。移植物排斥常发生于因再生障碍性贫血进行移植的患者以及无关供者或 HLA 不相合（非血缘不全相合及单倍型）供者移植的患者，也常见于之前未进行过强化治疗的减低剂量预处理患者。

移植物排斥的治疗需要输注另外的干细胞产物，发生移植物排斥的患者若嵌合分析没有供者细胞，则需要进行预处理。对于再次预处理方案应包括强烈的免疫抑制剂，如阿仑单抗、抗胸腺球蛋白（ATG）、氟达拉滨以及其他细胞毒性药物或小剂量的全身放疗（TBI）。如果最初的移植物与受者不相合，并且产生 HLA 抗体，则再次选择的供者其 HLA 类型要避免与这些抗体发生反应。

2）植入失败

植入失败的原因包括干细胞数量不够及生存力不足、干细胞龛位及微环境缺陷等因素。上述情况可从 HSCT 后出现供者完全嵌合却无造血恢复推断出来，其原因可能与一些骨髓毒性药物如更昔洛韦、磺胺甲噁唑/甲氧苄啶、吗替麦考酚酯（骁悉）等有关，明确的感染和含骨髓抑制药物的预处理方案也可抑制造血。

植入失败通常采用再次输注干细胞治疗。如果检测到完全的供者嵌合，建议输注分选的 CD34$^+$ 细胞（或去除 T 细胞）以避免出现 GVHD。

（3）肝静脉闭塞病（VOD）

造血干细胞移植患者由于在预处理阶段接受了大剂量的化疗或放疗，较容易发生 VOD，其多在移植后 30 天以内发生，尤其是 6~20 天。

1）观察及判断病情

造血干细胞移植后每天密切观察患者皮肤及巩膜是否黄染、肝脾是否肿大以及腹部体征等；每天定时测体重；每周查肝肾功能 2~3 次。如果有以下 3 条件之两项且除其他原因引起的肝损者，则判断为 VOD：肝肿大或肝区及上腹疼痛；黄疸、血清总胆红素在 34.2μmol/L 以上；发生腹水或不明原因体重增加基础值的 2% 以上。

2）VOD 患者腹水的护理

采取舒适的半卧位，每天清晨测量腹围和体重，每天准确记录液体出入量，观察排尿的颜色，监测尿比重。

3）预防皮肤感染，防止受压部皮肤破损。

4）饮食护理

给予低盐或无盐饮食，腹水严重者应限制每日的食物、饮水摄入量。血氨偏高或伴有脑病的患者应限制蛋白质的量或禁食蛋白质。

5）VOD 伴脑病的护理

注意观察患者有无性格行为特征以及睡眠习惯的改变，若有，则提示有脑病先兆。

（4）急性移植物抗宿主病（aGVHD）

移植物抗宿主病（GVHD）是 HSCT 的主要并发症及造成死亡的主要原因，由免疫遗传学所决定的供、受者之间组织相容性抗原的差异是触发 GVHD 的关键因素。一般认为，移植后 100 天内发生的 GVHD 称为急性移植物抗宿主病，发生率为 10%～50%。

1）危险因素

①供者因素：供、受者之间 HLA 不合，且不合程度越大，GVHD 反应越严重；供、受者之间性别不同，尤其是女供男易发生 aGVHD；由妊娠或输血等所造成的异基因免疫致供者过敏，易使受者发生 aGVHD；供者年龄越大，发生 GVHD 的可能性就越大；移植时输入有核细胞越多，发生 aGVHD 的机会越大。

②受者因素：受者年龄越大，aGVHD 越多、越重；预处理所用的放化疗剂量越大，所造成的 aGVHD 越重；由于预防 aGVHD 的方案不同，发生 aGVHD 的概率也不同。

2）临床表现

①皮肤：通常最先出现，可表现为手掌、脚心的皮肤充血、发红。皮疹多为斑丘疹，主要侵及前后胸及腹部皮肤，也可扩散至全身并融合成片。

②胃肠道：肠道 aGVHD 多发生于皮肤 aGVHD 之后，主要表现为腹痛、腹泻，一般为褐绿色水样便，严重时伴有腹部绞痛及血水样便，导致水、电解质紊乱。肠道 aGVHD 的严重程度以大便液体量及有无血便来衡量，诊断靠肠镜和活检来明确。

③肝脏：肝脏 aGVHD 主要表现为胆红素升高和肝功能损害，其分级以胆红素水平来衡量。

④其他表现：发热、体重下降、全血细胞减少也可为 aGVHD 的表现。

3）治疗

发生 GVHD 后治疗常较困难，死亡率甚高。单独或联合应用免疫抑制剂（MTX、CsA、免疫球蛋白、ALG 等）和清除 T 淋巴细胞是目前预防 GVHD 最常用的两种方法。依 GVHD 发生的严重程度不同可采取局部用药或大剂量甲泼尼龙冲击治疗。

4）护理配合

①皮肤 GVHD 的观察护理：皮肤表现通常是 aGVHD 最常出现的症状，应每日查看患者手掌（特别是大小鱼际）、耳后、面部、颈部、脚

心皮肤有无皮疹，准确记录皮疹范围及颜色的变化。禁忌冷、热敷，严重的表皮剥脱，可采取暴露疗法。

②肠道 GVHD 的观察护理：肠道症状是 aGVHD 的主要症状，常在皮肤症状之后出现。应密切观察患者腹痛、腹泻情况，正确记录腹泻的次数、排便的性质及颜色，加强肛周护理，腹泻量大于每日 20~30ml/kg 时禁食、禁饮，进行胃肠减压，静脉给予高营养液，补充能量。

③肝脏 GVHD 的观察护理：肝脏 aGVHD 表现一般最后出现，临床上主要表现为肝功能异常，巩膜、皮肤黄染，指征为胆红素、谷丙转氨酶、碱性磷酸酶增高，其中胆红素为主要评价项目。

④口腔黏膜 GVHD 的观察护理：患者有不同程度的口腔溃疡，口腔和腭部的白条纹状改变，也有口腔黏膜红斑、进行性溃疡。注意口腔护理，保持清洁，漱口液中可加入表面麻醉剂。

（5）植入综合征

植入综合征也叫毛细血管渗漏综合征，是 HSCT 后早期常见的一组症状和体征，其主要临床表现为发热、全身红皮病样皮疹和组织水肿（非心源性肺水肿）。轻度的植入综合征若只有发热、皮疹等表现，对症处理即可。较重病例可加用肾上腺皮质激素，如甲泼尼龙 40mg/d。若患者发生急性呼吸窘迫综合征，除激素治疗外，可行气管插管及呼吸机加压给氧治疗，并加用利尿药及抗生素。

（6）出血性膀胱炎

1）原因

造血干细胞移植（HSCT）后合并出血性膀胱炎（HC）十分常见，发病主要原因有两个：预处理相关毒性和病毒感染。预处理毒性所致的膀胱炎主要发生于移植后 1~14 天，通常与大剂量的环磷酰胺相关，在给予美司钠保护及碱化、水化尿液等处理后，出血性膀胱炎的发生率得以降低。14 天后的出血性膀胱炎常与病毒感染相关，BK 病毒及腺病毒最为常见。

2）临床表现

临床表现多样，从镜下血尿、肉眼血尿，到合并血凝块，甚至引起肾功能衰竭和导致死亡。

3）护理配合

①观察尿量、尿色，准确记录出入量。

②遵医嘱输注环磷酰胺解毒药。

③水化治疗：鼓励患者多饮水、24 小时匀速补液。

④碱化尿液：遵医嘱输注碳酸氢钠，保护膀胱黏膜。

⑤遵医嘱留置导尿：按尿管护理常规进行护理。

（7）间质性肺炎的护理

间质性肺炎（IP）是造血干细胞移植后的一种常见的严重并发症，约半数患者无感染依据。多数定义为"特发性肺炎综合征"，部分与病毒（如 CMV）等相关。

①IP 患者初始阶段均有发热、干咳等轻度感冒症状，继而出现胸闷气促、呼吸困难、胸痛，重者有明显的呼吸窘迫症状；肺部 X 线胸片显示均有不同程度的间质性病变，呈毛玻璃样改变；肺功能检查显示限制性通气功能障碍、肺弥散功能下降；动脉血气分析示低氧血症。

②保持室内空气新鲜，定时通风，注意保暖，少开空调。

③密切观察水、电解质及酸碱平衡状况。

④予以舒适体位。

⑤氧疗护理，防治低氧血症，严重患者需要机械通气支持。

⑥保持呼吸道通畅，指导患者有效排痰。

⑦保证充分休息，减少耗氧量。

⑧适当活动，以增加肺活量。

⑨用药护理：病毒相关者，使用抗病毒药物更昔洛韦或膦甲酸钠的应用，应准确、及时，治疗期间指导每天饮水量 2000ml。

【健康教育】

（1）休息与活动指导

①指导患者适当做一些简单活动，并保持健康积极向上的心态。

②随着疾病的恢复，可以适当进行体育锻炼，并逐渐增加活动量。

③HSCT、后 1~2 年内不宜从事重体力劳动。

④保证足够睡眠，充分休息。

（2）饮食指导

①清淡、营养，易消化。

②食欲好转后提供高热量、富含维生素食物。

③限制辛辣、刺激性强、坚硬食物。

④多饮水，每日应大于2000ml。

⑤需经微波炉消毒灭菌。

（3）服药指导

①遵医嘱坚持用药。

②讲解药物的剂量、用法及用药后可能出现的不良反应等。

③合理用药的目的。

④应定期检测药物浓度。

（4）预防感染

①减少探视少去公共场所，避免接触易感人群。

②避免接触家畜和动物的分泌物。

③指导家属如何保持房间清洁，床上用品定时清洗、晾晒。

④注意经常洗手，注意个人卫生，保持皮肤清洁，注意保暖，避免着凉。

⑤注意口腔、肛周、会阴部的清洁卫生。

（5）预防出血

①患者勿过度活动。

②勿用牙签剔牙，注意物品的清洁消毒。

③勿食过硬、带刺食物。

④保持排便通畅。

（6）病情观察

①了解血常规的正常值，患者应遵医嘱查血常规，每周1~2次，直至血象恢复正常。

②识别感染的症状与体征，如有无咳嗽、咳痰，有无发热。

③皮肤的变化，皮肤有无黄染、出血点、皮疹出现。

④有无腹痛、腹泻出现。

⑤排便、排尿的颜色是否正常。

⑥就诊指导：遵医嘱按时服药，定期复查，如出现咳嗽、发热、腹泻、皮疹等不适时及时就诊。

第五节 骨髓干细胞采集术

骨髓多能造血干细胞是血细胞的始祖细胞，具有自身复制和分化两个基本功能。抽取供者骨髓液提供给骨髓造血功能"衰竭者"，即骨髓移植治疗，使之增殖分化重建造血功能。

【术前准备及护理】

（1）向供者（患者或健康供者）做必要的解释，要求其注意营养摄入，应用高蛋白、高热量、高维生素饮食，于采髓前晚相当日早餐用低脂饮食；指导和协助沐浴更衣。

（2）按医嘱于采髓前一天给粒或粒/单细胞刺激因子，以便能够从供者体内采集到尽可能多的骨髓有核细胞；术前30分钟给予麻醉前驱药，一般用地西泮10mg、哌替啶50mg。

（3）骨髓干细胞采集术需在手术室进行，手术间常规行环境清洁，消毒及手术物品的准备。敷料包：无菌开口手术单1条、中单4条、治疗巾6块、纱布30块；器械包：骨髓过滤器一具、止血钳1个、手术剪1个、乳胶橡皮管（50cm）2根、骨髓穿刺针数个、9号采血针头（带柄）数个、10~20ml注射器数个、玻璃接管2个；另备无菌瓶装保养液（含肝素10~25U/ml）、无菌骨髓存放袋数个、玻璃涂片、试管等；按医嘱备供者自身血或血库供血1200ml左右。

【采髓术配合及护理】

（1）手术前日手术室护士随麻醉师看望供者，了解病情及手术前准备情况。

（2）手术当日按手术通知单接供者入手术室，根据麻醉的方式（硬膜外或全身麻醉）安排合理的体位，协助施行麻醉术，开放两条大静脉通道以保证术中可快速补血补液，维持血容量和体液平衡。

（3）根据采髓部位摆放体位，如果选择髂后位采髓，便取俯卧位；如果选择髂前或胸骨采髓则取平卧位，特别注意体位舒适，以软垫支撑肢体。男性供者俯卧位时防止外生殖器受压损伤。

（4）暴露采髓手术区域，常规皮肤消毒，铺无菌手术单；由于自体供者术后多数将接受全身放射治疗，而放射线对碘吸附力强，皮肤残留碘易烧灼损伤，故皮肤消毒时酒精脱碘要彻底。

（5）备好骨髓过滤器。目前所应用的为密闭式不锈钢过滤罐（其过滤网为100目）简便易行且可有效地防止开放式过滤造成的骨髓污染。

（6）以注射器吸取保养液（保养液∶骨髓液＝1∶3），待术者行骨髓穿刺成功，即将注射器传递给术者，连接骨髓穿刺针抽取骨髓。通常采用多点，多部位穿刺，掌握抽吸速度和容量，每次穿刺抽取骨髓 5~10ml。

（7）将第一管骨髓液 10ml 左右用于细胞计数检测及培养。然后依次将采出的骨髓液放入骨髓过滤器中，经不锈钢网过滤除去凝块和碎片。当总量达到250~300ml 时便灌入一无菌骨髓存放袋中，充分的摇匀，封口前取其中 0.5ml 于试管内，用于细胞计数检测。将袋装骨髓和试管按顺序编号标记。

（8）采髓过程中密切监测患者血压、呼吸、心率并注意观察供髓者的一般状况。采髓速度不宜过快，每采 500ml 不少于 0.5 小时，一般先采髂前 400~500ml，然而再采髂后，尽量减少因翻身而可能发生的休克。

（9）更换部位继续采髓时，需重新局部皮肤消毒并更换无菌手术单。必要时酌情给予导尿或留置尿管，防止因手术时间较长膀胱过度膨胀而影响手术进行。

【健康教育】

（1）简介目的及方法

向供髓者介绍骨髓干细胞采集术是收集骨髓造血干细胞，为血液系统恶性疾病者提供造血干细胞移植的治疗。此种手术在手术室内麻醉下进行，操作简便，痛苦少，比较安全。

（2）心理指导

多数异体供髓者思想顾虑较大，认为骨髓为生命之精华，害怕献髓对身体产生不良影响。因此要向其解释说明造血干细胞是一种能分化生成各种不同系血细胞的始祖细胞，主要存在于骨髓中。它们有自我更新和自我复制的能力，献出部分骨髓后很快能恢复正常状态，对健康不会造成不良影响，使之消除顾虑，配合手术的实施。

（3）术前指导

指导供者配合各项检查包括取静脉血做有关化验及拍片，B 超、心电图等；让供者明了循环采自体血的目的及配合事项；采髓前一周供者应用高蛋白、高热量、高维生素富含营养的饮食，术前晚餐和手术当日早餐应注意用低脂食品，不吃肥肉和油炸食物；术前沐浴更衣——保证皮肤清洁是防止手术局部感染的措施之一；指导术前排空二便。

（4）术中指导

入手术室后，指导并协助配合麻醉术实施的体位，介绍麻醉的目的和简要步骤；根据选择的采髓部位介绍配合手术的体位，尤其髂后采髓取俯卧位，要叮嘱供者如果术中不适随时说明，以便及时处理，使供者能坚持手术全程；注意静脉穿刺局部的保护，维持输血输液的顺利畅通。

（5）术后指导

指导供者术后卧床休息，由医护人员继续观察脉搏、呼吸及血压，自感不适及时说明；防止局部感染，敷料保持清洁干燥，如果发生打湿污染的情况及时说明，由医护更换无菌敷料；继续应用高营养饮食；采髓后 2~3 日复查血常规直至化验结果正常。

第六节　外周穿刺中心静脉导管技术

外周穿刺中心静脉导管（PICC）是指经外周静脉（贵要静脉、肘正中静脉、头静脉）穿刺置入中心静脉导管，其导管尖端最佳位置为上腔静脉的中下 1/3 段或上腔静脉与右心房的连接处，可用于输注各种药物、输液、营养支持治疗以及输血等，也可用于血液样本采集。PICC 留置时间可长达 1 年，能为患者提供中长期的静脉输液治疗，减少频繁静脉穿刺给患者带来的痛苦，且避免了刺激性药物对外周血管的损伤及化疗药物外渗引起的局部组织坏死，解决了外周血管条件差的患者输液的难题，提高患者的生活质量。

【适应证与禁忌证】

（1）适应证

①抢救危重患者。
②供 5 天以上的静脉治疗使用，最长可留置 1 年。
③能进行中期至长期的静脉输液治疗，能满足肿瘤患者常规化疗疗程需要。
④需长期输注高渗性或高黏稠度液体，如长期胃肠外营养。
⑤刺激外周静脉的药物，如化疗药物。
⑥缺乏外周静脉通路。

⑦家庭病床的患者。

⑧需长期或反复输血或血制品或采血。

⑨应用输液泵或压力输液治疗。

⑩多种药物同时输入治疗的患者（三腔或双腔导管）。

⑪需经常测量中心静脉压力的患者。

（2）禁忌证

①穿刺部位有感染或损伤。

②已知或怀疑有菌血症或败血症。

③无合适的穿刺置管血管。

④有严重出血倾向。

⑤既往在预定插管部位有照射史治疗、静脉血栓形成史、外伤史或血管外科手术史。

⑥对所使用导管材料过敏。

⑦患者不配合治疗。

⑧患者接受乳腺癌根治术加腋下淋巴结清扫的术后患侧上肢。

⑨严重上肢水肿（若用超声波引导则否）。

⑩血管顺应性差的患者。

⑪上腔静脉综合征。

⑫安装起搏器侧不宜进行同侧置管。

【置管方法】

（1）术前准备

1）物品准备：PICC 穿刺包，包括撕裂套管针、导管含导丝及导丝锁、洞巾、方巾、5ml 注射器、皮肤消毒剂、敷料、胶布、止血带、纸尺、纱布、剪刀、镊子、两副手套、可来福接头或肝素帽。另备无菌生理盐水、无菌肝素盐水。

2）患者准备：向患者讲解 PICC 置管的目的、操作注意事项，取得其配合；了解患者有无相关麻醉药品的过敏史，如有应告知医师，必要时做皮试或改用其他麻醉剂，以免发生意外；嘱患者平卧位，手臂外展呈 90°角。

（2）操作步骤

1）核对医嘱：置管前护士首先核对医嘱（深层静脉置管术和置管

后胸部 X 线检查）。

2）与患者谈话：向患者详细介绍置管的方法、目的、意义以及可能出现的并发症，使患者对置管过程、置管后的维护得到充分的了解，消除患者的顾虑，取得同意后签署置管同意书。

3）评估血管：操作前护士还应评估患者年龄、血管情况、凝血功能、心理反应等，并且教会患者如何配合动作，如等导管到达腋静脉的时候要向穿刺侧转头并低头（这种头位辅助压闭同侧的颈内静脉，可以防止导管误入颈内静脉）。置管前嘱患者排尿、排便，做好穿刺准备。

4）置管室环境清洁、明亮，紫外线消毒 30 分钟。

5）操作者用流动水六步洗手法洗手，戴口罩、圆帽。

6）护士核对医嘱后，携物品至床旁，核对患者床号、姓名，协助患者取平卧位或半卧位，暴露操作区域。

7）血管选择

①贵要静脉：直、短、静脉瓣较少。因 90% 的 PICC 放置于贵要静脉，是首先考虑的穿刺静脉。

②肘正中静脉：粗、直，但静脉瓣较多，次选。

③头静脉：前粗后细，第三选择。

8）测量导管置入长度：患者取平卧位或半卧位，上臂外展与躯干呈 90°，测量从预穿刺点至右胸锁关节再向下返折至第三肋间的长度。也可以从穿刺点至腋窝处，腋窝处至右胸锁关节，右胸锁关节到第三肋间隙进行测量（注意体外测量的长度不可能与体内的静脉解剖完全一致）。测臂围：测量从穿刺点到肩峰的距离中点的长度，以后每次测量应于同一位置进行，记录测量数值，并且嘱患者戴口罩。

9）建立无菌区

①用消毒液洗手并戴口罩。

②检查穿刺包和手套的有效期，有无潮湿、破损、漏气等情况。

③打开 PICC 穿刺包，戴无菌手套，助手抬起患者上臂，操作者用酒精及碘酊消毒患者整个穿刺侧手臂皮肤，用力摩擦消毒 30 秒，以穿刺点为中心消毒皮肤，直径≥20cm。

④臂下铺无菌治疗巾，放无菌止血带于治疗巾上，铺孔巾暴露穿刺

点,将患者的前臂及手全部置入这块无菌巾中。铺无菌大单覆盖患者全身。

⑤穿上隔离衣。

10)更换无菌手套,在助手协助下用 500ml 生理盐水将手套上的滑石粉冲洗干净(冲洗至水清为止)。助手按无菌操作原则投递 20ml 注射器 2 支、1ml 注射器 1 支、透明贴膜 1 贴、自粘敷料 1 贴、无菌输液贴 1 贴、PICC 套件。

11)预冲导管及套件:用注射器抽吸生理盐水,先预冲导管,注意观察导管的完整性;预冲延长管、连接器、减压套筒和正压接头,浸润导管外部,使之浸于生理盐水当中。

12)由助手扎止血带。

13)静脉穿刺:左手绷紧皮肤,右手持穿刺针,穿刺时进针角度 15°~30°角,在血管上方直刺血管,见回血降低角度再进少许,压迫导管尖端上方 1cm 处之血管,退出针芯送导管至预计长度,导管外翼夹住导管紧贴皮肤,用透明贴膜覆盖固定。

14)保持插管鞘的位置,轻压穿刺点上方止血,从插管鞘撤出穿刺针针芯。

15)送管:固定好插管鞘,插管鞘下方垫无菌纱布,将导管自插管鞘内缓慢、匀速置入(每次不超过 2cm)。当送入 10cm 左右时,嘱患者将头转向静脉穿刺侧,并低头使下颌贴近肩部,以防止导丝误入颈静脉。

16)撤出插管鞘:插管至预定长度后,取无菌纱布在鞘的末端处压迫止血并固定导管,然后从血管内撤出并撕裂插管鞘。

17)撤出支撑导丝:校对插管长度,将导管与支撑导丝的金属柄分离,缓慢平直撤出支撑导丝。

18)修剪导管体外长度:于体外导管 6cm 处垂直剪断导管,注意不要剪出斜面和毛碴。

19)安装连接器:先将减压套筒套在导管上,再将导管连接到连接器翼形部分的金属柄上,一定要推进到底,导管不能起皱,否则导管与连接器固定不牢。将连接器翼形部分的倒钩和减压套筒上的沟槽对齐,锁定两部分。

20)冲洗导管:用盛有生理盐水的 20ml 注射器抽回血,在透明延长管处见到回血即可,不要把血抽到注射器内。然后再用生理盐水脉冲式冲管。安装正压接头,用生理盐水冲管,以达到正压封管。

21）撤孔巾：无菌方式撤出孔巾，注意不要牵拉导管，用无菌生理盐水纱布清洁穿刺点及周围皮肤的血迹。

22）固定导管：用生理盐水清洁穿刺点及周围皮肤，待干，再用皮肤保护剂擦拭固定部位，完全待干。按思乐扣上的箭头所示方向（箭头应指向穿刺点）摆放思乐扣。将延长管上的缝合孔安装在支柱上。穿刺点上方放置小纱布，透明敷贴无张力粘贴，透明敷料应完全覆盖住思乐扣。胶布蝶形交叉固定贴膜下缘，再以胶带横向固定。胶布横向固定延长管，自粘敷料覆盖正压接头。

23）在胶布上记录操作时间和操作者姓名并以此横向固定连接器，用弹力绷带加压止血。

24）整理用物，脱手套，协助患者活动手臂。

25）交代置管后注意事项，术后需经X线证实导管末端位于上腔静脉后，即可输液。

26）填写 PICC 置管记录档案，建立病历，记录穿刺静脉、穿刺日期、导管刻度、导管尖端位置等，测量双侧上臂臂围并与置管前对照。贴条形码。填写 PICC 维护手册，交患者妥善保管。

【留置 PICC 的维护及护理】

（1）物品准备

一次性换药包 1 个、治疗巾 1 块、弯盘 1 个、20ml 注射器 1 个、10ml 注射器 1 个、正压接头（或肝素帽）1 个、生理盐水 100ml 1 袋、肝素盐水 3ml、酒精、碘酊、棉棒 1 包、输液贴 1 个、手消 1 瓶、皮尺 1 个、油性签字笔 1 支、胶布 1 卷。

（2）更换导管接头

①一般每周更换 1~2 次，输注血液或胃肠外营养液需 24 小时更换 1 次。

②手消毒。

③打开输液接头包装；取出预充注射器，释放阻力，取下保护帽，安装输液接头，排气，备用。

④卸下旧接头。

⑤用酒精棉签消毒导管接头外壁，螺旋口消毒 10 圈，并消毒导管接头下皮肤。

⑥连接新接头。

（3）冲管和封管

①冲管：在输液结束后、两种药物之间、输注血液制品或脂肪乳等黏滞性药物以后，连续输液的患者应每 12 小时冲管 1 次。用大于 10ml 以上的注射器抽取生理盐水，先抽回血，然后采用脉冲式冲管，即冲-停-冲-停，有节律地推动注射器活塞，使盐水产生湍流以冲净管壁。

②封管：用生理盐水冲管后，用 10ml 以上注射器抽取肝素液进行正压脉冲式封管。

（4）敷料的更换

①保持穿刺部位的清洁干燥，穿刺后第 1 个 24 小时更换无菌透明敷料，以后每 3~7 天更换 1 次。当患者出汗多，穿刺处局部皮肤感染时，应缩短敷料更换时间。出现敷料污染、脱落、破损时，随时更换。

②一手拇指轻压穿刺点，另一手沿四周平拉透明敷料；自下而上去除原有透明敷贴。

③评估患者，观察穿刺点有无异常。

④手消毒。

⑤打开 PICC 换药包，戴无菌手套。

⑥左手持酒精棉片覆盖在正压接头上，提起导管，右手持酒精棉棒一个，避开穿刺点直径 1cm 处，顺时针去脂、消毒，取第二个酒精棉棒避开穿刺点直径 1cm 处，逆时针去脂、消毒，取第三个酒精棉棒，消毒方法同第一个。

⑦碘伏棉棒一个以穿刺点为中心顺时针消毒皮肤、导管，取第二个碘伏棉棒逆时针消毒皮肤、导管，同时左手翻转导管，取第三个棉棒顺时针消毒皮肤、导管至导管连接器翼型部分，消毒范围直径大于贴膜。

⑧调整导管位置，用第一条免缝胶带粘贴白色固定翼，第二条免缝胶带固定导管连接器翼型部分。

⑨无张力放置透明敷料：透明敷料下缘对齐免缝胶带下缘，用手按压导管边缘及透明敷料四周，使其贴紧皮肤。

⑩将第三条免缝胶带打两折，蝶形交叉固定连接器翼型部分与透明敷料。

⑪在记录胶带上标注操作者姓名及日期，贴于透明敷料上缘不输液的位置，用无纺布纱布包裹并固定正压接头。

【穿刺时并发症的观察及护理】

(1) 置管口渗血或水肿

避免肢体活动过度，若血小板过低，可局部冰敷或加压固定止血。

(2) 送管困难

嘱患者放松，调整位置，减慢送管速度，局部热敷或边推生理盐水边送管。

(3) 误伤动脉

立即拔除，局部加压包扎止血。

(4) 导管异位

改变体位，或用 5～10ml 生理盐水快速冲管，然后重新定位，确定在正常位置方可使用。

(5) 心律失常

置管前准确测量长度，避免插入导管过长，必要时退出少许导管。

【留置期间并发症的观察及护理】

(1) 穿刺部位渗血

多发生在穿刺后 24 小时内。常因肘关节伸屈活动，上肢支撑用力而导致穿刺点渗血。置管后应限制上肢用力和肘关节伸屈活动，嘱患者行前臂内旋和外旋活动。

(2) 导管堵塞

1）原因

主要是因为维护不当如导管受压或打折致使血流凝固、封管不正确、经 PICC 采血后未彻底冲洗导管、PICC 留置时间特别长，导管尖端受损；药物沉淀；血液高凝状态；胸腔压力增加；导管错位或移位。

2）主要表现

输液速度变慢、冲管时阻力大。

3）观察及护理措施

评估患者体位是否恰当，导管是否打折，用 10ml 注射器缓慢回抽有无回血或血凝块，如为血性堵管，可根据病情用尿激酶溶解。切忌用暴力推注，以免引起导管破裂或栓塞。

4）预防措施

①静脉应选择静脉瓣少且管径粗、直、短的；②HCC 导管应选择材质好的，固定时应为"U、L 或 S"固定；按规范冲管、封管；③输液时做好应用输液泵，配药时注意药物配伍禁忌；④输入溶质浓度高的药物时，每 4~6 小时冲管 1 次，输完后及时脉冲并正压封管。

（3）静脉炎

1）机械性静脉炎

①原因：主要是 PICC 置管过程中，穿刺鞘和导管对静脉内膜、静脉瓣的机械摩擦引发的过敏反应，表现为血管痉挛和血管内膜损伤，血液凝固作用增高，血液黏稠度增加。

②预防及护理措施：首先应避开穿刺侧远端损伤处或皮肤、皮下组织有感染灶；穿刺时应选择粗大弹性好的、瓣膜少的静脉穿刺。穿刺前选择型号合适的导管；合理选择置管时机；正确摆放置管体位；严格规范置管操作，戴上手套后一定要用 500ml 生理盐水冲洗干净，最好不用手套直接接触导管，再是送管时应随血流速度慢慢送管，防止机械性静脉炎的发生；一旦发生，嘱患者休息，抬高患肢，局部外敷，3 天后无好转立即拔管。

2）细菌性静脉炎

①原因：由于导管穿刺及护理过程中未严格执行无菌操作；局部清洁度差，导管周围皮肤感染；静脉输液管或液体被污染；正压冲洗导管不规范，致血块在导管内形成，使细菌滋长，出现硬结、体温升高。

②预防及护理措施：操作前保持手的清洁至关重要。先清洁皮肤再消毒，消毒范围为穿刺点直径 20cm，外露导管必须消毒。更换透明敷料每周至少 1 次，有卷曲或潮湿时须及时更换。置管 24 小时后应为首次换药时间，穿刺点出血时，应按压止血，待血干，再次更换敷料的时间是出血后 48 小时。熟悉输注药物的 pH 及浓度，避免不兼容造成沉淀。每日输液前后，抽血、输注血液制品、脂肪乳、氨基酸后即用 20ml 生理盐水脉冲式冲管。化疗患者骨髓抑制后需及时应用粒细胞集落刺激因子以提高机体抗病能力。做好出院指导以保持护理的连续性。出院后每周用生理盐水冲管 1 次，局部换药每周至少 1 次。嘱患者勿用置管上肢提取重物。冲凉时用毛巾裹置管部位，外贴保鲜膜，以减少局部浸湿。居住

房间注意通风，紫外线消毒 1 次/天，化疗后骨髓抑制期予以紫外线微循环空气消毒机，每月进行细菌学检测。若怀疑是细菌性静脉炎，应通知医生行导管与血液培养，以作为诊断依据。若有脓液，应培养脓性液体，取样前避免消毒皮肤以免影响细菌的培养。若症状持续，需拔出导管。

3）血栓性静脉炎

①原因：局部血液循环障碍；静脉血栓形成；导管异位造成的。

②表现：置管后患者出现上肢肿胀、疼痛，其他同静脉炎表现。

③预防及护理措施：提高护士的穿刺技巧；选择适宜的血管；选择适宜的导管；局部热敷，在病情许可下用尿激酶溶栓，拔管；预防性处理等。

（4）静脉血栓形成

1）原因

①与选择的导管大小与材质有关；②与置管静脉的选择有关；③肿瘤患者血液呈高凝状态；④血管内皮损伤；⑤导管对内膜的损伤；⑥高龄患者血管弹性差、血液黏稠度高等因素有关。

2）表现

主要表现为置管侧上肢肿胀、疼痛、皮温增高及皮肤颜色变化。在静脉炎病理基础上易形成静脉血栓，患者若出现插管侧臂、肩、颈肿胀及疼痛，应警惕，一旦彩超确诊应在溶栓治疗后拔除导管，以防血栓脱落形成栓塞。

3）严格掌握 PICC 适应证和禁忌证

①乳腺癌患者手术侧的肢体、上腔静脉综合征及上腔静脉系统有静脉血栓的患者禁忌行 PICC 置管。

②患者血小板>$300×10^9$/L 时，尽量避免行 PICC 置管。

4）PICC 置管后的观察与护理

①置管后常规给予穿刺部位热敷，1 次/天，局部外涂如意金黄散，连续 1 周。观察沿穿刺静脉走向有无红肿、疼痛等静脉炎的症状，若有上述症状应给予理疗，1 次/天，至症状缓解，无好转者做多普勒超声检查，确定有无静脉血栓的发生。②仔细观察置管侧上肢有无肿胀、疼痛、皮温增高及皮肤颜色变化，及时发现静脉血栓的症状。尤其要重视静脉血栓的隐匿症状，如患者主观感觉置管侧肢体、腋窝、肩臂部酸胀

疼痛时，应给予高度重视。③输液前不可暴力冲管，确认导管通畅的情况下再输液，防止导管内栓子进入血管内。④肿瘤患者化疗时应注意药物之间的配伍禁忌，防止发生药物浑浊、沉淀导致导管栓塞。⑤正压封管及脉冲式冲管。每次输液完毕及每周化疗间歇期用盐水 20ml 脉冲式正压封管，肝素盐水正压封管可避免导管内形成血栓。⑥拔管时，先回抽血 2ml，目的是抽出导管内或导管末端可能有的血栓，防止拔管后栓塞。

5）PICC 置管后的健康指导

①叮嘱患者适度抬高置管侧肢体，避免导管随置管侧肢体过度屈伸、外展、旋转运动而增加对血管内壁的机械性刺激。

②在输液及休息时避免长时间压迫置管侧肢体，导致血液流动缓慢。

③叮嘱患者在置管侧肢体出现酸胀、疼痛等不适感觉时应及时报告，以便及时处理。

（5）导管异位

以导管位于颈内静脉最常见，主要与患者体位不当、经头静脉穿刺、血管变异等有关。为减少导管异位的发生，头静脉穿刺置管时，应注意当导管到达肩部时，嘱患者头转向穿刺侧手臂，下颌靠近肩部，以便导管顺利进入上腔静脉。

（6）PICC 穿刺点感染

1）原因

主要是与护士的操作不熟练，反复穿刺有关；与导管的材质有关；与应用的化疗药物及患者骨髓抑制的严重程度有关；与患者的身体状况有关；与患者对留置 PICC 日常护理注意事项的掌握程度有关。主要表现为导管入口处红肿、硬结，有脓性分泌物等。

2）预防及护理措施

①加强护士 PICC 置管术的操作培训。②导管选择应用高级材料，生物相容性好的导管。③对应用有明显骨髓抑制的化疗药物的患者，应注意检测血常规，密切观察穿刺局部情况，并注意检测生命体征。④穿刺前要认真评估患者的一般情况，了解患者所患疾病、白细胞计数、有无全身潜在感染源等。⑤加强对携带 PICC 患者的日常护理教育及维护。⑥加强巡视，观察穿刺局部有无发红、硬结、压痛及分泌物。

（7）导管相关血流感染

1）原因

多由于皮肤表面细菌从置管部位侵入；导管接头反复更换，细菌易从接头处侵入导管内；远处感染的血流播散、污染液的直接输入等。

2）表现

出现全身感染症状，如发热、寒战、低血压等，而无其他明显感染来源，患者外周血培养及对导管半定量和定量培养分离出相同的病原体。

3）预防及护理措施

①注意保持医护人员手卫生；②最大面积的无菌覆盖；③应用有效消毒剂；④定期更换穿刺点敷料；⑤避免定期更换 PICC；⑥注意保持接头处无菌等。

（8）导管脱出

与下列因素有关：①缺乏自我护理知识；②穿脱衣物时将导管拉出；③输液管道太短，以致患者体位改变时牵拉脱出；④导管固定不良；⑤更换贴膜敷料时操作失误带出导管。若导管不慎脱出，严禁将脱出体外部分再行插入；若脱出部分超过 5cm 时，该导管只能短期使用（<2 周），应考虑拔管。

（9）导管破损

1）原因

与导管的质量、穿刺针斜面内缘锋利度及穿刺技术与维护不当，患者健康教育不到位有直接关系。

2）预防及护理措施

①置管前应冲洗导管，检查导管完整性，看是否有破损漏液等现象。②避免暴力送管导致导丝划破导管或割断导管。③修剪导管时应将剪刀剪裁的方向与导管方向垂直，保持导管末端平面整齐，连接减压阀时要将导管末端推进到减压阀与金属柄连接处，再与减压套筒连接锁牢。④外露导管不宜修剪过短，一般以 6cm 为宜，手臂的内收和外旋可以导致导管在血管内的位移，以免患者日常活动时导管牵拉折断进入血管。⑤安装固定翼时应将固定翼的凹槽完全包裹导管，以防导管从固定翼上脱出，并将导管摆放成"S"形弯曲，降低导管向血管内牵拉造成导管移位，减少阻力，起到缓冲的作用。⑥如果冲管时阻力过大，切不

可强行推注，检查外露导管与减压阀连接处是否打折、扭曲等现象，如发现应及时调整。⑦用无菌胶布横向固定导管上方的固定翼，不可将无菌胶布直接贴于导管上，腐蚀导管，有条件者可选用思乐扣固定装置进行固定。如出现躁动或对胶带贴膜过敏等情况，可考虑进行缝合固定，但要预防缝合处感染等并发症的发生。⑧尽可能应用透明敷料覆盖外露导管，便于观察导管的各项情况，一旦出现导管遗失能及时发现。⑨发生导管断裂、导管移位、导管中有血液或敷料脱落等紧急的情况时要镇静，同时还要熟练掌握这些紧急情况的处理方法。⑩冲管、封管时应观察外露导管部分有无漏夜，并及时修剪或拔出。患者带管出院前应对其进行宣教，随时观察外露导管及穿刺点，避免手臂过度活动而造成导管打折、断裂，发现异常情况应及时就诊。

【健康教育】

（1）知识宣教

向患者介绍采用PICC行化疗是一种安全、有效、操作简单、易推广的护理技术。介绍PICC的特点、适应证、优点和可能出现的并发症。并发给患者宣传手册。

（2）心理指导

使患者了解PICC的应用技术，如患者对穿刺疼痛敏感，可在穿刺前局部注射少量利多卡因，缓解患者疼痛，消除恐惧感，减轻心理负担，使患者充满信心配合护士操作。

（3）操作前宣教

嘱患者穿刺的一侧上肢局部保持皮肤清洁，保护好静脉。

（4）操作中指导

协助患者摆好体位，嘱患者放松，不要紧张，如有不适及时告诉护士。

（5）操作后指导

嘱患者及家属，此导管由专业护士护理，其他人等不可触动。

①嘱患者适度抬高置管侧肢体。

②穿刺后针眼可能有少量渗血，发现渗血立即更换敷料且加压包扎。

③穿刺后偶尔发生一过性机械性静脉炎或局部红肿，嘱患者抬高肢体，局部用硫酸镁湿敷或频谱仪照射。

④保持局部皮肤清洁干燥，嘱患者不要擅自撕下贴膜。贴膜如有卷曲、松动或贴膜下有汗液要及时更换。

⑤PICC 患者不影响从事一般性日常工作、家务劳动、体育锻炼，但应避免置管侧肢体提重物、过度外展、屈伸、旋转运动而增加对血管内壁的机械性刺激，避免游泳等。

⑥携带此导管的患者可以淋浴，但要贴紧贴膜周围，淋浴后检查贴膜下有无浸水，如有浸水请护士更换贴膜，注意避免盆浴。

⑦治疗间歇每 7 天对 PICC 导管施行冲管、换贴膜、换肝素帽等维护，不要遗忘。

⑧如因对透明贴膜过敏等原因而必须使用通透性更高的贴膜时，要相应缩短更换贴膜的时间间隔。

⑨输液或卧床时避免压迫置管侧肢体导致血流缓慢。

⑩嘱患者脱衣服时先脱未置管侧，再脱置管侧手臂，穿衣服时则相反。避免衣袖太紧。

⑪置管侧手臂不可测量血压。

⑫当置管侧肢体出现酸胀、疼痛等不适时，应立即告知医护人员，或到医院就诊。若发生导管折断，应立即按住血管内导管残端，尽快到就近医院急诊处理。

第七节 锁骨下静脉置管

锁骨下静脉由于解剖标志明显，易于识别，能够迅速建立大容量血管通路，常用于紧急情况下抢救危重患者，已在麻醉、急重症治疗中广泛应用。对于造血干细胞移植患者而言，锁骨下静脉导管具有血管通路容量大、可同时多路输液等优点，成为主要静脉治疗途径。对于长期输液而外周血静脉穿刺、置管困难的患者或需多路输液，静脉输入高营养及高浓度药物的患者亦可选择。但由于其较 PICC、静脉输液港更易感染，不适合长时间留置，在血液科普通病区较少选用。

【置管前准备】

（1）解剖位置

锁骨下静脉位于锁骨中段后方，起自腋静脉跨第一肋骨上方，经锁骨中段的后方，在胸锁关节后与颈内静脉汇合成头臂静脉进入胸腔，其近侧伴有锁骨下动脉、膈神经、胸膜顶和臂丛神经。长度：男性为 3.86cm，女性为 3.63cm。

（2）置管途径

锁骨上途径：在胸锁乳突肌锁骨头的后缘与锁骨上缘夹角的尖部向外 0.5~1cm 处，向胸锁关节方向进针 2.5~4cm。锁骨上途径置管时，穿刺针应始终与胸壁成负向 10°~20°。

（3）锁骨下途径

锁骨下途径较多被选用，其进路有多种方法，如锁骨中、内进路，锁骨中点进路等。锁骨中、内进路，其穿刺点在锁骨中、内 1/3 交界处下方 1cm 处，进针时穿刺针与胸壁皮肤成 30°角，针尖指向胸锁乳突肌，到达锁骨后下缘后，退出穿刺针少许，使穿刺针和空针与额面平行，穿刺针指向内侧稍上方，紧贴锁骨后，对准胸骨柄上切迹进针，深度 3~5cm，见回血后，继续推进 2~3cm。

（4）物品准备

①常规皮肤消毒物品：输液器、静脉用液体、输液架。

②一次性无菌中心静脉穿刺包：包内 5ml 注射器 1 支，中心静脉穿刺针（含特制空针）1 支，不锈钢导丝 1 条，组织扩充器 1 个，静脉留置导管 1 条，肝素帽 1 个。

③无菌包：包内孔巾 1 条，固定线 3 条，纱布 3 块，5ml 注射器 1 个。

④其他：10% 肝素抗凝剂，2% 利多卡因，1% 龙胆紫，棉签。

（5）置管前评估

①了解患者化疗方案和疗程，评估药物毒性和刺激性。

②了解患者疾病治疗情况、自身意愿和配合度，评估其血管条件。

③针对患者状况，综合分析，判断患者是否存在进行锁骨下静脉置管的必要性。

④告知患者和家属在化疗或造血干细胞移植过程中可能出现的不良静脉反应及选择锁骨下静脉置管的必要性，如患者和家属同意置管，需签署中心静脉置管知情同意书。

【置管方法】

（1）备齐用物携至患者处，核对床号，呼唤姓名无误。

（2）事先向患者解释、消除紧张，争取合作并了解有无麻醉药过敏史。

（3）置管者按标准七步洗手法洗手，严格做好手部清洁、消毒，戴口罩，如为层流病区患者置管，应严格遵守病区操作规程，凡接触患者和病室内物品均需戴无菌手套，皮肤消毒后，需重新更换无菌手套再进行置管。

（4）协助患者去枕平卧，充分暴露置管部位，使其头胸部放平，两肩胛间及穿刺侧肩胛下放入小毛巾卷以抬高穿刺侧，患者头转向穿刺部位对侧，指导患者置管过程不要扭动身体，以免改变体位。

（5）护士配合打开中心静脉置管包和导管包，准备消毒液、肝素稀释液。

（6）置管者确定穿刺点，用1%龙胆紫标记，消毒穿刺部位皮肤3次或3次以上，消毒范围为置管同侧肩峰到胸骨上窝区域。常规铺无菌治疗巾。

（7）置管者穿无菌手术衣、戴无菌手套，用无菌生理盐水冲洗手套，用2%利多卡因对置管部位进行局部麻醉，用导管包内有中空内芯的空针抽吸肝素稀释液3~5ml后，与穿刺针连接。

（8）用尖手术刀在进针点做一0.5cm左右小切口后进行穿刺，便于置入导丝和导管。

（9）导管置入后，用缝线将导管缝于皮肤上并妥善固定，再次消毒穿刺点和周围皮肤，敷以无菌敷贴。

（10）置管后需做床边X线胸片，确定置管部位正确后再连接输液，确保输液安全。

（11）做好置管后健康指导，说明导管在治疗中所起的重要作用，提高患者重视度。

【置管时并发症的预防及护理】

（1）心律失常

在置管过程中，患者突然出现心悸、胸闷、频发室性期前收缩时，应考虑为导管插入过深，刺激心脏而引起心律失常。此时将导管退出1~2cm，患者症状即消失。预防主要在于置管者要熟练掌握置管技术，置管长度应适宜，不应置入过深。

（2）气胸

患者主要表现为呼吸困难，与置管时穿刺针损伤胸膜顶或肺尖，空气经肺或胸壁的伤道进入胸膜腔，使肺部分萎缩而引起。一般胸膜顶损伤或轻微的肺尖损伤初期多无症状，故在置管后30分钟内需注意观察患者呼吸情况，无明显呼吸困难症状时，可不做处理，但需严密观察病情进展。如患者症状加重，出现气促、胸闷不适，X线提示肺压缩大于30%，可在锁骨中线第二肋间行胸腔穿刺抽气以缓解症状，必要时可行胸腔闭式引流。

（3）神经损伤

神经损伤主要与患者体位摆放不正确、穿刺点选择不当、穿刺时进针过深等有关，常见臂丛神经损伤，患者主要表现为置管同侧肩背、上肢放射性疼痛，有麻木感，此时应及时调整进针角度和深度，正确摆放患者体位，避免多次误伤神经，造成臂丛神经严重受损，影响运动功能。

（4）血肿

以下情况常发生血肿：血小板减少或凝血功能异常的患者在置管过程中经常发生出血并发症，造成皮下血肿；在锁骨下静脉近侧伴有锁骨下动脉，在置管术中极易误伤动脉，发生血肿；在置管前，置管者未对患者进行全面评估，如是否存在肥胖、不能很好配合等增加置管困难的因素，反复穿刺致静脉壁破损，发生血肿。预防措施有：术前查看血常规及出、凝血时间，当患者血小板小于或等于20g/L时，应先输注血小板后再进行置管，避免由于血小板计数低而引起出血；对患者做好全面评估，以便提前做好预防，如使用超声引导进行置管，减少反复插管试探次数等。如置管时已误伤动脉，在拔出穿刺针后，需用力按压15分钟以上，按压部位为估计误伤动脉部位而不是穿刺点。同时注意严密观察患者呼吸情况。

【留管并发症的预防及护理】

（1）感染

对于血液科患者而言，长期化疗、免疫力低下、经常输入血制品和其他营养支持药物、导管留置时间长均使其更易发生导管相关性感染。和其他营养支持药物、导管留置时间长均使其更易发生导管相关性感染。预防措施如下。

①认真做好置管、护理人员导管知识的教育和培训，使其能够正确

执行操作和维护程序，实施正确的感染控制措施。

②制定置管查核表，每次置管前按查核表逐项做好准备。

③对工作人员应严格认真执行手卫生程序，做好手消毒，可以显著降低感染率。置管人员需戴口罩、手术帽（将所有头发拢入帽子中），着无菌手术衣，戴无菌手套。

④对患者应做好置管穿刺点及周围皮肤清洁，用大的无菌悬垂单覆盖患者头部和身体。1:2000氯己定溶液进行皮肤消毒。若患者禁忌使用氯己定，则可选用碘酊、聚维酮碘。

⑤保持患者皮肤清洁，氯己定具有有效广谱的抗微生物活性，每日可用1:2000氯己定稀释液擦洗患者皮肤。

⑥每1~2日更换穿刺点敷料，每次消毒穿刺点皮肤大于或等于3遍，消毒面积大于$15cm^2$。保持伤口干燥，同时应注意观察穿刺点有无红、肿、压痛情况，有分泌物时，应及时做分泌物培养，如患者同时出现发热，而全身组织器官又未发现其他感染源，应首先考虑存在导管感染，需立即拔管，并在无菌操作下剪下导管尖端1cm×2段，做细菌、真菌培养，以便医生根据培养结果应用抗生素。

⑦当导管敷料潮湿、松弛或明显弄脏时，应更换。如患者易出汗或穿刺点有血液或组织液渗出，应改用纱布覆盖，直至情况缓解。

⑧严格执行无菌操作流程，认真做好导管维护工作，输液持续24小时应更换输液管道。

⑨尽量避免反复、多次分离输液管路，输液时认真做好无针密闭输液接口消毒，建议每次摩擦消毒15秒。7~10天更换无针密闭输液接头1次，如有血液等污渍应立即更换。

⑩选用表面涂有抗生素的双腔静脉导管，尽量缩短导管留置时间。

（2）血栓形成

血栓形成的发生率与导管留置时间成正比。主要原因包括置管时或导管移动刺激血管壁致血管内膜损伤，使血小板易于凝集形成血栓；化疗药物的输注；输液时滴速过慢，导管内压力低于静脉压力，血液发生反流，在局部停滞等。血栓并发症包括导管内栓塞、无症状的深部静脉血栓及肺栓塞。当锁骨下静脉导管输液或管腔抽吸困难时提示管腔内内阻塞。当患者出现不能解释的呼吸困难、气短、胸痛、低氧血症等症状时，则应考虑肺栓塞。预防措施如下：

①保证输液畅通，在导管有血液回流、输注血制品或营养药物时，注意滴速适宜，输注后应及时用生理盐水冲管。在滴注容易与其他药物发生作用的药物时，输注前、后均需用生理盐水冲管，对于需控制输液速度的患者，应选用输液泵输液。

②通过导管采血后，应立即用生理盐水脉冲式冲管。

③当导管出现堵塞、输液不畅时，严禁强行通管，可用肝素或尿激酶稀释液溶栓。

（3）空气栓塞

正常情况下胸膜腔压力呈负压状态，在导管破裂、输液管道连接不牢固时，空气极易通过导管进入循环系统，发生空气栓塞，危及患者生命。护理人员应注意以下事项：

①保证输液管路连接紧密，输液管道内无空气。

②在更换无针密闭输液接头或分离直接与导管连接的输液装置时，必须先用活塞将导管夹闭。

③输液过程中加强巡视，避免输液滴空，最好使用有气泡自动报警系统的输液泵。

④拔管后应以无菌凡士林纱布充分压迫封闭开口20分钟以上，避免空气经皮肤静脉隧道进入静脉。

⑤当患者突然出现呼吸困难、大汗、低血压等空气栓塞症状时，应迅速使患者处于左侧卧位或垂头仰卧位，同时给予高流量吸氧。

（4）导管脱出

各种原因的猛烈牵拉、固定不牢固，可使留置导管脱出静脉。护理措施如下：

①妥善固定导管，注意观察表皮固定导管的缝线是否断裂、松脱，导管的外露段长度是否增加，做好记录。

②指导患者不要牵拉导管，避免自己更换衣物，以免误将导管拉出。躁动患者应提前做好镇静、妥善固定肢体等防范措施。

【导管维护】

（1）换药

①核对患者腕带信息，评估患者情况。

②操作过程中应严格执行无菌操作规程。认真做好手消毒，戴口罩，备齐用物，换药碗内倒入活力碘，使棉球充分浸湿备用。

③协助患者取平卧位或半卧位，头偏向置管部位对侧。

④护士戴无菌手套进行操作。观察穿刺点和固定缝线处有无红、肿、分泌物渗出等情况，导管有无脱出。如缝线有松脱，导管有脱出现象，应及时重新将缝线固定，避免导管脱出或移位。

⑤环形消毒穿刺点（包括缝线处）及周围皮肤3次或3次以上，消毒半径大于15cm，待干后敷以透明或半透明敷贴，做好维护记录。

（2）冲管

①核对患者腕带信息，评估患者情况。

②认真做好手消毒，戴口罩，备齐用物。

③分离无针密闭输液接头与输液器，连接抽有生理盐水的空针，脉冲式推入生理盐水10~20ml。

④如未连接无针密闭输液接头，应先用活塞将导管夹闭，再连接空针，回抽连接处空气，打开活塞，脉冲式推入生理盐水10~20ml。

⑤操作完成后做好维护记录。

（3）溶栓

①核对患者腕带信息，评估患者情况。

②认真做好手消毒，戴口罩，备齐用物，10万单位尿激酶以生理盐水2ml稀释，或肝素12500单位以生理盐水25ml稀释。

③尿激酶可使极少数患者发生过敏反应，初次使用时应备急救盒，严密观察不良反应，并注意患者主诉。

④如已知患者对尿激酶过敏，溶栓时可用肝素稀释液进行，配制浓度为1:500U。

⑤分离无针密闭输液接头与输液器，连接三通，反复抽吸空针，利用负压，吸入0.5~1ml，尿激酶或肝素稀释液封管。

⑥封管30分钟至1小时后连接空针回抽，如回抽无阻力，并有血液迅速抽入空针，表明溶栓成功，此时立即取下有回血的空针，换上抽有生理盐水的20ml空针，进行脉冲式冲管后，封管或继续连接输液。如回抽不畅，则应重复步骤（3）操作，完成后做好维护记录。

【健康教育】

（1）心理指导

在进行操作前要向患者说明操作的目的和简要方法，如接受造血干细胞移植的疗程中需输注大剂量的化疗药物、高营养液、血液及血液制品以及采血化验检查等，可避免频繁穿刺静脉的痛苦，防止药物刺激而发生静脉炎，导管能保留整个治疗期，安全方便，使患者接受静脉穿刺前有心理准备，消除顾虑和紧张心理从而主动配合。

（2）操作前指导

指导患者做好接受操作的准备，如操作前协助患者排空二便，摆好体位，去枕仰卧，头转向对侧，肩下垫枕抬高双肩，便于确定穿刺进针部位。

（3）操作中配合指导

操作时交待患者如何配合，使操作顺利并可减少患者的痛苦，如告诉患者在静脉穿刺时不要随意变体位，保持平稳的呼吸，避免深呼吸和咳嗽动作；有不适感及时说明。

（4）操作后指导

交待患者保护留置静脉导管的方法，强调治疗输液导管的通畅。如果患者坐起或下床活动要由护士协助，动作要慢、轻、稳，防止导管折曲、受压或脱出。如果发现液体滴流不畅、停滞及其他不适感及时说明。

第八节　静脉留置针技术

静脉留置针技术是用于临床静脉输液、输血、动脉及静脉抽血；有效保护长期静脉输液、化疗患者的血管并减轻反复穿刺的痛苦；随时保持静脉通道的畅通，方便危重患者抢救补液和给药。

【适应证与禁忌证】

（1）适应证

适用于连续静脉输液超过 4 小时以上者。

（2）禁忌证

应用持续刺激性药物、发泡剂药物、pH<5 或 pH>9 的液体或药物，以及渗透压>600mOsm/L 的液体等药物时，不使用外周静脉输入。

【操作流程】

（1）备齐用物

治疗盘内放皮肤消毒用品、治疗巾、止血带、小枕、透明胶带、透明敷贴、无菌纱布块、固定板、标签纸（注有穿刺日期、时间及操作者姓名）、静脉留置针及肝素帽或正压接头（消毒灭菌并有原包装）、药液、输液器、锐器盒、盛污物弯盘或小杯。

（2）操作方法

①核对医嘱，备好用物携至病床。核对患者床号姓名、用反问式核对患者姓名确认无误，然后用 PDA 扫描患者腕带确认患者信息。

②向患者作必要的说明，消除紧张情绪，使之合作，事先协助患者排空二便，指导舒适的体位。

③选择静脉以外观平滑、触之柔软而富有弹性的较粗直的静脉为宜。常用穿刺部位有前臂静脉、手背静脉、头皮静脉、颈外静脉和下肢静脉。

④打开无菌静脉留置针外包装，去除针套，检查产品的完整性。旋转松动外套管以消除套管与针芯的粘连。连接输液器上的头皮针，并排气待用。

⑤常规消毒局部皮肤后在穿刺部位上方 10~15cm 处扎止血带，左手绷紧皮肤，右手拇指与示指握住留置针的回血腔两侧，使之与皮肤呈 15°~30°角进针，直刺静脉，进针速度要慢，以免刺破静脉后壁，同时观察回血。

⑥见到回血后，降低穿刺角度，将穿刺针顺静脉走行推进少许，以保证外套管进入静脉。送管方法有两种：其一为右手固定针芯，以针芯为支撑，左手将外套管全部送入静脉内，注意不要先抽出针芯再送外套管，否则易导致置管失败；其二为将针尖退入导管内，借助针芯将导管针芯一起送入静脉。

⑦松开止血带，抽出针芯，打开输液器开关，进行输液治疗。

⑧留置导管局部用 6cm×7cm 无菌透明敷料固定。

⑨整理用物，洗手。记录穿刺日期、时间及穿刺者姓名于记录单上，定时观察局部及输液情况。

⑩输液完毕，用肝素盐水注射器与头皮针连接，以边推注边退针的方法拔出头皮针以达到正压封管。封管目的为将刺激性药液冲入血流，

避免刺激局部静脉，同时使导管内充满封闭液以防止静脉血回流，保证再次输液时静脉通畅。封管液可用等渗盐水5~10ml或稀释肝素液，每毫升等渗盐水含10~100单位肝素（将1支1.25万U肝素稀释于125~1250ml等渗盐水中）。用量为2~5ml，抗凝作用可持续12小时以上。

⑪经输液接头进行输液及静注药液前，应使用消毒剂多方位擦拭各种接头的横切面及外围。外周静脉留置导管时间标准为72小时（美国静脉输液治疗学会），国内留置导管72~96小时。

【注意事项】

（1）避免穿刺关节部位、硬化静脉和有并发症的区域（药液外渗、静脉炎、感染、血肿）。不可在同一部位反复穿刺。除非特殊需要，否则应尽量避免在下肢进行穿刺留置导管。

（2）严格执行无菌技术，操作前认真洗手，穿刺局部皮肤消毒要彻底，正确拿取静脉留置针，覆盖无菌透明敷料。

（3）局部固定要既牢固又不过紧，以免患者不适。

（4）每次输液前及输液后，检查穿刺部位及静脉走行有无红、肿、热、痛及静脉硬化，询问患者有无不适。发现异常及时拔除导管。

（5）封管时务必以边推注边退针的方法拔出注射器针头以达到正压封管。

【常见不良反应的防治】

（1）静脉炎

①细菌性静脉炎：由于操作者没将手洗净；穿刺局部皮肤消毒不彻底；操作及护理方法不当引起。其症状与体征为穿刺静脉出现红、肿、痛，静脉变硬，有时可见分泌物，严重的可致发热。处理方法为停止在此静脉输液，局部热敷，涂以抗生素油膏。分泌物做细菌培养，必要时应用抗生素治疗。预防措施是严格无菌技术操作，操作前充分洗手45秒以上；穿刺点部位消毒彻底；留置期覆盖透明无菌贴布；随时观察穿刺部位情况，保持敷料清洁干燥。

②化学性静脉炎：由于输注药物或液体对静脉的刺激引起。表现为所穿刺的静脉顺走行方向发红，局部压痛。处理方法是停止在此静脉输液，局部热敷以增进血液循环，缓解疼痛。预防措施是尽量选用中性制剂；用较粗大的静脉以便有足够的血液稀释；输注刺激性较强的药物或液体时滴速减慢。

③机械性静脉炎：可由于导管材料过硬，导管固定不牢或穿刺点位于关节或易活动部位引起。表现为所穿刺静脉局部红、痛。处理方法是停止在此静脉输液，局部热敷。预防措施是应选择导管柔软的留置针；避免在关节部位穿刺；稳妥固定导管和输液器，必要时使用手臂固定托。

④血栓形成性静脉炎：可因为反复穿刺使导管前端劈裂或发生毛刺，操作不当使静脉壁损伤或封管技术不熟练而致。表现为所穿刺静脉顺走行方向红、肿、热、痛，严重时可致静脉硬化。处理方法是停止在此静脉输液，局部热敷。预防措施是提高一次穿刺成功率；进针速度与角度适当，避免损伤静脉后壁；熟练掌握封管技术。

（2）导管堵塞

可由于封管操作不当导致血液反流形成凝块而阻塞；封管后患者过度活动或局部肢体受压引起静脉压力过高导致血液反流；高血压患者静脉压力过高也可引起血液反流。表现为输液不滴或滴速过慢，冲管有阻力或无法冲管，不能抽吸回血。预防措施有：

①注意观察静脉滴速，滴速减慢或不滴时应及时查找原因并处理：如通气管反折、针头斜面紧贴血管壁、输液侧肢体受压等。

②静脉输入胃肠外营养液后应彻底冲洗管道，多种药物输注时，两种药物之间一定要用生理盐水充分冲管。

③采用正压封管的手法，并且夹闭延长管，确保正压效果。

④正确使用封管液的浓度及掌握封管液的维持时间。

⑤注意输液时尽量避免肢体下垂姿势，以免由于重力作用造成回血堵塞穿刺管。

（3）渗液肿胀

因静脉留置导管脱出静脉，静脉壁薄弱导致液体渗入周围组织或操作不当使针尖刺破外套管而未及时发现，以及穿刺过度损伤静脉后壁所致。表现为局部肿胀、疼痛，在输注刺激性药物时疼痛更明显，有时可见回血，在穿刺点前端扎止血带阻断静脉后仍有滴流等。预防措施有：

①选择较粗直、血流丰富、无静脉瓣的血管。

②用无菌透明敷料妥善固定导管。

③嘱患者避免留置针侧肢体过度活动，勿使肢体受压，必要时可适当约束肢体，同时注意穿刺部位上方衣服勿过紧。

④加强对穿刺部位的观察及护理，经常询问患者有无不适主诉。

⑤采用正确的拔针、按压方法。

【健康教育】

（1）有针对性地告知患者静脉留置针应用的目的和方法

使之明确保留静脉导管就是将一条细细的导管随着针芯穿刺送入静脉，并且稳妥固定后保留若干天，使每次输液不必再穿刺静脉，只将输液针头刺入保留导管处的肝素帽胶塞即可。由护士在这段时间里定时冲管，保证导管通畅。这样做可以使输液治疗更为便捷，同时减少患者反复接受穿刺静脉的痛苦。

（2）心理指导

消除患者思想顾虑以取得合作。告诉患者静脉导管保留在静脉内对身体没有不利影响。其外以透明敷贴固定保护不影响肢体的功能活动。

（3）操作前指导

指导和协助患者进行皮肤清洁，有利于预防感染。操作前排空大、小便并指导舒适的体位。

（4）操作后指导

静脉留置导管后让患者学会保护局部的方法，保持局部敷料清洁干燥。穿脱衣服时注意防止拖拉留置导管外端部分而使导管脱出，指导患者注意局部有无红、肿、热、痛等异常表现，有不适之感及时向医护说明以便及早处理。拔导管后，局部穿刺点以无菌敷贴保护24小时。

第九节　静脉输液港技术

植入式静脉输液港（IVAP）又称植入式中心静脉导管系统（CVPAS），

是一种可以完全植入皮下，长期留置在体内的闭合静脉输液系统，主要由供穿刺的输液座和静脉导管系统组成。输液港经手术安置于皮下，只需使用无损伤针穿刺输液港底座，即可建立起输液通道，减少反复静脉穿刺的痛苦和难度，同时，输液港可将各种药物通过导管直接输送到中心静脉，依靠局部大流量、高流速的血液迅速稀释和输送药物，防止刺激性药物对静脉的损伤。由于静脉输液港的装置体积小、与组织相容性好，对机体不造成不良影响，全部装置均埋置于患者皮下组织，受到皮肤的保护。在治疗使用期间及出院间隔期间维护需求很少，对患者日常生活的限制极小，成为患者静脉输液、化疗的永久性生命通道。

【适应证及禁忌证】

（1）适应证

①需要长期或重复静脉输液的患者。

②需使用刺激性、发泡性药物的患者（化疗药物）。

③需要使用完全胃肠外营养液的患者。

④需要输入高渗透性药物的患者（如20%甘露醇）。

⑤需要反复输血或血制品的患者。

（2）禁忌证

①植入部位近期有感染。

②已知或怀疑有菌血症或败血症。

③患者确诊或疑似对输液港材料过敏。

④患者体形不适宜任意规格植入式输液港的尺寸。

⑤预定的植入部位曾经放射治疗或行外科手术。

⑥患有严重肺部阻塞性疾病。

⑦有严重出血倾向。

【静脉输液港技术的优缺点】

（1）优点

①保护患者外周血管：减少患者频繁更换输液管道的痛苦，同时可将各种药物直接输送到中心静脉处，防止刺激性药物对外周静脉的损伤。

②保持治疗通道：适用于需要长期间断输液的患者，成为患者静脉输液的永久性安全生命通道。

③适于进行所有的静脉治疗，维护简单，减少了护士每日工作量。

④插管并发症少（感染危险低，堵管及血栓、气栓的形成降至最低）。

⑤不限制患者日常活动：输液港埋植于皮下，不影响美观，且在未将蝶翼针插入底座时，患者可以正常洗浴及游泳。

⑥降低总治疗费用：使用输液港可减少患者往返医院次数及节省支出，治疗间歇期4周维护一次即可，使用期限长。

⑦提高患者生活质量，患者感觉良好，尤其深受女性患者欢迎。

（2）缺点

①需要经过培训的医生进行手术植入。

②首次置管费用高于CVC、PICC。

③每次更换蝶翼针时患者会有痛感。

④输液港发生功能异常时不易纠正。

⑤治疗结束撤出输液港时，需要通过手术取出。

【静脉输液港植入前患者的评估】

（1）评估患者既往病史及置管史。

（2）评估患者的治疗方案、疗程、药物理化性质。

（3）评估患者预植入部位皮肤情况。

（4）评估患者家庭、社会支持情况及心理状态。

（5）评估患者实验室检查指标，如血常规、凝血常规等。化疗间歇期患者，应待血常规恢复正常后行植入术。

【静脉输液港植入前的护理】

（1）植入前健康教育

①输液港是一项新的静脉治疗技术，其价格高昂，长期留在体内，对人体来说是异物，而患者的信息来源少，对其认识不足，患者或多或少会产生恐惧感。

②植入输液港前向患者介绍植入输液港的目的、作用、操作的基本原理和方法以及可能出现的不良反应及处理措施，可以帮助患者了解输液港的相关信息。

③向患者介绍同病区接受过输液港植入的患者，与其交流输液港植

入及带管期间的感受，病友间良好的沟通可以消除患者的紧张、恐惧心理，使其以良好的心态接受植入输液港。

（2）签署知情同意书

征得患者或家属同意并签署置管同意书后方能进行置管操作。签署置管知情同意书既维护了患者的知情同意权，也减少了医护人员的职业风险，可避免医疗纠纷产生。

【静脉输液港技术的应用与护理】

（1）严格进行护理人员培训

①培训目的：由于输液港在使用过程中存在一定的高危因素，加强护理人员培训的目的在于使护理人员能够按规范独立熟练进行操作，减少护理人员执行操作的差异性，加强护理人员责任心，提高其业务技术水平。要求全科护士熟练掌握维护技巧，保证护理服务质量，预防并发症的发生。在减轻患者痛苦的同时，减少患者不必要的经济负担，可杜绝因输液港使用不规范导致的医疗纠纷。

②操作培训方法：集体培训，采用"看"、"讲"、"示"的形式。看：观看操作维护步骤。讲：邀请专业人员详细讲解相关理论知识、护理中的要点，通过提问了解护士的掌握程度。示：对护士要求掌握的操作项目进行示范，护理人员在输液港模具上按规范进行练习，掌握输液座的穿刺、连接、输液和维护，操作合格后方可在患者身上进行操作。

（2）输液港植入术后的护理

①了解术中患者情况，遵医嘱常规应用抗生素 3 天。

②加强病情观察：患者自觉症状、生命体征、伤口局部情况等。

③伤口护理：术后第 3 天更换伤口敷料，如有伤口渗血、渗液多或有感染，应及时更换敷料。7~10 天拆线。一般在术后 3 天，待伤口基本愈合后，可开始使用。

（3）输液港插针

①暴露穿刺部位，评估及清洁皮肤，操作者洗手。②打开护理包；戴无菌手套；两个注射器分别抽吸盐水（必要时用注射器抽肝素盐水备

用）；连接、冲洗蝶翼针和肝素帽。③消毒皮肤：以输液港注射座区域为中心由内向外螺旋式擦拭消毒，重复上述步骤三次，半径为 10～12cm；更换无菌手套，铺洞巾。④定位：左手（非主力手）触诊，找到输液港注射座，确认注射座边缘；拇指、示指、中指固定注射座，将注射座拱起。⑤穿刺：右手持蝶翼针，垂直刺入穿刺隔，经皮肤和硅胶隔膜，直达储液槽基座底部。⑥抽回血，用 10～20ml 生理盐水脉冲式冲管（推—停—推—停）。⑦固定：用 10cm×12cm 的透明贴膜固定好穿刺针，用胶布固定好延长管。⑧夹闭延长管，如需静脉用药则换输液器，如无需输液换肝素盐水 3～5ml 封管，夹管并接肝素帽。⑨注明敷料更换日期、时间、操作者姓名。

（4）输液港冲洗

①冲管时机：抽血或输注高黏滞性液体（输血、成分血、TPN、脂肪乳剂等）后，应立即冲洗导管，再接其他输液；输注两种有配伍禁忌的液体之间需冲管；输液期间每 6～8 小时用 20ml 生理盐水常规冲管 1 次。治疗间歇期每 4 周需冲管 1 次。

②冲管方法：脉冲式冲管，即推-停-推-停，有节律地推动注射器活塞，使盐水产生湍流以冲刷管壁；冲管过程中密切观察患者有无胸闷、胸痛、药物外渗等现象。冲管后及时关闭导管锁，连接肝素帽。

（5）输液港敷料更换

①去除敷料，75%酒精、碘伏各 3 次消毒皮肤；75%酒精擦拭凸出皮肤的针头、延长管；②洗手、戴无菌手套；③固定：无菌透明敷料固定，胶布妥善固定延长管及静脉输液管道；④更换肝素帽；⑤注明敷料更换日期、时间、操作者姓名。

（6）输液港拔针

①去除敷料，消毒皮肤，移去静脉输液管道；②用酒精擦拭接口后，用 20ml 生理盐水冲管，夹管；③再次酒精擦拭接口，肝素盐水 3～5ml 封管，夹管；④用无菌纱布按压穿刺部位同时拔出针头，检查针头完整性；⑤止血后消毒皮肤，覆盖无菌敷料，用胶布固定 24 小时。

（7）输注药物护理

输注多种药物时，注意药物间配伍禁忌，输入两种有配伍禁忌药物时，为避免药物沉积甚至堵塞导管，中间必须以无菌生理盐水 10ml 进行脉冲式冲管，再输注下一种药物。

（8） 采血维护

通常情况下，为避免导管或注射座堵塞，不建议使用输液港采集血液标本。遇特殊情况必须经输液港采血时，先用无菌生理盐水 10ml 进行脉冲式冲管，然后抽出至少 5ml 血液，弃去后，再用 10ml 注射器抽出检验标本所需的血量，最后用无菌生理盐水 10ml 进行脉冲式冲管，彻底冲洗导管和注射座。

【输液港潜在并发症的观察与护理】

输液港植入避免了反复多次穿刺给患者带来的痛苦，为患者提供了可靠、有效的静脉输液途径，并有效地保护了患者的血管，从而受到越来越多的患者的欢迎。输液港植入患者体内是安全、可靠的，但是在输液港留置期间也可能出现意外或发生并发症，因此护士对潜在并发症的早期观察与及时发现、处理显得尤为重要。输液港相关并发症如下。

（1） 手术时并发症

手术时并发症包括气胸、血胸、误穿刺入动脉等，需要手术医师仔细操作以避免此类并发症发生。

（2） 出血

出血一般在植入后 24 小时发生，患者穿刺局部可见明显的肿胀，感觉有紧绷感。与穿刺点受力、活动过多及患者凝血功能低下、有出血倾向有关。可用盐袋之类的物体压迫止血，植入患侧制动，一般压迫数小时出血可停止。化疗患者由于使用化疗药物，可能会引起血小板降低，从而引起植入处出血，因此，对于出院患者，应指导其学会判断出血征象，如有出血情况发生应及时到医院复查血常规。

（3） 输液港相关感染

一般临床上将输液港感染分为两种：一种是局部感染，是指出口处以及输液港口袋处的感染；另一种是全身感染，是指导液管相关性的体内循环血液的感染。局部感染表现为输液座周围红肿、疼痛、缝合口有渗液；全身感染会有发热、白细胞增多等全身症状。

1） 原因分析

肿瘤患者由于化疗会引起白细胞减少，从而使者免疫系统功能低下，容易发生感染。

2）护理

①指导患者尽量避免到人群聚集的公共场合活动，定期回院检查血常规。

②局部感染时应加强穿刺部位护理，护理人员进行导管维护时应严格遵守无菌操作原则；患者如果出现全身感染症状，应马上到医院进行全身性抗感染治疗。

（4）管腔阻塞

管腔阻塞是植入式静脉输液港常见的并发症，表现为输液不畅合并回抽障碍。

1）原因分析

①患者长期输注脂肪乳剂、血浆、浓红细胞、白蛋白以及化疗药物等后，由于冲管不彻底，输液港注射座内药物结晶残留，造成管腔狭窄或堵塞。

②治疗期间患者咳嗽、呕吐剧烈、胸腔压力增高导致血液反流引起导管堵塞。

③患者本身血液处于高凝状态，容易形成纤维蛋白，如果冲管维护不当，大量物质沉积在管壁就会形成纤维蛋白鞘，一部分纤维蛋白紧密结合形成细胞骨架，造成导管堵塞。

2）护理

①患者输注脂肪乳剂、血浆、浓红细胞、白蛋白以及化疗药物等后彻底冲管，将输液港注射座内残留的药物结晶冲洗干净，防止残留。

②注意指导患者在日常生活中避免发生上呼吸道感染而引起咳嗽，以免胸腔压力增高导致血液反流进而发生导管堵塞。

③尽量不要经导管采血。

④当发现患者输液不畅抽回血困难时，可用10ml无菌生理盐水反复冲洗，如果冲管无效，此时可以尝试溶血栓药物尿激酶。可利用负压技术将稀释的尿激酶0.5ml（5000U/ml）注入管腔内，停留15～30分钟后用注射器回抽，有血液抽出即表明溶栓成功。如无血液抽出则可反复重复上述操作，使尿激酶在导管内停留一定时间，直至有血液抽出。需要注意的是，导管通畅后，回抽5ml血液以确保抽回所有药物和凝块。当导管畅通后，使用至少10ml无菌生理盐水彻底冲洗导管和注射座。

⑤对于超过1个月不输液的患者，每月严格用肝素生理盐水正压冲洗封管1次。

（5）导液管相关性血栓形成

导液管相关性血栓形成一般发生在植入的导液管末端或导液管刺入

血管壁的地方。主要表现为患者穿刺侧肩部疼痛，红肿，输注速度变慢。做 B 超提示有血栓形成。

1）原因分析

①导管的植入以及化疗药物的性质造成一定程度的血管壁受损，是导管相关性血栓形成的始动因素。

②血管内皮被血管内移动的导液管摩擦，机械性刺激引起血管内膜反应性炎症，损伤血管内皮，诱发血栓形成。

③血流缓慢和血液高凝状态都是造成静脉血栓形成的原因。

④导管周围形成纤维蛋白鞘。导管置入后，穿刺处血管内膜损伤，纤维蛋白在导管内沉积，细菌附着，迅速被生物膜包裹，形成血栓。

⑤患者血流缓慢。肿瘤患者化疗期间疲乏无力，自主活动减少，置管侧手臂随意性自主活动受限，致使血流缓慢，血液淤滞，血栓形成概率增加。

2）护理

当患者出现肩部、胸骨后疼痛时，需要怀疑是否有血栓形成。但是 30%～70% 的患者会出现没有临床症状的导管相关性血栓症，因此应该警惕它们成为潜在的感染灶或者脱落形成肺栓塞。目前尚没有确定治疗本并发症的最佳方法，但是大多数医生认为需要抗凝治疗，必要时使用尿激酶溶栓，并且根据实际效果决定是否拔出输液港。

（6）导液管损坏

当怀疑导液管损坏发生漏液时，应立即停止输液，然后行 X 线胸片检查，胸片未发现异常时，考虑行导管造影术以探查是否有纤维蛋白鞘形成，以及是否有导管断裂、导管脱落等并发症。

发生漏液损伤，立即停止输液，回抽 3～5ml 血液。使用生理盐水冲洗局部是一种预防皮肤及软组织坏死安全有效的方法。冷敷和类固醇软膏涂抹可以减轻及缩小炎症范围。如果漏液造成了严重的后果如局部溃疡、组织坏死等，需要考虑手术治疗。

1）导液管夹闭综合征

①原因分析：导液管夹闭综合征是当一个长期使用的中央静脉导液管在锁骨和第一肋骨之间被压迫时所引发的。据报道，其发生率多达 5%。这种压迫会导致暂时性的导液管障碍或完全性阻塞，甚至发生导管

损伤或断裂。

②预防措施：建议用颈内静脉而不是锁骨下静脉来作为通道，以此来防止导液管夹闭综合征的发生。

2）导液管破损

导液管的破损比较罕见。

①原因分析：植入输液港手术不顺利或者导液管安装方法不正确为主要原因。导液管材料缺陷或者注入的药物使导液管的力学性能发生改变。

②护理：护理人员在给留置输液港的患者冲管时，选用的注射器越小，对导管产生的压力就越大，导液管破损的风险就越大。建议选用 10ml 以上注射器进行缓慢推注，以此来减少冲管时产生的压力对导液管的破坏。

3）导液管脱落

此并发症非常罕见，发生率低。在植入输液港时，连接器是使导管与输液港紧密结合的装置，为避免导液管脱落这种并发症的发生，植入时操作一定要非常小心。护理人员日常为患者冲管时，选用 10ml 以上注射器进行缓慢推注，以此来减少冲管时产生的压力，也可以避免导管脱落的危险。输液港注射座与导管连接处一旦出现分离，应立即嘱患者减少活动。安抚患者情绪，与医生联系安排将断裂导管取出。

（7）输液港缺陷

输液港缺陷虽然很罕见，但导液管障碍可能与输液港缺陷有关。很有可能这种输液港缺陷是由于制造输液港的材料有瑕疵造成的，当缺陷明确之后，输液港设备必须从体内移出。

（8）纤维蛋白鞘形成

肿瘤患者血液处于高凝状态，容易形成纤维蛋白，输液港使用中导管冲管维护不正确，大量物质沉积在管壁就会形成纤维蛋白鞘，一部分在管壁形成涡流导致液体外渗，一部分纤维蛋白紧密结合形成细胞骨架导致导管堵塞。主要临床表现是抽血、输液困难，但导管位置正确。推注生理盐水顺畅。肝素钠在体内外都有抗凝血作用，可阻止血小板凝集，妨碍纤维蛋白原变成纤维蛋白，因此可利用肝素钠这一药理作用进行封管，以破坏纤维蛋白鞘的连续性，防止化疗药物反流至皮下造成皮下组织坏死，引起严重的并发症。

（9）气体栓塞

气体栓塞虽少见但可能会致命。如果患者出现明显呼吸困难、发绀、低血压、心前区涡轮样杂音，可考虑静脉气体栓塞，立刻取左侧卧位头低足高位，予以高浓度氧气吸入。

【健康教育】

随着现代医学模式的转变和系统化整体护理的开展，健康教育已成为护理工作中不可缺少的重要组成部分。输液港使用过程中，通过健康教育活动，可以提高患者对输液港的认知程度，减少并发症的发生。系统的健康宣教不仅体现了护士的沟通能力而且更充分体现了整体护理的服务内涵。

（1）输液港植入术后健康指导

①置管当天，护士应仔细观察患者伤口敷料是否干燥，有无渗血、渗液及局部红肿现象，由于输液港的局部刺激作用，患者会感觉伤口酸痛不适，告知患者一般1~2天后会自行消失。

②指导患者24小时内穿刺侧上肢应避免做剧烈外展运动，保持输液港周围皮肤清洁干燥，植入部位避免重力撞击，植入初期只能进行擦浴。

③告知患者当穿刺部位出现肿胀、渗液、渗血，或者敷贴出现卷边、松动时应立即告知护士进行相应处理。

（2）出院前健康指导

①植入输液港的患者出院前，护理人员应对患者及家属进行系统、规范的护理指导，使患者及家属在治疗间歇期及出院后做好输液港的观察和护理，以便及时发现问题，并正确处理，保证患者的用药安全。

②日常活动：待伤口痊愈，患者可洗澡，日常生活可如常；避免术侧肢体过度外展、上举或负重，避免撞击穿刺部位。

③穿刺处护理指导：向患者讲解穿刺处皮肤的观察和保护，指导患者保持输液港周围皮肤的清洁干燥，局部清洗时不可过于用力，植入部位避免硬物撞击，以免输液港移位或损坏。

④自我监测指导：放置导管部位可能会出现淤斑，需1~2周会自行消失。若输液港处皮肤出现红、肿、热、痛，则表明皮下有感染或渗漏；肩部、颈部及同侧上肢出现水肿、疼痛时，可能为栓塞表现，应立即回医院就诊。

⑤嘱患者定期冲管及复查：嘱患者出院后每月到医院接受肝素稀释液冲洗导管1次，避免导管堵塞。每3~6个月复查胸片1次。

⑥发放宣教资料：发放附有患者输液港植入详细资料、注意事项及使用指南的输液港维护手册。要求患者出院后每4周到有资质进行输液港维护的医院由专业护士进行导管维护，并携带维护手册，以帮助医护人员通过手册获得完整的信息，更好地为患者提供服务，使患者得到有效、安全的护理。导管维护后，护士应当在维护手册上进行登记、签名。

第十节　骨髓穿刺术

骨髓穿刺术是一种常用诊疗技术，检查内容包括细胞学、原虫和细菌学等几个方面，以协助诊断血液病、传染病和寄生虫病，以及作为某些遗传代谢性疾病和感染性疾病的辅助诊断；可了解骨髓造血情况，作为化疗和应用免疫抑制剂的参考。骨髓移植时经骨髓穿刺采集骨髓液。

【适应证与禁忌证】

（1）适应证

①各种血液系统疾病的诊断、鉴别诊断及治疗随访。

②放疗、化疗及应用免疫抑制剂后观察骨髓造血情况。

③不明原因的红细胞、白细胞、血小板数量增多或减少及形态学异常。

④不明原因发热的诊断与鉴别诊断，可做骨髓培养，骨髓涂片找寄生虫等。

（2）禁忌证

①凝血功能障碍的患者。

②血友病、穿刺部位局部感染的患者。

③晚期妊娠的孕妇。

④小儿及不合作者不宜做胸骨穿刺。

【操作方法】

（1）选择穿刺部位

①髂前上棘：常取髂前上棘后上方1~2cm处作为穿刺点，此处骨面较平，容易固定，操作方便安全。

②髂后上棘：穿刺点位于骶骨两侧髂骨上缘6~8cm与脊椎旁开2~4cm之交点处。

③胸骨柄：此处骨髓含量丰富，当上述部位穿刺失败时，可做胸骨柄穿刺，但此处骨质较薄，其后有心房及大血管，严防穿透而发生危险，较少选用。

④腰椎棘突：位于腰椎棘突突出处，极少选用。

（2）体位

胸骨及髂前上棘穿刺时取仰卧位，前者还需用枕头垫于背后，以使胸部稍突出。髂后上棘穿刺时应取侧卧位。腰椎棘突穿刺时取坐位或侧卧位。

（3）消毒麻醉

常规消毒皮肤，戴无菌手套，铺无菌孔巾，用2%利多卡因行局部皮肤、皮下及骨膜麻醉。

（4）穿刺抽吸

①将骨髓穿刺针固定器固定在适当长度上（髂骨穿刺约1.5cm，肥胖者可适当放长，胸骨柄穿刺约1.0cm），以左手拇、示指固定穿刺部位皮肤，右手持针于骨面垂直刺入（若为胸骨柄穿刺，穿刺针与骨面成30°~40°角斜行刺入），当穿刺针接触到骨质后则左右旋转，缓缓钻刺骨质，当感到阻力消失，且穿刺针已固定在骨内时，表示已进入骨髓腔。

②用干燥的20ml注射器，将内栓退出1cm，拔出针芯，接上注射器，用适当力度缓慢抽吸，可见少量红色骨髓液进入注射器内，骨髓液抽吸量以0.1~0.2ml为宜，取下注射器，将骨髓液推于玻片上，由助手迅速制作涂片5~6张，送检细胞形态学及细胞化学染色检查。

③如需做骨髓培养，再接上注射器，抽吸骨髓液2~3ml注入培养液内。

④如未能抽得骨髓液，可能是针腔被皮肤、皮下组织或骨片填塞，也可能是进针太深或太浅，针尖未在髓腔内，此时应重新插上针芯，稍加旋转或再钻入少许或再退出少许，拔出针芯，如见针芯上带有血迹，再行抽吸可望获得骨髓液。

（5）拔针

抽吸完毕，重新插入针芯，轻微转动，用无菌纱布置于针孔处，拔出穿刺针，按压5分钟后，用胶布固定纱布。

【护理措施】

（1）术前准备

①患者情况评估：协助医生做出凝血时间检查，有出血倾向的患者，操作时宜特别注意。了解患者有无相关麻醉药的过敏史，必要时做皮试或改用其他麻醉剂，以免发生意外。

②心理指导：穿刺前向患者说明穿刺的目的，并简要说明穿刺过程，消除患者的恐惧心理，使其积极配合操作。

③与患者及家属谈话，交代检查目的、简要说明检查过程及可能发生情况，打消患者恐惧心理，并请患者在知情同意书上签字。

④备齐所有器械：一次性骨髓穿刺针、一次性骨髓穿刺包、一次性口罩、一次性帽子、75%酒精、0.5%活力碘、2%利多卡因、治疗盘、无菌棉签等。

（2）术中配合

穿刺时应严格执行无菌操作规程，以免发生骨髓炎。穿刺过程中应观察患者的面色、脉搏、血压的变化，如发现患者精神紧张、大汗淋漓、脉搏快等休克症状时，应立即报告医生，并停止穿刺，协助处理。

（3）术后护理

①穿刺后应局部加压，至少需按压 5 分钟，并观察穿刺部位有无出血。

②术后应嘱患者静卧休息，同时做好标记并送检骨髓片，清洁穿刺场所，做好穿刺记录。

③指导患者穿刺后 72 小时内不宜洗澡，保持局部干燥，勿用手搔抓伤口，敷料被汗水浸湿或脱落后，及时消毒伤口更换敷料，以免污染伤口引起局部感染。

④针孔若出现红、肿、热、痛时，可用2%碘酊或0.5%活力碘等涂搽局部，每天3~4次。若伴有全身发热，则应与医生联系，根据病情适当选用抗生素。

【健康教育】

（1）向患者说明骨髓穿刺诊断的主要作用

骨髓是各类血细胞的"制造厂"，是人体内最大、最主要的造血组织。诊断血液病常需做骨髓穿刺。如白血病是造血系统疾病，其特征为白细胞在生长发育过程中异常增生。常规的抽血化验只能反映外周血中细胞的变化，不能准确反映出造血系统的变化。抽取骨髓液作检查，既能诊断白血病又能区分其类型，为治疗提供相应的资料。

（2）心理指导

消除患者思想顾虑，以取得合作。告知患者骨髓检查所抽取的骨髓是极少量的，一般约0.2g，而人体正常骨髓量平均约为2600g。身体内每天要再生大量的血细胞，因此，骨髓穿刺对身体没有影响。

（3）操作前指导

事先向患者说明此操作简单，先消毒及麻醉，然后穿刺。除在抽取骨髓的瞬间稍有些酸痛感外，基本上无疼痛感觉。骨穿后不影响患者起床活动。

（4）操作中配合指导

确定穿刺部位后，患者采取合理的体位，叮嘱患者在操作过程中不要变换体位。

（5）术后生活指导

应嘱患者卧床休息，72小时内禁止洗澡和擦浴，保持局部干燥、清洁，以防感染，2天后可将敷料取下。

（6）指导患者注意观察穿刺点

注意观察穿刺点有无渗血或出血，如有出血及时报告医护人员；如为血小板计数低下者，穿刺后局部压迫时间要延长为不少于10分钟。

第十一节　骨髓活检术

骨髓活检术全称骨髓活体组织检查术，是采用特制的穿刺针取一小块0.5~1cm长的圆柱形骨髓组织做病理学检查的技术。取出的材料保持了完整的骨髓组织结构，能够弥补骨髓穿刺的不足，而且活检取材大，不但能了解骨髓内的细胞成分，而且能保持骨髓结构，恶性细胞较易识别，便于病理诊断。

【适应证与禁忌证】

（1）适应证

①多次骨髓穿刺术抽吸取材失败。

②为可以正确判定血细胞减少症患者骨髓增生程度及其病因。

③怀疑罹患骨髓纤维化、骨髓增生异常综合征、多发性骨髓瘤、真性红细胞增多症、原发性血小板增多症、恶性淋巴瘤、淀粉样变性、肉芽肿病、转移瘤和再生障碍性贫血的患者。

④骨髓活检对急性粒细胞白血病的诊断以及化疗是否达到真正完全缓解的判断有意义。凡涂片已达完全缓解，但一步法双标本取材之活检切片内仍可检出白血性原始细胞簇，就应继续给予巩固化疗，直至切片内此种异常定位的白血性原始细胞簇消失为止。

⑤在急性粒细胞白血病缓解后化疗及长期无病生存期，应定期做骨髓一步法双标本取材，倘若涂片细胞计数未达复发标准，而切片内出现了异常原始细胞簇，提示已进入早期复发，应及时作再诱导处理。

⑥慢性粒细胞白血病慢性期应常规做骨髓活检，以测定患者属于哪种组织学亚型。

⑦未正确判断骨髓铁贮存，尤其疑为贮铁降低或缺铁时，在骨髓活检切片上做铁染色较涂片为优。

⑧对骨病本身和某些骨髓疾患，如囊状纤维性骨炎、骨纤维发育异常症、变应性骨炎、骨软化症、骨髓疏松症和骨髓腔真菌感染等的诊断，骨髓活检也能提供有意义的资料。

（2）禁忌证

除血友病外，骨髓活检目前尚无绝对的禁忌证，即使在血小板减少和其他许多出血性疾病时，进行此项操作也比较安全，患者一般均能接受。

【操作方法】

（1）骨髓检查需要抽取骨髓标本，骨髓穿刺一般是由有经验的医生和护士执行的特殊穿刺检查，穿刺前会为患者进行认真的消毒处理，并严格按无菌操作规程进行操作。

（2）术前会给患者注射局麻药作局部麻醉，以减轻患者痛苦。

（3）骨髓穿刺一般在患者的髂骨上进行。患者需要侧卧位或仰卧位，医生会在髂后上棘或髂前上棘选取适当的部位进行穿刺，一般只抽取极少量的骨髓。这不会使得患者的骨髓量有明显减少，也不会影响患者的骨髓造血功能。

（4）开始进针不宜太深，否则不宜取得骨髓组织。

（5）抽取的骨髓标本一般需要立即做涂片处理或抗凝处理，以便进行各种化验检查。

（6）在患某些血液病或怀疑有骨髓转移的恶性肿瘤时，骨髓检查可能要进行多次，用于判断疾病进展和治疗效果，此时患者应积极配合医生进行骨髓检查。

【护理措施】

（1）术前准备

①患者情况评估：了解、熟悉患者病情，对患者进行评估。穿刺前应检查出凝血时间，有出血倾向者，穿刺时应特别注意，血友病患者禁止做骨髓活检检查。

②心理指导：穿刺前向患者说明骨髓活检术的主要作用，并简要说明穿刺过程，消除患者的恐惧心理，以取得患者合作。

③与患者及家属谈话，交代检查目的、简要说明检查过程及可能发生情况，打消患者恐惧心理，并请患者在知情同意书上签字。

④备齐所有器械：一次性骨髓活检包、一次性口罩、一次性帽子、消毒液、利多卡因、治疗盘、无菌棉签等。

（2）术中配合

同骨髓穿刺术中配合。

（3）术后护理

同骨髓穿刺术后护理。

第十二节　腰椎穿刺术

腰椎穿刺术是神经科临床常用的检查方法之一，对神经系统疾病的诊断和治疗有重要价值，该法简便易行，亦比较安全；但如果适应证掌握不当，轻者可加重原有病情，重者甚至危及病员安全。

【适应证与禁忌证】

(1) 适应证

①中枢神经系统炎症性疾病的诊断与鉴别诊断，包括化脓性脑膜炎、结核性脑膜炎、病毒性脑膜炎、霉菌性脑膜炎、乙型脑炎等。

②脑血管意外的诊断与鉴别诊断，包括脑出血、脑梗死、蛛网膜下腔出血等。

③肿瘤性疾病的诊断与治疗，用于诊断脑膜白血病，并通过腰椎穿刺鞘内注射化疗药物治疗脑膜白血病。

④区别阻塞性和非阻塞性脊髓病变。

⑤早期颅内高压的诊断性穿刺。

(2) 禁忌证

①休克等危重患者或败血症患者及穿刺部位的皮肤、皮下组织或脊柱有感染者。

②颅内占位性病变，特别是有严重颅内压增高或已出现脑疝迹象者以及高颈段脊髓肿物或脊髓外伤的急性期患者。

③有严重凝血功能障碍的患者，如血友病患者等。

【穿刺方法】

通常取弯腰侧卧位，自腰 2 至骶 1（以腰 3~4 为主）椎间隙穿刺。局部常规消毒及麻醉后，戴橡皮手套，用 20 号穿刺针（小儿用 21~22 号）沿棘突方向缓慢刺入，进针过程中针尖遇到骨质时，应将针退至皮下待纠正角度后再进行穿刺。成人进针 4~6cm（小儿 3~4cm）时，即可穿破硬脊膜而达蛛网膜下隙，抽出针芯流出脑脊液，测压和缓慢放液后（不超过 2~3ml），再放入针芯，拔出穿刺针。穿刺点稍加压止血，敷以消毒纱布并用胶布固定。术后去枕平卧 4~6 小时。若初压超过 300mmH$_2$O 时则不宜放液，仅取测压管内的脑脊液送细胞计数及蛋白定量即可。

(1) 嘱患者侧卧于硬板床上，背部与床面垂直，头向前，胸部屈曲，两手抱膝紧贴腹部，使躯干呈弓形；或由助手在术者对面用一手抱住患者头部，另一手挽住双下肢腘窝处并用力抱紧，使脊柱尽量后凸以增宽椎间隙，便于进针。

（2）确定穿刺点，以髂后上棘连线与后正中线的交会处为穿刺点，一般取第 3~4 腰椎棘突间隙，有时也可在上一或下一腰椎间隙进行。

（3）常规消毒皮肤后戴无菌手套与盖洞贴，用 2% 利多卡因自皮肤到椎间韧带逐层做局部浸润麻醉。

（4）术者用左手固定穿刺点皮肤，右手持穿刺针以垂直背部的方向缓慢刺入，成人进针深度为 4~6cm，儿童则为 2~4cm。当针头穿过韧带与硬脑膜时，可感到阻力突然消失并有落空感。此时可将针芯慢慢抽出（以防脑脊液迅速流出，造成脑疝），即可见脑脊液流出。

（5）在放液前先接上测压管测量压力。正常侧卧位脑脊液压力为 0.69~1.764kPa 或 40~50 滴/分。若想了解蛛网膜下隙有无阻塞，可做 Queckenstedt 试验，即在测定初压后，由助手先压迫一侧颈静脉约 10 秒，然后再压迫另一侧，最后同时按压双侧颈静脉；正常时压迫颈静脉后，脑脊液压力立即迅速升高一倍左右，解除压迫后 10~20 秒，迅速降至原来水平，称为梗阻试验阴性，示蛛网膜下腔通畅。若压迫颈静脉后，不能使脑脊液压力升高，则为梗阻试验阳性，示蛛网膜下腔完全阻塞；若施压后压力缓慢上升，放松后又缓慢下降，示有不完全阻塞。凡颅内压增高者，禁做此试验。

（6）撤去测压管，收集脑脊液 2~5ml 送检；如需做培养时，应用无菌操作法留标本。

（7）术毕，将针芯插入后一起拔出穿刺针，覆盖消毒纱布，用胶布固定。

（8）术后患者去枕俯卧（如有困难则平卧）4~6 小时，以免引起术后低颅压性头痛。

【并发症防治】

（1）低颅压综合征

①原因：低颅压综合征指侧卧位脑脊液压力在 60~80mmH$_2$O 以下，较为常见。多因穿刺针过粗，穿刺技术不熟练或术后起床过早，使脑脊液自脊膜穿刺孔不断外流所致。

②表现：患者于坐起后头痛明显加剧，严重者伴有恶心、呕吐，或眩晕、晕厥，平卧或头低位时头痛等即可减轻或缓解。少数尚可出现意

识障碍、精神症状、脑膜刺激征等，持续一至数日。

③防治：应使用细针穿刺，术后去枕平卧（最好俯卧）4～6小时，并多饮开水（忌饮浓茶、糖水）常可预防之，如已发生，除嘱患者继续平卧和多饮开水外，还可酌情静脉注射蒸馏水 10～15ml 或静脉滴注 5% 葡萄糖盐水 500～1000ml，1～2 次/天，数日，常可治愈。也可再次腰穿在椎管内或硬脊膜外注入生理盐水 20～30ml，消除硬脊膜外间隙的负压以阻止脑脊液继续漏出。

（2）脑疝形成

在颅内压增高（特别是后颅凹和颞部占位性病变）时，当腰穿放液过多过快时，可在穿刺当时或术后数小时内发生脑疝，故应严加注意和预防。必要时，可在术前先快速静脉输入 20% 甘露醇液 250ml 等脱水剂后，以细针穿刺，缓慢滴出数滴脑脊液进行化验检查。如一旦出现脑疝，应配合医生立即采取相应抢救措施，如静脉注射 20% 甘露醇 200～400ml 和高渗利尿脱水剂等，必要时还可自脑室穿刺放液和自椎管内快速推注生理盐水 40～80ml，但一般较难奏效。

（3）原有脊髓、脊神经根症状突然加重

多见于脊髓压迫症，因腰穿放液后由于压力的改变，导致椎管内脊髓、神经根、脑脊液和病变之间的压力平衡改变所致。可使根性疼痛、截瘫及大小便障碍等症状加重，在高颈段脊髓压迫症则可发生呼吸困难与骤停，上述症状不严重者，可先向椎管注入生理盐水 30～50ml。疗效不佳时应急请外科考虑手术处理。

【护理措施】

（1）术前准备

①穿刺前应向患者解释穿刺的目的及注意事项，消除紧张、恐惧心理，取得配合。

②询问患者麻醉药物过敏史，如有应告知医师，必要时做皮试或改用其他麻醉剂，以免发生意外。

③指导患者排空大、小便。

④备齐所需用物。

（2）术中配合

穿刺时协助患者固定姿势，避免移动以防针头折断，儿童尤为重

要。穿刺过程中应严格无菌操作，以防颅内感染，需随时注意观察患者的意识、瞳孔、脉搏、呼吸的改变，并注意倾听患者的主诉，如有头痛、头晕等应立即报告医生停止操作，并协助抢救。

（3）穿刺后的护理

①体位：嘱患者术后去枕平卧4~6小时，不可抬高头部，以防穿刺后反应，如头痛、恶心、呕吐、眩晕等。

②病情观察：观察有无头痛、腰痛等穿刺后并发症。颅压低的患者，嘱患者多饮水或静脉滴注生理盐水；颅压高的患者，腰穿后要注意观察血压、脉搏和呼吸变化，警惕脑疝的发生。

③防感染：保持穿刺部位的纱布干燥，观察穿刺处有无渗血及渗液。

【注意事项】

（1）严格掌握禁忌证，凡疑有颅内压升高者必须先做眼底检查，如有明显视盘水肿或有脑疝先兆者，禁忌穿刺。凡患者处于休克、衰竭或濒危状态以及局部皮肤有炎症、颅后窝有占位性病变者均禁忌穿刺。

（2）穿刺时患者如出现呼吸、脉搏、面色异常等症状，应立即停止操作，并做相应处理。

（3）鞘内给药时，应先放出等量脑脊液，再等量转换性注入药液。

第十三节　腰椎穿刺术鞘内注射化疗药物的护理

腰椎穿刺术鞘内注射化疗药物在血液科主要用于血液病的诊断治疗中枢神经系统白血病。

【适应证与禁忌证】

（1）适应证

抽取脑脊液用于诊断脑膜白血病，并通过腰椎穿刺鞘内注射化疗药物治疗脑膜白血病。

（2）禁忌证

①颅压明显增高，疑有脑疝者。

②穿刺处皮肤严重感染。

③有严重出血倾向、心功能不全、濒危、严重感染等危重患者。

【物品准备】

（1）无菌腰穿包内	**（2）治疗盘内**
腰椎穿刺针1副、测压管1个、7号针头2个、血管钳1把、孔巾1块、治疗巾1块、纱布2块、棉球数个、试管2个。	皮肤消毒剂、无菌棉棒、2%利多卡因10ml 1支、弯盘1个、砂轮、火柴、酒精灯、胶布、无菌手套2副、测压表1个。

（3）鞘内注射药物及相应容量的无菌注射器

【操作方法】

（1）向患者解释腰椎穿刺的目的和要求配合的事项，消除患者紧张恐惧心理，协助排空二便。

（2）术前向患者了解麻醉药过敏史。

（3）将备齐用物携至患者床旁，以屏风遮挡，暴露背腰部。

（4）如果病床为软垫，加硬板于褥下，侧卧去枕，背部齐床沿，头向胸部弯曲，双手抱膝使其紧贴腹部，使脊柱尽量后凸以增宽脊椎间隙便于进针。

（5）穿刺点定位，以左右髂后上棘的连线与后正中线的交汇处作为穿刺点，做好标记（成人选3~4腰椎棘突间隙，儿童选4~5腰椎棘突间隙）。

（6）常规皮肤消毒，戴无菌手套，铺孔巾，以2%利多卡因行局部浸润麻醉。

（7）左手固定穿刺点皮肤，右手持穿刺针（套上针芯），垂直于脊柱沿腰椎间隙缓缓进针，当针头穿过韧带与硬脑脊膜时，可感到阻力突然消失，表明针头已进入脊膜腔，拔出针芯，脑脊液自动流出立即插上针芯。此时嘱患者全身放松，平静呼吸，双下肢和头部略伸展。检查测压用具后拔出针芯迅速接上测压管，可见液面缓缓上升，到一定平面后液面随呼吸波动，此刻度数为脑脊液压力；如果压力明显增高则针芯不能完全拔出，控制脑脊液缓慢滴出，以防脑疝形成。

（8）接取脑脊液 3~5ml 于无菌试管中送检，做鞘内注射药物治疗的，先放出与药液等量的脑脊液后换接含药液的注射器缓慢注入。

（9）取标本或注药完毕套入针芯，拔出腰椎穿刺针，穿刺点覆盖无菌纱布，胶布固定。术后患者去枕平卧 6 小时，以防头痛、眩晕或呕吐等症状发生。

（10）清理床单及用物，送检标本并记录。

【注意事项】

（1）术后患者去枕平卧 6 小时，颅压高者平卧 12 小时，密切观察有无头痛、恶心、腰痛等反应。

（2）由于穿刺针过粗或患者过早起床，使脑脊液自穿刺孔外漏可引起低压性头痛，表现为站立时头痛加重，平卧后缓解，一般经 1~3 天可消失，长的可达 10 天。一旦发生情况时患者应平卧，多饮用盐开水，或静脉点滴生理盐水 500~100ml 或加垂体后叶素，以促进脑脊液的分泌。

（3）颅压过高者不宜做腰椎穿刺，以避免脑脊液压力的突然变化导致脑疝形成。

（4）穿刺部位有化脓感染的禁止做腰椎穿刺，以免引起蛛网膜下腔感染。

（5）鞘内注射药物必须放出等量脑脊液，药物以生理盐水充分稀释后缓慢注射。

（6）穿刺过程如果出现脑疝症状如瞳孔不等大，意识不清，脉搏呼吸异常，应即刻停止操作，并向椎管内注入生理盐水 10~20ml，静脉注射 20%甘露醇 250ml。

【健康教育】

（1）简介目的及方法	（2）心理指导
告诉患者血液科疾病常用鞘内注射药物治疗。	与患者交谈，告知患者该项检查治疗技术对健康无影响，解除患者焦虑及紧张情绪，使患者能积极配合。

（3）操作前指导

指导和协助患者采取正确的卧位和姿势，如床面垫硬板，侧卧，头向胸部弯曲，双手抱膝贴近腹部，尽量使脊柱后弓，以增宽椎间隙，便于进针。在穿刺过程中注意与操作者配合，如要咳嗽先通知一下，以便暂停操作，避免损伤组织和移动穿刺位置。

（4）操作后指导

嘱患者术后去枕平卧6小时，防止过早起床引起低压性头痛。若发生低压性头痛，一般平卧时间延长及多饮盐开水即会缓解，必要时可静脉点滴生理盐水。

第十四节 止鼻血技术

头部受到撞击或鼻子受到打击才会流血，这是因局部血管受伤引起的，不必过分担心。一般常见的成人鼻出血，大多是因"上火"而引起的，但也有因感情变化、气候变化和营养状态变化而出血的。如果属于突然出血，则不可忽视，应及时就医。护理人员应掌握止鼻血操作方法，帮助患者尽快止血和防止反复鼻腔出血继发贫血、感染。

【常用的止鼻血技术】

（1）简便止血法（指压法）

用1%麻黄素生理盐水或0.1%肾上腺素液（高血压者忌用）棉球塞入鼻腔，用拇指和示指捏两侧鼻翼上方，压迫鼻中隔前部10~15分钟，同时额部、颈部或枕部冷敷，促使血管收缩，减少出血。

（2）前鼻孔纱条填塞法

将无菌纱条（凡士林纱条或碘仿纱条或抗生素油膏纱条）的一端双叠成10~12cm长，放入鼻腔后上方嵌紧，再将折叠部分上、下分开，使短的一段贴鼻腔上部，长段平贴鼻腔底，形成一向外开口的"口袋"，然后自长段纱条开始，自上而下，从后向前以折叠的形式连续填入"口袋"内，紧塞整个鼻腔，剪去鼻腔外多余的纱条，用一棉球将断端塞于前鼻孔内，外用纱布、胶布加以固定。凡士林纱条一般于24小时后一次或分次取出，以免发生局部感染。如果必须延长时间的，须用大量抗生素抗感染。抗生素油膏纱条填塞的，则可适当留置较长时间。

（3）前鼻孔明胶海绵或淀粉海绵填塞法

方法同前，其优点为填塞后不必取出，患者痛苦少。

（4）后鼻孔填塞法

出血点靠近鼻腔后端，采用前鼻孔填塞法止血无效时，可用此法。患者鼻腔及口咽部以2%利多卡因溶液做黏膜表面麻醉，然后将消毒橡皮导尿管的一端插入出血侧鼻腔，经鼻咽部送至口咽部，用血管钳夹至口外，将一预先准备好的，大小合适的（相当于患者拇指第一节的粗细），滴有液状石蜡油的锥形纱球，以其两根线一端缚于导尿管露出于口外的一端，自前鼻孔回抽导尿管，将锥形纱球拉入后鼻孔，再行前鼻孔填塞，使系于锥形纱球尖端拉出于前鼻孔外之两根丝线缚在一小纱布卷上固定，而系于其底部的单线，经口咽垂至口角固定。

（5）烧灼法

适用于反复小量出血且能找到固定出血点者。分化学药物烧灼法和电烧灼法两种。化学药物烧灼前先用浸有0.1%肾上腺素和2%利多卡因溶液棉片施行表面麻醉，然后用棉签蘸石炭酸、30%三氯醋酸或30%~50%硝酸银或以卷棉子蘸铬酸做点状烧灼，至出现腐蚀性白膜为止。用6%苏打水或生理盐水中和多余药液。烧灼后用小块凡士林纱布覆盖，以保护创面；电烧灼易致黏膜溃疡并加剧出血，不太适宜血液患者鼻出血的治疗。

（6）冷冻止血法

用2%利多卡因溶液棉片施行表面麻醉后，看清出血部位，将冷冻器头置于出血点处，直至出现白色为止，约30秒，等解冻后，取出冷冻器头，创面涂以抗生素软膏。

（7）结扎血管法

经上述各种止血方法达不到止血目的时，可采用此法。结扎前必须判断出血的来源，再决定结扎哪条血管。如颈外动脉结扎术、上颌动脉结扎术及筛前动脉结扎术等。

【鼻出血患者的应急处置及护理措施】

（1）心理护理

安慰患者，解除其恐惧心理，必要时可注射镇静剂，使之安静，以减少出血。

（2）清理血液

为患者清洗面部血迹，嘱患者将口中血液尽量吐出，勿咽下，以避免刺激胃黏膜而引起恶心、呕吐。

（3）患者体位

根据病情采取坐位或半卧位以降低鼻部血压，疑有休克者，应取平卧头低体位，给予初步简便止血。

（4）严密观察病情变化

如果患者面色苍白，出冷汗，烦躁不安，口干，脉搏增快，胸闷，血压低，提示患者已进入休克或休克前期，应配合医师进行紧急处理。

（5）准备做填塞、烧灼处理所需的器械、药品、敷料等

①器械：电灼器1架，枪状镊2把，鼻镜一把，弯盘1个，压舌板1个。

②药品：铬酸、50%三氯醋酸或50%硝酸银溶液、0.1%肾上腺素、1%丁卡因溶液、1%麻黄素生理盐水、生理盐水、6%苏打水。

③敷料：卷棉子、棉片、纱布块、凡士林纱布条（或碘仿纱条或抗生素油膏纱条），如果做后鼻孔填塞应备导尿管1根、止血钳1把、锥形纱球、凡士林纱布卷。

【健康教育】

（1）疾病知识指导

在安慰患者的同时，说明止鼻血操作的目的是为尽快止血和防止反复鼻腔出血继发贫血、感染。根据采用的止血方法告知操作步骤以利患者配合。

（2）心理指导

指导患者稳定情绪，消除焦虑和恐惧心理，积极接受医、护的治疗技术。

（3）操作指导

操作时指导患者正确体位，根据情况坐位或半卧位，有利于观察鼻出血情况，防止吞咽血液至胃引起呕吐。

（4）日常生活指导

指导患者不用辛辣、燥性的食物。平日克服挖鼻的不良习惯。湿性清除鼻腔内分泌物以防损伤。

（5）疾病预后指导

填塞法止血后，指导患者尽量避免咳嗽或打喷嚏，如果感到将咳嗽或打喷嚏时，立即做深呼吸动作，也可用舌尖顶上腭以求克制，发生无法避免的咳嗽或喷嚏立即以手指捏压鼻翼防止填塞物脱出。如果为双鼻腔填塞而鼻通气受影响时，指导患者可张口呼吸，在口唇外盖一清洁湿润的纱布，湿化吸入的空气，防止口腔黏膜干燥不适。后鼻孔填塞后指导患者不要随意扯拉暴露在鼻腔外的纱卷和口角处固定的丝线，防止纱球脱落造成窒息。填塞物取出后，指导患者用1%呋麻液或石蜡油滴鼻以保持鼻黏膜湿润并减轻鼻腔黏膜充血、肿胀。

第十五节　静脉化疗技术

静脉化疗技术是指通过静脉途径滴注化学药物抑制或杀灭肿瘤细胞的方法。

【适应证及禁忌证】

（1）适应证

①各类型白血病、多发性骨髓瘤、恶性淋巴瘤等。

②已无手术和放疗指征的播散型晚期肿瘤或术后、放疗后复发的转移患者。

③对化疗疗效较差的肿瘤可采用特殊给药途径或特殊的给药方法，以便获得较好的疗效。

④肿瘤引起的上腔静脉压迫、呼吸道压迫、颅内压增高的患者，先做化疗，以减轻症状，再进一步采用其他的有效的治疗措施。

（2）禁忌证

①白细胞总数低于 $4.0×10^9/L$，或血小板低于 $80×10^9/L$ 者。

②肝肾功能异常者。

③心脏病心功能障碍者，不选用蒽环类抗癌药。

④一般状况衰竭的患者。

⑤有严重感染的患者。

⑥精神患者不能合作治疗者。

⑦食管、胃肠道有穿孔倾向患者。

⑤有化疗、内分泌药物治疗，生物治疗指征患者。

⑥手术前后或放疗前后需辅助化疗的患者。

⑧妊娠妇女，可先做人工流产或引产。

⑨过敏体质患者应慎用，对所有抗癌药过敏者忌用。

【操作方法】

（1）药液配制

①设专用配药室，在生物安全柜内配置化疗药物。

②由专人负责药物配制和室内环境设备的管理。

③应用一次性防护衣、口罩、帽子、聚氯乙烯手套、乳胶手套、防护垫、防护镜、一次性注射器、污物袋及污物桶。

④配药前洗手，穿防护衣，戴一次性帽子、口罩、手套，操作台面覆盖一次性防护垫。

⑤药物安瓿割锯前轻弹其上端，使药液或药粉末集中安瓿底部。掰开安瓿颈部时要包裹无菌纱布，防止损伤手套。

⑥溶解药液时沿安瓿壁缓慢注入溶液；抽吸药液时动作也要轻缓，防止内外压力不平衡造成药液外溢。

⑦一次性注射器及废安瓿、防护垫、手套等妥善放入专用污物袋内密封，经焚化炉销毁。

⑧操作完毕脱防护衣、手套，用肥皂及流动水彻底洗手。

⑨操作人员定期进行保健检查。

（2）静脉点滴法

①核对医嘱后将配制药液及输液用品携至患者床旁，核对床号、呼唤姓名无误，向患者解释，协助排空二便。

②选择静脉并用治疗巾和油布保护床铺。

③进行一次性排气，确保药液不污染环境。

④常规皮肤消毒。

⑤扎止血带，静脉穿刺，待见回血后再将针头顺静脉进入 5mm，即松止血带并打开调节器，以胶布牢固固定，针眼处敷无菌纱布。

⑥调节输液滴速。

⑦向患者交代注意保护输液部位，防止针头移位；局部稍有不适，立即报告护士及时处理。

（3）静脉冲入法

用于强刺激性化疗药静脉给药，预防药物外漏，减轻血管壁刺激。

①先输 0.9%生理盐水观察确认滴注通畅无外漏。

②再稀释化疗药液于注射器中。

③夹闭滴器上端输液导管，将药液由滴器的侧孔注入。

④注毕立即关闭滴器侧孔，打开上端输液导管，以葡萄糖液或生理盐水快速点滴。

（4）静脉推注法

用于强刺激性化疗药物。

①配制化疗药液吸入注射器（根据药液量选用容量较大的注射器），另备 20ml 注射器吸取生理盐水 20ml。

②先静脉穿刺注射生理盐水 10ml，确认回血顺利，局部妥善固定针座，再换接化疗药液的注射器。

③推注化疗药液过程中，边推注边试抽回血，以便观察证实针头在静脉内，推注速度宜慢。

④化疗药液推注完毕，再换接生理盐水注射器，以较快的速度冲注，拔针后以无菌干棉球压迫并保护针眼。

（5）腹腔化疗

①核对医嘱，确保足够的腹腔灌入量。

②检查腹腔留置针的位置，确保通畅。

③液体输入前须加温。

④输注时多改变体位。

⑤不良反应的观察。

⑥腹腔留置针的护理。

【不良反应及措施】

（1）静脉炎、静脉周围炎

化疗药物对血管及局部周围组织刺激性强烈，多发生于静脉穿刺难度大，穿刺不顺利，或穿刺后针头移位，药液渗漏血管外组织而出现化学性炎症，严重者继发组织坏死。为此，静脉化疗过程中，必须严密观察局部反应。如果患者感到穿刺局部疼痛，立即停止输注。对于刺激性小的化疗药液外渗者局部用 33%硫酸镁湿敷，一般 1~2 天可自行吸收；对于刺激性强的药物外渗，立即停止输注，静脉留针注入解毒剂，局部冷敷，并用 2% 利多卡因 2ml 和地塞米松 2mg 局部封闭，也可用中药如意金黄散外敷，注意局部禁忌热敷。如果组织坏死、破溃，应定时换药，外敷生肌膏，辅以微波治疗。

（2）胃肠道反应

大多数化疗药物常引起食欲减退、恶心呕吐。为了减少胃肠道不良反应，化疗前 15 分钟可给止吐药物做预防，目前最好的止吐药为昂丹司琼，其他止吐药还有格拉司琼、甲氧氯普胺（胃复安）、恩丹司琼等。此外，引导患者分散注意力，消除紧张情绪。指导患者少食多餐，进清淡饮食。

（3）心脏毒性反应

某些化疗药物可引起心脏损害，引发心律失常、心电图异常，严重者可发生心包炎-心肌炎综合征。阿霉素、柔红霉素、吡柔比星等蒽环类药物静脉推注时宜慢并密切观察脉搏变化及心律，必要时需心电监测。

（4）肾脏毒性反应

环磷酰胺、甲氨蝶呤对肾脏毒副作用明显，可引起出血性膀胱炎，表现尿频、尿痛、尿蛋白和血尿。用药期间鼓励、协助患者多饮水，成人每日摄入量维持在 5000ml 以上，尿量不少于 3000ml。按医嘱给予碳酸氢钠和别嘌呤醇碱化尿液。准确记录出入量并在每次排尿后测 pH 值应该大于 6.5。

（5）神经毒性反应

多见于应用长春碱类者。主要表现周围神经病变，如指（趾）端麻木，似针刺痛，异物感，肌肉无力，行走困难，有时可出现腹胀、便秘，甚至肠梗阻，可应用缓泻剂预防便秘。

（6）黏膜皮肤反应

多数化疗药物可引起口腔黏膜充血、水肿、炎症、溃疡，特别是应用大剂量甲氨蝶呤时更易形成口腔溃疡。保持口腔清洁，用生理盐水或口泰漱口液常漱口，也可以根据口腔的 pH 值选择不同的漱口液，pH 值小于 6.5 时应首选 3% 碳酸氢钠盐水漱口，以改变口腔的酸碱度，防止真菌性口腔炎的发生，若口腔溃疡处涂片检菌查到真菌，应给予制霉菌素盐水漱口，对口腔炎有治疗作用。对口腔炎还可以应用集落刺激因子注射后剩余的安瓿，用生理盐水稀释后给予局部涂抹或漱口，也有一定的效果。如口腔溃疡后疼痛较明显，可以给予配制 500ml 生理盐水内加 2% 利多卡因 10ml 稀释，每次进饮食前漱口 1 次，能起到一定的止痛作用，可帮助患者进食。也可根据患者口腔的 pH 值选择不同的液体定时做特殊口腔护理，如有溃疡给予溃疡散、珠黄散、锡类散等。若皮肤出现丘疹、破溃注意保护，可涂红霉素软膏防感染。

（7）骨髓抑制

化疗药对骨髓造血功能有明显的抑制作用，引起全血细胞减少，机体免疫功能低下，极易发生严重感染和出血。一般白细胞低于 $1×10^9/L$ 时应对患者采取保护性隔离措施，并密切观察血小板下降的出血倾向，每周查血常规 1~2 次。

（8）脱发

应用化疗药过程中脱发时常出现，为预防和减少脱发，可应用冰帽使头皮冷却，血管收缩，减少药物到达毛囊；也可指导患者将发带系在发际上，采用局部压迫而阻止药物进入头部皮下组织。

（9）肝功能损害

某些化疗药可引起肝脏损害，一般表现为黄疸、肝肿大及转氨酶增高，特别在应用抗代谢药类如阿糖胞苷、甲氨蝶呤等化疗药品的过程中应密切观察肝损害的征象，定期给予血生化检查，及时与医师联系。

【应急处理】

（1）化疗药渗出的处理

腐蚀性化疗药物渗出时，应按照以下步骤处理（必要时按医嘱）。
①立即停止输液。
②从留置针上拔去输液管，接上注射器尽可能吸去残留化疗药。
③如局部药物渗漏肿胀，则用 1ml 注射器穿刺肿胀部位，尽可能将残留药物吸出。
④如残留药物能被吸出，且有合适的拮抗剂，则应通过留置针按医嘱注射拮抗剂。
⑤应用拮抗剂后拔去留置针。
⑥除长春碱类、威克（VP-16）需热敷外，其他化疗药物立即用冰袋冷敷 15~30 分钟，72 小时内每天用 4 次。
⑦根据医嘱在渗出部位涂擦 50% 二甲亚砜，范围应大于两倍渗出部位，7~10 天内每 6 小时 1 次。
⑧抬高患肢。
⑨记录渗漏部位的症状、体征，渗漏药物的名称及近似量，处理。

（2）化疗药品溢出后的处理

①如果患者的床单被少于 5ml 化疗液体或 48 小时内接受化疗药品患者的血液、呕吐物和排泄物等污染，应将污染床单卷入干的床单里面，放入密封袋内，并标上"注意：化疗药品"。

②如果人体接触到化疗药品，应立即用肥皂和大量清水彻底冲洗受污部位；如果发生手或手套严重污染，立即脱去手套，洗手；若眼睛接触到化疗药品，应撑开眼睑用水冲洗受累的眼睛至少 5 分钟；呈报科室负责人，必要时到急诊室诊治，并由本人或科室负责人填写"意外事件报告表"并上报保健科。

【注意事项】

（1）仔细阅读药物说明书，确保正确掌握给药方法。

（2）严格执行无菌技术及掌握化疗药液配制防护方法，认真查对无误。

（3）多次连续治疗的患者，有条件的最好使用 PICC 或 CVC，否则使用外周静脉应自远端开始，注意静脉轮换使用，不宜选择微小静脉，防止化疗药液外渗致组织坏死。

（4）由静脉穿刺技术熟练者操作，止血带避免结扎过紧和过久。

（5）密切观察药物的毒副作用，用药的局部反应，局部稍有疼痛肿胀立即停止输注，更换输注部位。

（6）化疗中患者出现全身不良反应及时通知医师予以处理。

【健康教育】

（1）告知静脉化疗目的和方法

有针对性地告诉患者化疗是化学药物治疗的简称，静脉化疗方案是重要的治疗内容，是指用含有特殊化学成分的药物杀灭或抑制体内的有害细胞，从而达到治疗目的。静脉给药方法有输液点滴法、静脉冲入法或静脉推注法，根据实际告诉患者此次用药的具体方法。

（2）心理指导

应用化疗药后可能出现一些不良反应，告诉患者不必惊慌，要及时向医护告知，及时处理，减少不适。如恶心、呕吐、食欲减退等症状，治疗结束后即可缓解。症状重的可用镇静、止吐药物，效果明显；患者常因化疗后脱发影响形象产生焦虑不安，告诉患者此为暂时现象，待停药后，毛发可再生。毛发未长出前，可选用适合自己的假发。

（3）保护血管指导

根据患者的条件，最好给患者置 PICC 或 CVC。在使用外周静脉时，气温低时，在静脉穿刺前以温水泡或热水袋热敷局部，有利于显露血管从而使穿刺顺利，防止静脉损害；输注化疗过程中，肢体不宜过多活动，防止针头移位造成药液外渗而致局部组织坏死；输注过程中，局部稍有疼痛立即报告护士，以便及时处理；治疗完毕拔针后，局部按压 5~7 分钟，防止发生皮下淤血。对于药液外渗而疼痛肿胀的局部禁用热敷，可用冷敷减少皮下组织对药物的吸收。

（4）饮食指导

告诉患者治疗过程中宜进清淡易消化、营养丰富的食物，禁食有骨刺、坚硬（如蚕豆、瓜子类）及辛辣食品。每晨空腹喝大量白开水，多吃新鲜蔬菜和水果；用含粗纤维的蔬菜如菠菜、韭菜，经常搭配吃些杂粮如玉米面、红薯等可预防某些化疗药（如长春碱类）引起的神经性肠麻痹或便秘，有利于大便的排泄。

（5）休息指导

只要患者自我感觉和血象允许，可以保持一般人活动，每天的生活要规律。若化疗不良反应明显，导致虚弱、乏力、全血细胞减少，因而要尽量减少活动，卧床休息。

（6）预防并发症指导

化疗期间患者应多饮水，成人水分摄入量不少于 5000ml/d，以稀释尿液，防止尿酸浓度过高而引起尿路结石或出血性膀胱炎，故饮食、排泄要告知护士，以便准确记录入出量；为预防感染，患者不宜多会客和出入人群集中的场所。骨髓抑制期全血细胞减少，免疫力低下，要予以保护性隔离护理，暂时中断与家人的直接会面。保持皮肤清洁，早晚洗面，擦身，更换内衣。有皮疹或紫癜的不要使用肥皂等刺激性去污品。防止消化道黏膜感染，进食后，晨起和晚睡前用软毛牙刷刷牙，经常用盐水及口泰漱口液漱口。牙周或口腔黏膜有破损不能刷牙的，由护士定时为患者做特殊口腔护理。教育患者不挖鼻，可定时以湿棉签或毛巾轻柔地清洁鼻腔并同时用滴鼻液滴鼻。便后温水清洗肛周及外阴，或用 1：5000 高锰酸钾溶液坐浴 15 分钟，防止肛周或泌尿系感染。

第十六节　保护性隔离技术

恶性血液疾病者接受大剂量化疗、免疫抑制治疗或造血干细胞移植治疗期间，应采用全环境保护措施以避免阶段性的骨髓造血功能抑制、免疫功能低下，而发生严重感染。

【环境的清洁消毒】

目前保护性隔离病房单元分为有空气层流过滤设备的特殊隔离病房和简易隔离病室两种。前者具备完好的建筑布局、设备齐全，通过高效过滤器运转，可以清除 99.97% 以上大于 $0.3\mu m$ 尘粒及细菌而使空气得以净化，使之达到基本无菌的程度；后者为普通单间病室加缓冲处理间组成隔离小单元，附属在普通大病区中。无论哪种保护性隔离病房环境，在接受患者入住之前都要经过彻底的清洁、消毒处理。其方法如下：室内及其周围环境的墙壁、天花板、门窗、地面和物品、器具表面以去污剂加清水清洁后用含氯消毒剂溶液擦拭；并做空气培养，达到合格标准方可启用。

患者入住后继续保持环境的洁净度，每天对室内地面、门窗、器具等分别用含氯消毒剂溶液拖擦两次，并用紫外线照射 1 小时，洁净室空气过滤设备持续运转至患者出室。

【患者躯体的清洁消毒】

患者在入隔离病室前须检查有无感染病灶的存在，当确认无明显的感染及潜在的感染迹象后方能进入隔离病室接受治疗。在入室前日和当日患者要进行躯体的清洁、消毒处理，理发、剪指（趾）甲、沐浴并以含氯消毒剂溶液（适于皮肤消毒的浓度）药浴，穿无菌病服、拖鞋入隔离间。入层流洁净病房的患者，除以上处理外，在穿无菌病服外再罩无菌长衣或无菌大单，入层流洁净间时脱去外层无菌衣或大单，再换一次拖鞋。入室后的患者，体表、体内环境均做适当的保护，每日以含氯消毒剂溶液擦拭全身皮肤，尤其注意耳后、腋下、脐部、腹股沟、肛周及会阴等皮肤皱褶处，更换无菌病衣及无菌大单、被套、枕套等；大便后及每晚睡前用 1:5000 高锰酸钾溶液，或 1:2000 氯己定溶液坐浴或擦洗外阴及肛周；行各种穿刺常规皮肤消毒，待 2% 碘酊干后再用 75% 酒精脱碘两遍，针眼处以无菌纱布块覆盖；每日行口腔护理 3~4 次，并用口泰或 3% 硼酸液或 3% 碳酸氢钠液交替含漱；以氯霉素和地塞米松眼药水交替滴眼，每日 3 次。为抑制小肠和结肠部位的细菌繁殖，防止内源性感染，在患者入隔离室之前数日按医嘱服泻药及清洁灌肠，口服肠道不吸收的抗生素，用无菌饮食至出隔离病室为止。

【物品器材的清洁消毒及保管】

隔离单元内陈设宜简单，忌存放多余的器具物品，以有利于清洁消毒工作的进行。必要的物品器材固定地点放置不得随意携出。用过的弃物装入双层消毒布袋，污物泡入消毒液的桶中传递出室，随时处理，保持单元内整洁。凡患者接触的物品及医疗器械、药品包装外层用含氯消毒剂溶液擦拭；胶布用环氧乙烷消毒；脸盆、水壶、口杯、便盆、手纸、毛巾、病衣、床单、被套、枕套等经高压蒸气灭菌，每日或隔日更换一次；电视机、收音机、对讲机、书籍等可用乳酸熏蒸消毒。

【工作人员出入室要求】

工作人员入简易隔离室先经缓冲间换拖鞋，洗手并以含氯消毒剂溶液泡手后外罩无菌长隔离衣，戴消毒口罩、帽子，要求帽子够大，能遮住前后发际，不露发，进入隔离间时再换一次拖鞋。工作人员进入空气层流洁净病房，必须经过洗澡，更换消毒的帽子、口罩、短式衣裤及拖鞋袜套等，接触患者时双手用肥皂清洗，再浸于含氯消毒剂溶液 1 分钟或用碘伏消毒后戴消毒手套，外加无菌长隔离衣并更换拖鞋。工作人员须经常洗澡，修剪指甲，更换衬衣裤，如果患上呼吸道感染及皮肤病等不能入内工作。严格控制不必要的人员进室。治疗、护理应有计划地集中进行，以尽量减少出入室的次数，避免增加污染的机会。

【细菌培养监测】

保护性隔离环境的空气细菌培养每两周一次，其菌落数不应超过 200cfu/m³；每周抽查消毒液浓度并采样进行细菌培养；不定期对医护人员的手进行细菌培养监测；患者入室前、入室后定期或酌情进行躯体拭子细菌培养，其中包括口腔、咽、鼻腔、眼、耳、腋下、会阴、肛门等处，为有效预防和控制感染提供依据。

【健康教育】

（1）简介目的及方法

向患者介绍为了避免由于抵抗力明显降低而发生感染并发症，采取必要的保护性隔离措施是血液病治疗中常用的理想的辅助手段。其在预防和减少感染中发挥重要的作用。其方法是将患者全环境保护，隔断与外界环境和亲友的接触；应用系列消毒隔离保护措施，让患者处于无菌洁净的环境中接受治疗；要求患者密切配合医护以安全度过易感染的危险期，一般隔离时间为40天左右。

（2）心理指导

入隔离室后，患者与外界隔绝，不能与家人直接接触，多产生孤独寂寞和焦虑感。为此，护士要常与患者沟通交谈，了解心理状态，给予适时的指导，可引导患者听音乐、看电视、读书刊以充实精神生活，还可以利用探视时间协助患者与家属用对讲机通话，疏导消除不良心理，安心接受隔离期的治疗、护理。

（3）隔离期生活指导

指导患者家属准备患者入室携带的生活必需品，如毛巾、牙刷、牙膏、口杯、手纸、纯棉内衣、袜子等，交护士分别消毒备用。

说明躯体清洁消毒的必要性及具体方法。将每日内定时要做的躯体清洁消毒事项，如皮肤药液擦浴，口腔护理，眼、耳、鼻、肛周、会阴清洁护理等排出时间顺序，使患者心中有数，自动配合。培养患者良好的卫生习惯，如便后、饭前清洁手，不随地吐痰和弃物，常修剪指（趾）甲，随时用漱口液漱口等，自觉维护自身和环境的洁净。

使患者明了用无菌饮食的目的是预防肠道感染，指导和协助患者吃水果要吃易去皮的，可经浸泡消毒后去皮食用。三餐均经压力锅蒸气消毒灭菌，饮用水必须烧开灭菌。不吃刺激性饮食。

隔离期间活动范围缩小在隔离间内，一切日常生活均需护士给予协助，此时也是治疗的关键时期，常出现各种治疗反应，如骨髓抑制免疫功能明显下降等，必须卧床休息，减少活动。

（4）解除隔离指导

患者出隔离室时血象一般刚刚恢复，身体尚虚弱，要指导继续保持个人卫生和饮食习惯；控制减少接见探视者，少出入公共场所，避免交叉感染；注意冷暖变化时增减衣、被，以防感冒引起呼吸道感染。

第十七节 化学治疗的自我防护

经血液传播疾病和化疗药物的伤害是护士工作中主要面临的职业危害。而化疗是目前肿瘤治疗有效手段之一，这些种类繁多的抗肿瘤药物中多数均为细胞毒剂，对环境和操作者均会产生不利的影响。在配置过程中，会出现肉眼看不到、含有毒气微粒的气溶胶或气雾，配置人员可能通过皮肤直接接触、经口或呼吸道吸入等途径进入人体造成潜在的危害。国内外均有研究表明，护理人员长期接触低剂量化疗药物，可导致染色体畸变，具有致癌、致畸及脏器损害等潜在的危险。按一般药物的配制方法不仅会使配制人员接受化疗药物的危害，还会使周围环境受到化疗药物的污染，使更多的人受到健康威胁。因此，加强化疗药物的规范化管理，提供安全的配置环境，提高护理人员的自我防范意识，制定有效的防护措施才能使其避免化疗药物的伤害。

【护士自我防护原则】

（1）增强身体素质，提高自身免疫力，保持心情愉悦，充分调动人体抵御有害刺激的能力。

（2）工作人员应严格执行化疗药物的操作规程，尽量减少与化疗药物不必要的接触及对环境的污染。

（3）增强防护知识，切实加强对接触化疗药物护士的自我防护知识的培训，制定有效的操作规程及安全防护措施。

（4）护士怀孕和哺乳期可考虑暂时脱离接触化疗环境。

（5）配制化疗药物的护士要定期进行体检。每 3 个月或 6 个月检查血常规、尿常规、肝肾功能。

【化疗药物配置的防护措施】

化疗药物的配置人员必须由经过专门的强化培训，有较高防护意识、熟悉化疗的基本知识、潜在的职业危害的护理人员来完成。建立和规范抗肿瘤药物配置，医院内应设有专门的化疗药物配置室，使用垂直层流生物安全柜及空气净化装置。如条件不允许，可使用垂直抽风式密闭柜，及时排除含有药物颗粒的气溶胶或气雾，防止操作环境被污染，减少化疗药物被动污染的机会。近年来，我国多家医院陆续建立了静脉用药调配中心，实施化疗药物配置集中管理，由经过培训的专业人员在生物安全柜内配置药物，保证了药液的配置质量，最大限度地限制了抗肿瘤药物接触的人群和空间。如没有专用配药室时必须在空气流通、人流较少的室内进行。护士要严格遵守操作规程，操作时各类物品必须严格有序、标准统一地放置。

（1）操作前

接触化疗药物的护士操作前须要穿一次性无纤维防渗透隔离衣，戴一次性口罩，防止由呼吸道吸入；戴一次性圆帽，戴双层手套（内层为 PVC 手套，外层为乳胶手套），以免直接接触化疗药，减少皮肤伤害；有条件的戴防护眼镜、面罩，戴手套前及脱手套之后应认真洗手；在配置药物时生物安全柜前窗玻璃抬高不超过 18cm。

（2）操作时

①操作前仔细检查注射器有无破损，避免意外发生，操作时一定要保证针头和注射器接头处的紧密衔接，以免药液外漏。

②当注射器抽取药液后先在瓶内进行排气，然后再拔针，以免药液排入空气中，或用注射器抽取化疗药液后直接向无菌纱布排空气，排液后将纱布放置在专用密闭盒内封存。

③抽取药液时，为了降低注射器的压力，尽量减少化疗药物气雾的形成，应选用粗针头，且溶药速度宜慢。所抽得药液不宜超过注射容器

的 2/3，防止药液溢出，抽取药液后在瓶内排气或排液后再拔针，勿使药液排入空气中，无菌注射盘用无菌聚氯乙烯薄膜铺盖。抽药时只抽出需要剂量，多余的药液留在原来的安瓿中，避免排出多余的药液于空气中。配置毕 30 分钟，待药物气雾吸除干净后，才能清洁安全柜。

④粉剂安瓿打开时，有溅出的危险，掰开安瓿前轻弹颈部，使附着的药粉聚集于安瓿底部，锯开安瓿后需用无菌纱布包裹打开，并用溶剂沿安瓿壁缓慢注入瓶底，待药粉渗透后再搅动。自小瓶抽取药液时，需防止瓶内压力过高，造成药液外溢。

⑤如药液不慎溅入眼内或皮肤上，应立即用大量生理盐水反复冲洗。如不慎将药液外溢，污染净化台，可先用纱布吸附，再用酒精擦洗消毒。若发生高效过滤器被污染，则整个生物安全柜均封在塑料袋内，直至高效过滤器被更换。若发生大面积溢漏，应标明污染标记，严禁其他人员接近和防止污染扩大，清理时必须穿戴防护用品，粉剂药物外溢应使用湿纱布垫擦拭，水剂药物外溅应使用吸水纱布垫吸附，污染表面应使用清水清洗，从污染边界开始，逐渐向污染中心进行反复冲洗，污染物与清理用物一并密封处理。记录外溢药物名称、时间、溢出量、处理过程以及受污染的人员。

⑥进行静脉推注化疗药物时，应确保空针与输液器的接头连接紧密，以免药液外漏。更换化疗药物输液瓶时应先插入输液管，待瓶内压力减小或呈负压时再插入排气管，以防瓶内压力过大使药液溢出造成污染。

⑦配液护士在加药时如不慎将手套污染或划破，应立即脱去手套，按七步洗手法认真洗手。

⑧配液护士应了解并掌握每一种化疗药物的配液方法，如多种分子靶向药物加药时应不能有气泡产生。应将输液袋稍微倾斜，缓慢注入，以消除或减少气泡产生。

（3）操作后

①药液输完后拔针时应戴聚氯乙烯和橡胶双层手套，护士在处理化疗病人的尿液、粪便、呕吐物或分泌物时也必须戴双层手套。水池、马桶用后需反复冲洗。医院内设有污水处理系统。为化疗病人更换被体液污染的被服时，应戴一次性帽子、口罩和双层手套，脱手套后彻底洗手。

②接触化疗药物的用具、污染物应放在专用袋内集中封闭处理，化疗废弃物应放在带盖的容器中，并注明标记。

③所有的污物放在塑料袋中集中焚烧，需经1000℃高温消毒。

参 考 文 献

［1］葛均波，徐永健. 内科学［M］. 北京：人民卫生出版社，2013.

［2］尤黎明，吴瑛. 内科护理学［M］. 北京：人民卫生出版社，2012.

［3］静脉治疗护理技术操作规范. 中华人民共和国卫生行业标准 WS/T 433-2013. 中华人民共和国国家卫生和计划生育委员会，2013.

［4］邓家栋. 邓家栋临床血液学［M］. 上海：上海科学技术出版社，2001.

［5］吴德沛，黄晓军. 血液科临床实践（习）导引与图解［M］北京：人民卫生出版社，2014.

［6］林凤菇. 血液科临床备忘录［M］. 第 2 版. 北京：人民军医出版社，2010.

［7］马梁明. 血液科主治医师 763 问［M］北京：军事医学科学出版社，2013.

［8］孔佩艳，陈幸华. 血液科诊疗精要［M］北京：军事医学科学出版社，2006.